跟师 李士懋 平脉辨证

王四平　主编

中国中医药出版社

·北京·

图书在版编目（CIP）数据

跟师李士懋平脉辨证 / 王四平主编 . — 北京：中国
中医药出版社，2020.8
ISBN 978-7-5132-6285-9

Ⅰ . ①跟… Ⅱ . ①王… Ⅲ . ①脉诊 Ⅳ . ① R241.2

中国版本图书馆 CIP 数据核字（2020）第 110880 号

中国中医药出版社出版

北京经济技术开发区科创十三街 31 号院二区 8 号楼
邮政编码 100176
传真 010-64405750
三河市同力彩印有限公司印刷
各地新华书店经销

开本 710×1000 1/16 印张 21.5 字数 316 千字
2020 年 8 月第 1 版 2020 年 8 月第 1 次印刷
书号 ISBN 978 - 7 - 5132 - 6285 - 9

定价 88.00 元
网址 www.cptcm.com

社 长 热 线 010-64405720
购 书 热 线 010-89535836
维 权 打 假 010-64405753

微信服务号 zgzyycbs
微商城网址 https://kdt.im/LIdUGr
官 方 微 博 http://e.weibo.com/cptcm
天猫旗舰店网址 https://zgzyycbs.tmall.com

如有印装质量问题请与本社出版部联系（010-64405510）

编 委 会

主 编： 王四平

副主编： 白玉明

编 委：（按姓氏笔画排序）

春华秋实，日夜如梭，又是一个三年。跟李士懋老师学习出诊的人，换了一批又一批，面孔常新，然而对中医的热情依旧，只是人员更加壮大。跟李士懋老师出诊的人中，既有国家"优才"，又有省"优才"；既有国家高徒，又有各医院的进修人员；既有个体行医者，又有河北中医学院扁鹊社的学生。他们虽然层次不一，但有一个共同点，就是对李士懋老师平脉辨证之纯中医的痴爱。李士懋老师也广开山门，只要你肯学，热爱中医，我就倾囊相授，毫无保留地教学，可谓有教无类。他们通过学习李士懋老师的平脉辨证，让自己诊病时的临床疗效大增，也让他们更加地痴迷中医。脉学虽然深奥，但并不玄虚，只要掌握脉的七要素，以脉的沉取有力无力来分虚实，则无犯虚虚实实之戒，尤其河北中医学院扁鹊医学社在校三、四年级的学生，跟随李士懋老师临证学习一两年，就可独立书写病历，诊病时疗效颇佳，北京中医医院呼吸科主任王玉光教授对其高度评价，称其"达到主治中医师的水平"，这就是很好的证明，所以，脉学是学习掌握应用中医的捷径！

在写本书之初，李士懋老师提了几个问题："我学了什么""我用了什么""我发挥了什么"，少写师恩和医德，多写学术方面的内容，要求病历一定真实可靠，不要只写疗效好的，也要写疗效差的，如能从效果差的病案中寻找到经验和教训，就更为可贵，避免以后再犯同样的错误。大家也根据李士懋老师所提的原则，把自己跟师三年的点点滴滴记录下来，把自己的心路历程及感悟和大家分享。有的学员虽文笔很稚嫩，因为都是自己内心真实的想法，故编者也没做过多的修饰，尽量做到原汁原味地呈现在读者面前。由于每位学员的心得多寡有别，故各单列一篇。

王四平

2020 年 5 月 1 日

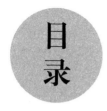

目录

第十九篇　读经典，跟名师，作临床 / 323

第一篇

脉学是辨证的尖端：跟师感悟「平脉辨证」

肃宁县中医医院 李玉昌

李士懋老师学识渊博，非常重视经典理论学习。历经 50 余年临床实践总结提出了"溯本求源，平脉辨证"，以脉为中心的辨证论治体系，强调以脉定证，以脉解舌，以脉解症。我作为河北省第三批优秀中医临床人才项目学员，师从李士懋老师，老师对我耳提面命，使我获益良多。现择其要分述于后。

第一章 明 理

一、初入师门

脉诊作为四诊之一，具有重要的临床应用价值。初入临床时，虽也怀着对脉诊的憧憬，付出了一些努力，然而脉理精微，其体难辨，在心易了，指下难明，以至二十余年未入脉学之门。渐渐地我失去了对脉学的兴趣，甚至一度将脉学视为骗术。然而自从跟师以来，每见恩师平脉辨证，沉疴渐起，重新又点燃了我对脉学的兴趣。通过李士懋老师认真细致的讲解和系统学习李士懋老师的《脉学心悟》《濒湖脉学解索》等书，我逐渐知道了什么是弦、滑、数等脉，知道了什么是阳减阴弦，以及其主病。每次随老师出诊后，我都会充分利用业余时间，整理典型医案，进一步加深了对脉学的认识。临床工作中也充分运用所学的脉学知识诊治疾病，收到了很好的临床疗效。这坚定了我学习脉学的信心。如曾治患者李某，女，53岁。2012年12月27日初诊，主因夜间腹泻5年来诊。5年来患者每至夜间醒即腹泻，多在晚上一至三点发作性腹泻，以致严重影响睡眠质量，数年来备受病痛折磨。腹泻重时为水样便，食后胃脘及两肋胀满，食欲欠佳，腹部隐痛，腹部自觉如有一冰坨，喜热饮。时头晕心悸，阵汗出（不觉冷也不觉热，自觉心中一哆嗦即出汗），望其面色萎黄。为防止腹泻折磨，有时竟不吃晚饭。曾在某医院做胃肠镜检查，未发现明显异常。诊其右脉沉弱，左脉关弦而无力，舌稍暗。患者病程较久，四处求医问药未果。从脉分析属虚证无疑，但虚在何脏？分析起来，颇费周折。从夜间腹泻、腹部如一冰坨而喜热饮、脉沉弱来考虑，应属少阴病，可用四逆汤类方治疗。细思之，患者脉左关弦而无力，且腹泻出现于夜间一至三点，应为肝经主时，

跟师李士懋平脉辨证

2

提示与肝有关。于是联想到乌梅丸治肝阳不足诸症，遂予乌梅丸原方试服。五剂后患者来诊，面露喜色。夜间已不腹泻，只在晨六时腹泻一次，且较前质稠，后又原方加减，多年顽疾终获痊愈。

二、平脉知机

李士懋老师认为：脉诊在临床诊断中所占权重为50% ～ 90%。一个完整的诊断由疾病的性质、病位、程度以及发展的趋势四个要素组成，脉诊均在其中发挥着决定性作用。下面分别从平脉知虚实、表里、寒热、变化之机四个方面加以阐述。

（一）平脉知虚实之机

临床上辨证论治的方法多种多样，包括八纲辨证、六经辨证、脏腑辨证、经络辨证、卫气营血辨证、三焦辨证等，各种辨证方法固然各有其特点，有一定的临床应用价值，但在诸多辨证方法之中，多数医家认为八纲辨证应为纲中之纲。任何辨证方法都离不开八纲辨证。然八纲辨证包括阴阳、寒热、虚实、表里，何者对临床指导意义最大？经云："阴阳者，天地之道也，万物之纲纪。"阴阳虽可统领诸证，但临床应用中如果只辨到阴阳层次又过于笼统，反不利于临床应用，故阴阳不足为辨证论治之纲。从临床应用来说应是虚实为纲，千病万病，首分虚实。分清了虚实，临床时就掌握了大方向，就不至于犯虚其虚、实其实的原则性错误。当然临证时还需进一步的细化，分清虚是何者虚，实是何者实，这样辨证方能丝丝入扣，最终落实到具体的方药上。虚实之辨如此重要，那又如何来辨别虚实呢？李士懋老师经50多年临床实践进一步总结提出：虚实之辨首重脉，脉的虚实之辨在沉取有力、无力。沉取有力为实，沉取无力为虚。有力、无力皆以沉为根，以沉为本。这就为虚实之辨开了一个方便法门，为后学开启了一盏指路明灯。曾治李某，男，48 岁。因咽痛反复发作三年余而就诊。三年来每次"感冒"咽痛后，或打针吃药，或输液治疗，然而每次治疗多在一月左右，最后往往不了了之，多年来深受其苦。近三日来感冒后咽痛又发，背微恶寒，体温37.6℃，无鼻塞流涕等症，口不渴，舌淡红，苔薄白，脉虽浮大，但按之无力，乃辨为气虚之证。用补中益气汤治疗，三剂咽痛即愈，疗效之捷，出乎意料，可见以脉之沉取有力无力来分虚实，有重要的临床意义。

（二）平脉知表里之机

皆云脉浮主表，然李士懋老师认为表证未必皆浮。太阳伤寒初起，因寒邪外侵，气血凝涩，脉道拘挛，脉不仅不浮而反见沉。《四诊抉微》曰："表寒重者，阳气不能外达，脉必先见沉紧。"又云："岂有寒闭腠理，营卫两郁，脉有不见沉者乎。"温病初起，"温邪上受，首先犯肺"，致肺气膹郁，妨碍肺的宣发肃降功能，导致卫外失司而见恶寒之症。肺气膹郁，气血无外达之能，故脉也见沉。由此可见，表证未必见浮，沉脉恰恰反映了虽有表邪存在，人体气血不能顺利外达以抗邪的一种病理机制。脉浮、脉沉均可见于表证阶段，所以脉浮不能成为判断表证有无的金标准。那又当如何判断表证的存在与否呢？李士懋老师认为，判断表证的依据是恶风寒，即"有一分恶寒，便有一分表证"。

（三）平脉知寒热之机

一般而言，寒则脉迟，热则脉数。外寒犯表，寒邪闭郁，气血外达受阻，往往此时脉不浮而反沉，脉多呈沉而拘紧之象。表寒证多伴有恶寒、身痛、无汗等症。若寒邪犯里，恒因里虚，寒邪才得以直犯或内传，脉多呈沉弦拘紧无力的脉象，李士懋老师称之为"痉脉"，临证中只要见到痉脉，那么寒邪袭人的诊断即有八成把握。"痉脉"常见于高血压、冠心病、脑中风、慢性肺病、肾病、胃肠病、类风湿等诸多疑难杂症中，概可用"汗法"治之，李士懋老师在《汗法临证发微》中有详细论述。热则脉数，过去多数脉学著作中提出一息六至为数，然李士懋老师认为数脉重在脉象，而不重在至数。脉的来去皆疾迫，即是数脉。至于脉的至数，可稍快，也可正常。临床中所见数脉，可有阳热亢盛和正虚两种情况。一种情况是热盛脉数，多见于外感六淫、内伤七情、内生五邪等郁而化火，皆因火热阳盛，鼓荡气血，脉来急迫而见数脉。另一种情况是正虚脉数，阴阳气血之虚，皆可致数。阴虚不能制阳，而阳相对亢盛，鼓荡气血，脉流疾迫而脉数，此数多见细数；如阴虚不能制阳，阳气浮越者，脉亦可见浮数而大，但不任重按；如阳气浮越而化风，脉可见弦硬而涌或弦劲博指，此时应仔细体会，断不可误认为是实证而妄泻之。

阳虚、气虚、血虚，脉皆可数。皆因正气虚衰，气血奋力鼓搏以自救，致脉来急迫，此数愈虚愈数，愈数愈虚。此脉皆为虚数之脉，故皆重按无力。

（四）平脉知变化之机

中医认为，在疾病的发生、发展过程中，证候是不断变化的。也就是说在我们治疗某一疾病的过程中，证治方药是不断发展变化的，而非一方到底。这就是中医的恒动观，是中医理论特色之一，也是我们中医人必须遵循的法则。恒动观指导着辨证论治的始终。那么如何确定疾病的变化呢？李士懋老师认为：变化的原则是"谨守病机"，而确定病机的关键是脉。以脉定性、定位、定量、定势，简称"四定"。《伤寒论》第四条云："伤寒一日，太阳受之，脉若静者，为不传。颇欲吐，若躁烦，脉数急者，为传也。"传变与否的重要标志是脉。第六十二条："发汗后，身疼痛，脉沉迟者，桂枝加芍药生姜各一两人参三两新加汤主之。"太阳表证中桂枝汤证和麻黄汤证均可见身疼痛，但发汗后仍见身疼痛，二汤仍可用否？其依据是何？仲景明言：脉沉迟者用新加汤。可见其用何方的重要依据是脉。仲景在治疗变证时明确提出"观其脉证，知犯何逆，随证治之"的原则，把脉放在证的前面，足见其对脉的高度重视。李士懋老师常常给我们讲秦伯未曾云：一个医生要能守善变，这是一个医者成熟与否的重要标志。守得住就是在治疗疾病的过程中一时未见疗效，只要病机未变，就要守原方不变，而不可一时不效，频频换方，致越行越远，终致医者不知何从，病愈难矣！善变就是病机变了，证候变了，就要及时更改处方。而守与变的依据是脉。脉变则证变，法亦随之变。脉不变则证未变，法亦不变。临证时谨遵师训，感触颇深。如治患者李某，女，48岁，干部。2012年10月9日初诊，因下楼困难而邀余往诊，见患者身形消瘦，用手扶腰缓慢移行，坐下时也极困难痛苦。自诉臀部坠胀感，总想穿紧裤将臀部兜住。臀部有一块如水滴附着（如坐水中），腰部如有水泥块附着（板滞感，沉坠感，腰重如带五千钱），因病在家休息半年，生活不能自理。诊其脉沉而无力，舌淡苔白。辨为肾着之病，湿从何来？随即追问中焦脾胃是否有阳虚之症。答：

患胃病 10 余年，平时不敢吃凉的，大便每日 4～5 次，便稀且伴不消化食物，怕冷，衣服比别人早穿一季，四肢常不温。曾在沧州、北京多家医院求诊。除外腰部器质性病变，多次针灸、按摩、封闭、牵引等治疗均未显效。证属脾肾阳虚，寒湿痹着腰部。为肾着之病，处以甘姜苓术汤：炙甘草 20g，干姜 20g，茯苓 40g，炒白术 20g。五剂后诉臀部坠胀感减，又加减服用本方 20 剂，病情逐渐缓解但仍诉腰部板滞感，且饮食因吃中药有减少之势，患者于 11 月 15 日来李士懋老师处诊治。李士懋老师诊其脉沉细无力，嘱用黄芪桂枝五物汤治疗。服用后自觉食欲佳，气力增，腰部板滞感逐渐好转而愈。

按：见腰不治肾。腰部疼痛每责之于肾，因腰为肾之腑，所以临床中腰疼即补肾，已形成了惯性思维，考其原因，缺少发散思维的缘故。腰部均有皮、脉、肉、筋、骨，何独肾主之？五脏之病，均可影响至腰。为此见腰不可独治肾也！

经典学习不能丢。如若不读经典不知肾着之病，此患者治疗难矣。李士懋老师常说经典条文，为一个个鲜活的医案，不可以等闲视之，要反复揣摩，用于临床，必有所获。

效不更方，效亦更方。本案服肾着汤初起收效明显而后期收效欠佳，改服黄芪桂枝五物汤后逐渐收效而愈。

中药的量效关系。此案初期见效，方向是关键，但用量也是不可或缺的重要因素。如墨守 1 两等于 3g，效否尚未可知。自古有经方不传之秘在于量之说，信矣！

三、思辨体系的蜕变

李士懋老师作为国家二、三、四、五批高徒的指导老师，又是中国中医科学院特聘博士后导师，每天随其出诊者不下一二十人，教书育人几十年，桃李满天下。他非常注意对学生临证思辨体系的培养，强调既要授人以鱼，更要授人以渔，在临证中逐步提高独立的临证思辨能力。他常常告诫我们传承分三个层次：思辨是最高层次的传承，其次是李士懋老师学术思想的传承，最后是经验方的传承。一方一法固然重要，然究其质只是最低层次的传承。为了提高我们的临床思辨能力，李士懋老师一改过去传统跟师三年、抄方三年的被动师带徒模式，改为第一年跟师抄方，熟悉李士懋老师的临证思路和常用方剂。第二年凡初诊病人，皆由学员独立辨证处方，师父最后把关修改，并扼要说明修改理由。第三年学员之间互为师父，甲看完，乙修改，丙再改，最后由师父评批。被动传承变为主动传承，极大地促进了学员临证思辨能力的提高。自己跟师一年多来，深切地体会到李士懋老师的良苦用心，使自己独立处理病人的能力明显提高，笔者在医院门诊患者的数量，由最初十来个人增加到现在二三十人，疗效大增，使我的思辨能力有了一个飞跃式的提高，这无不凝聚着李士懋老师辛勤培养的汗水。

四、治学方法的启悟

（一）精研经典，勤于临证

李士懋老师常说："经典是实践的结晶，是临床的智慧。经典是中医基础的灵魂，是中医精华之所在，是中医辨证论治的宝典。"常鼓励我们说：经典要熟读多背，从一条条读，到一条一条串读，再到从类方、脉、症不同角度反复读。只有不断读经典，才能从经典中得到启悟，常读常新，不断地产生联想，益感中医经典之伟大，再到临床应用时，就自然多了几分自如和创见。李士懋老师读《伤寒论》和《金匮要略》的笔记摞起来有一米多高，足见其深厚的中医功底。中医之所以历经一百多年的摧残而不衰，主要靠的是临床疗效。著名中医学家朱良春曾经说过：中医生命力在临床。李士懋老师非常重视临证实践，从六十年代初的大庆油田总医院，再到今天的河北中医学院，五十年来临诊不辍，积累了数万份的临床病案，在不断总结经验教训的过程中逐步形成了自己独特的辨证论治体系。

（二）发疑善悟，继承创新

疑就是对古人或前人的不足，甚至是错误的观点，要大胆质疑。李士懋老师常说："问，是前进的基础。"首先能提问题，进而去深入学习、思考，最终达到解决问题的目的。例如李士懋老师在读到李东垣《脾胃论》关于阴火的认识时颇感其解释欠清。在读到尤在泾书中"土厚则阴火自伏"

一句时，忽然悟及此语不正是关于阴火的最好诠释吗！肾居于下焦，为水火之脏。土不仅能制下焦水饮之上犯，也能制约下焦阴火的上冲，从而弄懂了甘温除大热的机理。在《中医临证一得集》书中李士懋老师在谈到乌梅丸的临床应用时写到"皆云乌梅丸驱蛔治久利，笔者亦从之。而有些医家却言，乌梅丸为《伤寒论辨厥阴病脉证并治》主方，其义多年不解，后对此下了番功夫，渐有所悟，应用亦有拓宽"。这不正是李士懋老师善于发疑、博览群书、勤于临证、善于悟道的最好体现吗！佛经云："大疑大悟，小疑小悟，不疑不悟。""读书时，往往会产生疑点，再读书时，就会产生一些联想，忽然之间顿悟，颇有柳暗花明又一村，豁然开朗的感觉，欣悦之情油然而生。"

第二章　临　证

　　李士懋老师治病，总的方法是以中医理论为指导，严格遵从辨证论治方法，胸有全局，以脉诊为中心进行辨证，首分虚实，崇尚经方，方无定方，法无定法，没有固定僵死的套路。常常告诫我们不管是中医的病，还是西医的病，只能说知道了疾病发生、发展的一般规律，而对于一个中医来说，止于此，尚不能开出有效的方剂，还要进一步辨是何证，而辨证的关键是脉。脉是中医辨证论治的精髓，是中医的灵魂。疾病千变万化，症状纷纭繁杂。而掌握了脉诊就相当于打开了疾病的一扇窗，从中可以洞悉疾病的本质。因此李士懋老师临床诊治疾病中脉诊所占权重较高，占到诊断的 50%～90%。升降散和三甲复脉汤都是温病名方，而李士懋老师将其灵活应用于各科疾病的治疗，取得了非常好的疗效。下面就以李士懋老师灵活应用三甲复脉汤治疗各科疑难杂症的经验为例，介绍用方经验。

一、方药溯源

　　三甲复脉汤一方出自清代吴瑭的《温病条辨·卷三·十四条》："下焦温病，热深厥甚，脉细促，心中憺憺大动，甚则心中痛者，三甲复脉汤主之。"温热之邪深入下焦，真阴被耗，阴血不能充盈脉道，故脉细。热迫血行，故脉促。下焦乃肝肾所居，肝肾阴伤，筋脉失濡，故虚风内作而现痉厥抽搐。经云："阳在外，阴之使也。"今肾液被劫，阴液衰于下，致阳气输布无依，故而四肢厥逆。心悸、心痛临床上常见，均有虚实之分，此脉细，故知为阴血不足，心神无所依恋所致。《温病条辨》曰："心中动者，火以水为体，肝风鸱张，立刻有吸尽西江之势。肾水本虚，不能济肝而后发痉，既痉而水难猝补，心之本欲失，故憺憺然大动也。""大动"之本在肝肾之虚。综而观之，此方的病机应为肝肾阴虚，虚风内动。知此病机，即可灵活用之。

二、脉证详解

（一）脉象

1. 脉细数而虚，此为阴虚不能制阳，则阳相对较盛，鼓荡气血，脉流薄疾所致。

2. 脉浮数而大，重按则虚，尺细数。此为阴虚不能内守而阳气浮越之象。

3. 弦劲或弦硬而涌。劲为弦之重者，涌指脉幅大，均为阴亏不能制阳之象。劲和涌均为阴虚，不能制阳，阳亢化风之象。

4. 尺脉旺或尺脉浮大洪数有力，为肾阴亏虚、相火妄动之象。

（二）症状

门诊所治病种广泛，如高血压、脑血管疾病、冠心病、失眠、头晕、慢性支气管炎、消化系统疾患，症状不一，凡可由肝肾阴虚解释一二症，再加上述脉象，即可诊断。至于舌诊，典型者可舌红绛少苔。李士懋老师认为，温热病舌诊意义较大，但在杂病中其重要性不大，故不重点作为其用方指征。

三、类方鉴别

三甲复脉汤、镇肝熄风汤、地黄饮子等方均归属平息内风剂。但三者所生风的病机又各不相同，三甲复脉汤的病机是阴血亏虚、筋失濡养而致，治疗重点应着眼于滋阴养血。阴血得充，筋脉得濡，风象自然消失，潜阳息风仅居次要地位。镇肝熄风汤的病机是肝阳化风，表现多为头目眩晕，目胀耳鸣，或头面如醉，甚至由晕至颠仆、昏不识人等。病因多由年高体衰，阴精暗耗，以致肾水亏虚，水不涵木，肝阳上亢化风而见上述诸证。《素问·调经论》所谓"血之与气，并走于上，则为大厥"，因此镇肝熄风汤的重点是镇降潜敛，滋阴乃其次。地黄饮子是刘河间治疗喑痱的方剂，其主要症状是舌强不能言，足废不能用。《素问·脉解》曰："太阳所谓……

入中为暗者，阳盛已衰，故为暗也。内夺而厥，则为暗痱，此肾虚也。少阴不至者，厥也。"可见，暗痱是因"肾气虚弱，其气厥不至"所致。刘河间认为，肾气虚有两种，一种是肾中之水亏，另一种是阴中之火虚，地黄饮子治疗阴中之火虚。因此，本方为补肾阴，温肾阳。阳蒸阴化，上下相交，厥逆可平，暗痱可愈。可见，本方应为阴阳双补之剂。

四、病案举隅

（一）三甲复脉汤

【案1】慢性胃病案

母某，女，79岁，石家庄市人。

2013年10月12日初诊，脉寸关浮弦硬而涌，尺略沉弦，舌暗苔薄白。胃及腹部胀满20年，心下满，按之痛。夜间睡眠后常因胀重而醒，至晨5～6点时起床活动后方减轻。喜揉按，矢气多，口干不喜饮，时头懵，平素畏寒，手脚凉。高血压史10年，即刻血压145/70mmHg，口服药物控制。

证属：阴虚阳亢化风夹瘀。

方宗：三甲复脉汤加减。

生龙骨30g，生鳖甲30g，山茱萸12g，全蝎10g，牡丹皮12g，生牡蛎30g，生白芍15g，阿胶12g，蜈蚣10条，五味子6g，生龟甲30g，生地黄12g，熟地黄12g，地龙15g，赤芍12g。

2013年10月19日二诊，药后腹胀减约一半，大便每日一次，偏稀，仍畏寒，手足凉。上方加山药15g，炙甘草8g。

2013年12月12日电话回访：胃腹胀气已愈，现已无明显不适，患者非常高兴。

按：腹胀胃满，夜间加重，口干不喜饮，畏寒肢冷诸症皆为虚寒之象。然师却诊为阴虚阳亢化风。所凭者，脉也。师重脉，与其多年不断研习经典有关，同时也是多年临床实践的结晶。脉弦硬而涌为阴虚阳亢化风之脉，脉定则病机定，再以脉解症，以脉解舌。肝肾阴虚，则水不涵木，木亢生风，克犯脾土，可见腹胀满痛等症。阳在外，阴之使也。今阴虚，阳失输布，故可见畏寒、手足凉等症。口干不喜饮、舌暗，均为阴虚血瘀所致。

多年痼疾，仅半月而愈，可堪效仿。

【案2】皮肤瘙痒案

王某，女，82岁，2012年11月10日初诊，脉弦硬而涌，按之尺细数，舌可。初起周身瘙痒，无皮疹，有抓痕，约数月后周身瘙痒加重，尤以夜间痒甚，以致不能安眠，遍身抓痕累累，多次求诊无明显疗效。高血压40年，长期服降压药治疗，无糖尿病史，西医诊断为皮肤瘙痒症。

证属：阴虚阳亢，阳亢生风。

法宜：滋阴潜阳。

方宗：三甲复脉汤。

生龙骨30g（先煎），生牡蛎30g（先煎），生鳖甲30g（先煎），生龟甲30g（先煎），白芍12g，生地黄15g，火麻仁15g，阿胶12g（烊化），炙甘草8g，麦冬12g，生何首乌15g。

2012年11月17日二诊，痒感稍轻，脉同前，上方继服。

初服15剂始见效，脉稍见敛，守方而服38剂收功。

2013年12月20日电话随访，未见复发。

按：常理而言，肝肾阴亏，舌应红绛干敛少苔，然此患者舌稍暗，苔薄白，无阴亏之象。师曰：舌象兴盛于温病，且温病中舌象往往能够反映疾病本质。而杂病则不然，杂病中舌证不符者多见，因此舌象的意义大打折扣。李士懋老师从而进一步总结提出："温病重舌，杂病重脉。"现在随着疾病谱的变迁，中医所诊治病人中杂病往往较多，此患者脉浮取弦硬而涌，按之阳弱尺动数。脉以沉为本，以沉为根，尺动数为下焦阴亏之象，弦硬而涌乃阴虚不能制阳而阳气浮动之象。再以此解症，皮肤发痒为阴血亏虚、肌肤失荣的表现。此案由脉识机，因脉而守方，终使病痊，可见脉之重要。

【案3】慢性支气管炎咳喘案

李某，男，75岁，2013年8月20日初诊，脉浮取弦滑数，按之阳弱尺细数，舌嫩红，苔薄白。咳喘，冬季加重20年。近10余日感冒后咳喘加重，曾输液治疗10余日，咳喘稍减，仍气短，活动尤甚，吐黄痰、量不多，脘腹胀满，食少，身阵烘热，心烦乏力，大便干燥，2～3 日一行。

证属：阴虚阳亢，风阳扰肺。

法宜：滋阴潜阳，平肝息风。

方宗：三甲复脉汤加味。

生龙骨 20g（先煎），生牡蛎 20g（先煎），鳖甲 20g（先煎），龟甲 20g（先煎），熟地黄 15g，山茱萸 18g，五味子 6g，白芍 15g，地龙 15g，麦冬 15g。

2013 年 9 月 17 日二诊，脉弦滑略数，按之阳弱，尺动数已减。上方加减共服 25 剂，后咳喘明显减轻，已可步行两三里路，阵烘热已除。上方山茱萸加至 30g 继服。

按：脉浮取弦滑而数，似为痰热内盛之象。痰黄、身热、心烦、便干等似也支持痰热的病机。但师常说，脉应以沉为根，沉取之脉才能反映病情的本质。此案沉取阳弱尺细数。细数为阴虚之脉，见于尺部，应为肾阴亏虚之象。阴虚则阳亢，风阳上扰于肺，咳喘乃作。身阵热，心烦，便干为阴虚内热之象。药证相符，故取效颇捷。

【案 4】便秘发热案

王某，女，85 岁，2013 年 9 月 7 日初诊，脉弦，按之虚，尺硬，苔厚黄腻。便秘三年，3～5 日一行，常年服番泻叶通便，背热，两大腿内侧返热，眼屎多，目难睁，食后胃痛。

证属：阴虚阳浮。

法宜：滋阴潜阳。

方宗：三甲复脉汤。

生龟甲 20g（先煎），生地黄 10g，熟地黄 10g，火麻仁 15g，山茱萸 12g，生鳖甲 20g（先煎），麦冬 10g，白芍 15g，牡丹皮 10g，生龙骨 20g，生牡蛎 20g（先煎），阿胶 12g（烊化），炙甘草 5g，地骨皮 12g。

上方共服 21 剂后，食后胃痛、目屎多、目难睁已愈，腿内侧及背发热减轻六七成，大便二三日一行，排便较易。

脉弦硬涌，按之寸减尺动，上方加党参 10g，山药 20g 继服。

按：脉弦，按之虚，类似革脉；尺硬，为阴虚筋脉失柔之象。阴虚则阳浮，此阳可浮于上出现头痛、头晕、目胀、耳鸣、面热等症；也可迫于下，出现尿频、尿急、尿灼痛、二阴烧灼感；也可出现在身体的某一局部，如本案的大腿内侧返热、背热等症。此阳为虚阳，可潜可敛。潜降用质重之品，如牡蛎、龟甲、鳖甲等。敛取酸味之品，如山茱萸、五味子、白芍等。然阳浮之本在阴虚，故方取三甲复脉汤滋阴潜阳，肠道水足则舟自行。

（二）升降散

升降散出自《伤寒瘟疫条辨》，是清代医家杨栗山治疗瘟疫时所推崇，由僵蚕、蝉蜕、姜黄、大黄四味药组成。其药少力专，结构严谨，寒温并用，升降同调，相反相成，表里双解，透泻并举，疗效显著。蒲辅周认为："温病最怕表气郁闭，热不得越，更怕里气郁结，秽浊阻塞；尤怕热闭小肠，水道不通，热解胸中，大气不行，以致升降失灵，诸窍闭滞。"强调治法中以透表宣肺、疏通里气而清小肠，不使热邪内陷或郁闭为要点。名中医赵绍琴根据杨栗山的学术思想，阐其精华而有所发挥，治疗温病时多着眼于"郁热"，每多投以升降散而取效，而李士懋老师应用升降散更是别出枢机。他认为，升降散以僵蚕为君，辛咸性平，气味俱薄，轻浮而升，善能升清散火，祛风除湿，清热解郁，为阳中之阳。蝉蜕为臣，甘咸性寒，升浮宣透，可清热解表、宣毒透达，为阳中之阳。二药皆升而无助热化燥、迫汗伤阴之弊，温病的本质是郁热。"火郁发之"，务使郁伏于里之热邪透达于外而解，这就是治温病三字诀中的"透"。僵蚕、蝉蜕，二药皆升浮宣透，故可透达郁热。温病初起之表证，皆是热郁而阳不达所致，故温病初起，僵蚕、蝉蜕即可用之。若热邪深陷气分、乃至血分，其热邪闭郁的程度更重，虽已无表证，亦当透达郁热，僵蚕、蝉蜕功在疏透郁热，非为表证之专设，故杨氏治温15方中皆用之，充分体现了透邪外达贯穿于温病治疗的始终这一学术见解。姜黄气辛味苦性寒，善能行气活血解郁。气机畅达，热乃透发。大黄苦寒降泄，清热泻火，通腑祛瘀，擅降浊阴，推陈致新。温病乃里有郁热，故用大黄以清热泻火，使里热下趋而解。姜蚕、蝉蜕透热，姜黄行气血而调畅气机，以利热邪外达，大黄降泄，使热下趋。四药性味虽然各异，但都是集中解决郁热这一主要矛盾。郁热是各种温病、各个传变阶段的共同本质，所以升降散为治温之总方，李士懋老师用升降

跟师李士懋平脉辨证

散恒加豆豉 10g，栀子 7g，连翘 15g，薄荷 4g，助其清透之力，名之曰新加升降散。

①加栀子、豆豉，乃受叶天士治风温诸案之启发。上焦心肺所居，包括卫气营血各个传变阶段。上焦气机畅达，则郁伏之热可透达于外而解；若气机窒塞，则逼热入营，出现逆传心包。所以解决好气分郁热至为关键。栀子豉汤辛开苦降，宣泄胸膈郁热之主方。虚烦不得眠，反复颠倒，已露热淫心营之端倪；胸中窒乃气机窒塞不通。此时若不投辛以开郁、宣畅气机，必迫热入营，出现神昏谵语或狂躁。所以升降散加栀子豉汤，增其宣泄郁热之力。②重用连翘者，受张锡纯之启发。张氏称连翘"升浮宣散，流通气血，治十二经血凝气聚"。"治外感风热，用至一两必能出汗，且发汗之力甚柔和，又甚绵长"。张氏曾治一少年风温初起，单用连翘一两煎汤服，彻夜微汗，翌晨病若失。取其清热解毒，入心经且散热结，升浮宣散，透热外达。③少加薄荷者，取其辛凉宣散，辛以解郁，疏风热而外达。临床时以脉沉而躁数为依据，不但用于温病，在内科杂病中也应用颇广，只要脉象沉而躁数，尽可用之。

【案 5】扁平疣案

刘某，男，19 岁，高三学生，2013 年 3 月 15 日初诊，面部长扁平疣，多而密集，想报考军校又怕因面部原因不能被录取而求诊。诊脉弦滑数。追问患者还有没有其他症状，其回复天热时头痛，二便正常，食可眠安。

证属：郁热。

法宜：火郁发之。

方宗：新加升降散。

蝉蜕 8g，姜黄 9g，栀子 12g，薄荷 5g（后下），僵蚕 12g，生大黄 8g，连翘 15g，淡豆豉 9g。

上方加减，共服 20 剂时扁平疣变萎，约服 60 剂，面部疣全部脱落，今年已顺利被第二军医大学录取。

按：未跟师前，治扁平疣多是求之于秘方、验方，或专病专方等，有时也不知疗效怎样。跟师后不管什么病，皆以脉为中心，大大开拓了中医思维，临床治疗疾病，不再拘泥于数方数法。临床疗效大增，求诊者逐渐增多，此即一例。此案脉滑数为热盛，弦主郁，故从火郁论之，治以李士懋老师的新加升降散，谨守病机，坚持治疗而痊愈。

【案6】冠心病

王某，女，45岁，2014年1月17日初诊，心慌伴左胸背疼三月余，喜叹息，脚凉，易汗出，耳鸣。从2013年春天始咳嗽，夜咳明显，无痰，食可，便调，寐安。脉沉细数而急，舌嫩红齿痕且暗。证属气滞，火郁夹瘀，法宜行气，透达郁热，佐以活血。方选升降散合血府逐瘀汤。

柴胡9g，僵蚕12g，桃仁12g，红花12g，枳实9g，蝉衣8g，生蒲黄12g，赤芍12g，姜黄10g，五灵脂12g，炙甘草7g，大黄4g，丹参15g。

2014年1月25日二诊：心慌发作次数减少，夜咳减少，左胸背沉痛如前，仍气短，善叹息，耳鸣，脚凉同前。脉沉弦细小数急而拘紧，证属寒凝气滞热郁。上方加麻黄6g，细辛5g，以散外寒。

14剂，水煎服。

2014年3月8日三诊：心慌发作次数明显减轻，胸背疼减轻，咳嗽基本痊愈，仍脚凉汗出，脉沉细劲躁数。证属郁热伤阴夹有瘀血。

僵蚕12g，天麻15g，桃仁12g，红花12g，姜黄10g，丹参15g，全蝎10g，山茱萸18g，炒枣仁30g，蝉衣8g，钩藤24g，赤芍12g，大黄4g，蜈蚣10条，熟地黄15g，白芍18g，生龙骨30g，生牡蛎30g，生鳖甲30g，生龟甲30g。

至2014年5月9日，约服药60剂后症状消失，血压130/85mmHg。

按：冠心病临床多见，每每见病治病，套方套药治疗，多用活血化瘀法治疗。中医的灵魂尽失，临床疗效可想而知。本案初诊脉沉细数而急，已显郁热之象。二诊脉沉弦细小数急而拘紧，又外有寒束之象，故又加用麻黄、细辛以散外寒。三诊脉转为沉细劲躁数，证属郁热伤阴夹有瘀血。

三诊三变，不知固守一方者，有何感想。

跟师李士懋平脉辨证

第二篇

李士懋先生手把手教我们『平脉辨证』

赵攀

第一章 个人师承教育历程

　　大学期间，终日惶惶，荒废学业，一次偶然的机会使得我能够跟李士懋老师学习，荣幸至极，让我在没有目标的日子里找到了灯塔，让我抓住了大学的尾巴，使我的大学生活变得完整。

跟师李士懋平脉辨证

第二章　李士懋老师给了我信心

在平时的生活中，各色人物对中医的差评，使得我感觉作为一个中医学生抬不起头来，因而很少告诉别人我是学中医的，心中也是对西医充满了羡慕之情。

大二的时候我的腰部严重晨僵、刺痛、不能转侧，凭着平时对西医课本知识的学习，当时怀疑自己得了僵直性脊柱炎，遂到医院检查，结果风湿因子、B-27、C-反应蛋白、CT全部查完，没有一项异常。医生建议我吃些抗风湿的药物，吃了半个月一点效果也没有，至此，我已经花去了整个学期的生活费。

无奈之下，偶然听到同学们说起学校旁边的李士懋老师看病很好，抱着试试看的心态，去就诊。李士懋老师诊治为阳虚寒凝，开了三剂桂甘姜枣麻辛附汤，嘱回家用辅汗三法发汗。经过两次发汗，周身轻松，腰部的僵硬感觉几除，后经过服药调理腰已无大碍，不仅如此，我平时失眠、心悸、肌肉瞤动均除。

李士懋老师的妙手不但看好了我的病，而且更是医好了我排斥中医的心，使心中树立起了学习中医的信心。我买了第一本李士懋老师的书——《汗法发微》，书中的精彩世界，更是震惊了我，自此我才了解到中医竟如此的神效，并不是心理疗法，也不是机遇疗法，作为一个中医学生，我居然和外行人一样，在不了解中医的情况下就急于否定中医，犹如井底之蛙，实是可悲。

第三章　李士懋老师开阔了我的眼界

出于对李士懋老师的钦佩，我开始偷偷跑到门诊跟李士懋老师学习，在这里我第一次对课本的知识产生了质疑。

在《方剂学》教材中，黄连阿胶鸡子黄汤，是用来治疗失眠的，然而看到李士懋老师用此方治疗习惯性流产，我特别诧异，心中暗想"能治得好么"？这是我心中冒出的第一个问题，然而事实胜于雄辩，当看到患者前来告知其怀孕的消息时，我被中医的魅力折服了。怎么这么神奇，这到底是什么原因？

沉脉不一定主里，亦可以主表。手脚心发热不一定是阴虚也有可能是阳虚，怕冷不一定是阳虚还有可能是热郁，面色红也不一定是气血充足，有可能是戴阳证，自汗也不一定是气虚也有可能是热迫等，这些有违课本的内容不断冲击着我死板的大脑，使我眼花缭乱，不禁惊叹中医简直太深奥了。相比之下，西医的内容太中规中矩，没有这么大的灵活性。

惊叹的同时，苦恼随之而来，由于太过于灵活，我根本无从下手，不知道到底怎么样才能在纷繁复杂的证型中，找到疾病的本质。有些中医以问诊为主，有些中医以舌诊为主，有些中医以脉诊为主，究竟哪个是最适合学习中医的捷径呢？

跟师李士懋平脉辨证

第四章　李士懋老师指明了学习的方法

要想治疗一个疾病，就得了解一个疾病，疾病包括病机、证候、传变、治疗四个方面，我们平时治疗的是疾病的某一个阶段，即是证。证中可以体现出此阶段疾病的性质、病位、程度、病势，那么如何定证呢？李士懋老师的《脉学心悟》中提出以脉为主，四诊合参。其中脉学占据了80%，处于绝对重要的地位，其他三诊为20%，作为定证时候的参考。在脉学当中，以虚实为纲领，沉取有力为实，沉取无力为虚。根据此提纲，可将疾病分成虚实两大类，虚者补之，实者泻之。再根据其他伴有脉象确定此虚、此实产生的原因，导致的结果，进而进行治疗。

李士懋老师平时讲课时候，特别强调"思辨"二字，说懂得思辨，才能学好中医，在理论的指导下，以脉学为中心，进行辨证论治，才是真正的中医。证是处于不断变化的，人体也是处于不断变化中，只有灵活的思辨，临床才能看好病。比方说，三个人感受同样的邪气，但却表现出来不同的症状，这时候就要思考为什么会产生这种情况，是病人自己的内在因素吗？到底是什么样的因素导致感受相同的邪气，却有不同的表现呢，经过思辨虽然都感受相同的邪气但却使用不同的治法。两人出现同一症，我们经过思辨也可能用不同的治法，我们既不是根据病人所感受的邪气治疗，也不是根据病人出现的症状治疗，而是通过思辨确立病人的证，然后治疗这个证。

跟着李士懋老师指的道路走，学习时候有了自己的方向，在看一些医籍理论的时候也能判断在什么时候使用。通过对脉学的学习使得我能将理论与实践联系起来，再也不是听到发热知道好多方，却不知道该用哪个好的时候了。通过思辨，也能逐渐把复杂的症理出一个头绪来，不得不说，脉学是学习中医的捷径。

第五章　我的学习成果

寒假回家，碰到机会不禁跃跃欲试，以下为我的自诊病历。

张某，女，23岁，陕西人。

2012年12月24日初诊：脉弦滑紧，按之减，舌可

面部痤疮2年，近半年行经时间短，1～2天即断，伴气短，心慌，心烦，易发脾气，口中有异味，寐差易醒，大便2～3次/天，不成形，脱发重，手足出汗，发凉，怕冷，身痒。

证属：阳虚痰凝。

法宜：温阳散寒祛痰。

方宗：阳和汤。

熟地黄15g，麻黄6g，干姜6g，肉桂5g，鹿角胶12g（烊化），白芥子12g，甘草6g，半夏12g，白芷8g，川芎8g，当归15g，蒲公英30g。

按：脉弦滑紧按之减，平脉辨证此脉为阳虚寒客痰凝。以脉解症，心烦、寐差、易醒、心慌、易怒，皆由阳气虚心神无所依而导致。

大便次数增多、不成形，手足出汗，怕冷身凉，身痒皆由阳气虚衰不能温阳或固摄而导致。脱发为阳虚痰阻清阳不能上达，濡养发根而致。方用阳合汤，既可温阳散寒，又可祛痰凝，故上证得解。方中熟地黄用来补疮疡消耗之阴血，若阴血虚不重者量一定要小，否则阴凝不化、痤疮不解。

此为我为我玩伴诊治痤疮的案例，效果甚佳。经我治疗，患者寒假期间已无新起痤疮，仅剩痘印。

由此说明，李士懋老师的方法是可行的，脉学是捷径，没有任何经验的我通过半年的学习，都可以诊治一些病患，行之有效，可作为师承教育的典型方法，以供他人参考。

跟师李士懋平脉辨证

第六章　对课堂的分析

前面已经对师承教育的好处进行了分析，在此略述为何我觉得在课堂上收获甚少。

在大学课堂，普遍是手机加走神的模式，上课注意力不集中是自身学习不努力的一面，然而最重要的原因是我不知道李士懋老师到底讲的是什么。

以小柴胡汤为例：

上课仅学会了小柴胡汤的组成，病机是少阳枢机不利，用于和解少阳，以及所罗列的典型症状，脉象弦，但细细思之，何为少阳？其有什么特性？为何出现这样的症状？都是弦脉时，怎么确定是否用小柴胡？为什么是和解少阳，而不是八法中的其他方法呢？

万事皆有因果，我们不知道其因，仅仅记住结果是不能够透彻理解并灵活应用的，只能僵死地复制其中一小部分，简直是辱没古人的智慧。

少阳之枢乃阴阳出入之枢，出则三阳，入则三阴。少阳居于阴阳交界之处，其性质是半阴半阳，半虚半实。所谓半表半里，皆以病位解，曰少阳居太阳与阳明之间，非也。表为阳，里为阴，半表半里，即半阴半阳。是病性，而不是病位。

少阳含胆与三焦，与足厥阴肝、手厥阴心包相表里，故病多与之相关，传变多端。

少阳性质为半阴半阳、半虚半实，非汗吐下所宜，治当和解。何谓和？和其阴阳也。半虚，当扶其正；半实，当去其邪。所以少阳病之主方小柴胡汤，实为扶正驱邪、调和阴阳之方。

知道其原因，则能不拘于少阳证，可灵活运用！

小柴胡病案发挥：

董某，女，24岁，石家庄市人，脉沉弦细稍数而减，面部细小痤疮三月，月经血块较多，脱发，腰酸痛，大便前腹痛，起立后头晕，忽冷忽热感偶胃痛。

证属：少阳郁火。

法宜：和解少阳。

方宗：小柴胡汤。

柴胡 10g，半夏 12g，党参 12g，炙甘草 6g，黄芩 6g，生姜 6g，大枣 4 枚，紫草 30g，蒲公英 30g。

7 剂，水煎服。

药毕，痤疮全消，月经正常。

按：只要是半虚半实，有血弱气尽的一面，有邪气的一面，皆可以用和解之法，不用拘于少阳各症。

第七章　李士懋老师的主要学术思想

　　平脉辨证这是李士懋老师经常挂在嘴边，一直强调的一句话。很多人都在否定脉学，甚至很多中医自己也否定脉学，更有人个专门出书否定脉学。李士懋老师提倡平脉辨证，把脉作为主心骨提出来。经过多年研究学习李士懋老师的《脉学心悟》《仲景脉学》等书，深深地感觉到这是临床工作者的学习用书。脉变，效亦更方；脉不变，一时不效，亦不更方。下面举例说明。

　　马某，女，48 岁，2013 年 10 月 4 日初诊，脉沉弦滑数，20 天前出现感冒发烧，之后咳嗽。现在咳嗽胸闷，吐白痰近十年，因咳嗽饮水，饮水后吐，晨起容易出汗。CT 结果诊断为支气管炎，晚间易咳醒，纳可，二便调。

　　证属：木火刑金。

　　方宗：泻青丸加减。

　　龙胆草 6g，大黄 4g，防风 8g，栀子 9g，柴胡 9g，旋覆花 18g（包煎），黄芩 10g，羌活 8g，代赭石 25g（先煎）。

　　7 剂，水煎服。

　　2013 年 10 月 11 日二诊，脉弦滑数略减，药后咳嗽减轻 7/10，寒冷加重，胸闷吐白痰，饮水至胃胀则欲吐，胃痞满。

　　方宗：小柴胡汤合二陈汤加减。

　　柴胡 9g，当归 12g，陈皮 8g，升麻 6g，茯苓 15g，白芍 12g，半夏 10g，紫菀 15g，白术 10g，炙甘草 8g，生黄芪 12g。

　　7 剂，水煎服。

　　2013 年 10 月 18 日三诊：脉弦左寸沉无力，咳嗽明显减轻，偶咳嗽痰多色白，胸憋闷，胃胀，喑哑。

证属：寒束清阳不升。

方宗：桂甘姜枣麻辛附加益气升阳之品。

桂枝 10g，麻黄 7g，炙甘草 7g，生姜 6 片，细辛 6g，炮附子 10g（先煎），升麻 6g，生黄芪 12g。

7 剂，水煎服。

此案三诊三变，虽为咳而有痰，而治疗大法迥异也。一诊沉弦滑数而以弦为主，定为肝火犯肺。二诊弦滑数减又兼少阳证，确定病在少阳。三诊脉沉无力定寒束。完全是平脉辨证，将仲景之"观其脉症，知犯何逆，随症治之"发挥得淋漓尽致，这才是中医魅力之所在。这才是真正的大家风范。此案例体现了李士懋老师学术思想的中心即平脉辨证！

第八章　师　德

大医精诚！品德高尚的李士懋老师，不仅将学生培养成为全面发展的人才，而且能使学生思想发生根本性转变。李士懋老师以他的人格魅力吸引着我们，以自身的行为影响我们。孔子说："其身正，不令而行；其身不正，虽令不从。"

李士懋老师平时对自己要求严格，按计划完成学习任务。虽然已经接近八十，但是仍然坚持每天按时学习，每周定时出诊，奋斗在一线。出诊时总要等到接诊完所有病人才去吃饭，不愿意让病人久等，考虑到病人太多，徒弟们曾多次建议李士懋老师限号，李士懋老师从来没有答应。李士懋老师这种勤劳、刻苦、善良的精神激励着我们在未来的职业道路上做一个有责任心、勤劳、善良的人。

第三篇
跟师李士懋六年记

董亚川

我是河北医科大学成教 04 级的一名普通学生。说起和李士懋老师的师徒缘分，还要感谢当时教我们中药的郝宪恩老师。在中药课的学习过程中，郝宪恩老师曾经多次讲到李士懋老师的治病用药经验，尤其是对于一些性味相似、功效相仿的药物如何能够恰如其分地运用。于是，怀揣着对李士懋老师的崇拜之情，我鼓足勇气来到门诊，请求李士懋老师能够给我跟师学习的机会，当时我的心中忐忑不安。没想到话刚一说出口，李士懋老师就微笑着对我说："只要你愿意学就行。"李士懋老师如此平易近人的态度出乎我的意料，也让我深受感动。就这样我很幸运地开始了我的跟师随诊历程。

　　从医大毕业之后，我才知道，我们成教的专科没有考助理医师的资格。当时我心中非常苦恼，感觉前途一片灰暗。2008 年，国家出台政策允许通过师承的方法参加考试。这对我们来说无疑是天大的好消息，但是我又担心，像我们这样的"杂牌军"怎么好意思向李士懋老师这样的大教授提起"拜师"的事呢？无奈只好与师弟张剑飞一起厚着脸皮去请求李士懋老师，没想到的是，李士懋老师竟然很高兴地说："那你们还不赶紧办手续，需要我签字的时候我马上给你们签！"当时听到这句话，我别提多高兴了，对李士懋老师的感激之情更是无法形容。后来才知道，李士懋老师对于学生的请求一向是尽自己的所能。于是我就把对李士懋老师的感激转化为学习中医的热情。六年之间，我除了吃饭、睡觉，其他时间都是在研究中医。

　　一次偶然的机会，我去接李士懋老师出门诊，看到李士懋老师的书桌上放着一本正在看的《伤寒论》，随口跟李士懋老师聊天才知道，李士懋老师每天早晨起来都要读经典。我不由得心中一震，心想李士懋老师都这么大岁数了还在坚持看书读经典，我们才 20 多岁，正是记忆力最好的时候，为什么做不到？于是当天晚上我就给自己制定了一套学习经典的计划，要求自己必须每天坚持读经典 1 小时，1 个月读一遍四大经典。例如：第一周读《伤寒论》，周一读太阳病前半篇，周二读太阳病后半篇（太阳病 170 条分两天读完），周三读阳明病篇，周四读少阳病篇，周五读太阴病和少阴病篇（太阴病篇条文较少），周六读厥阴病篇，周日读霍乱、阴阳易。第二周读《金匮要略》，第三周读《内经》，第四周读《外感温热病篇》和《湿热病篇》。这样一个月时间就能读一遍四大经典，读得时间长了，自然也就能背诵经典条文。正所谓熟能生巧、学以致用。有一次我跟李士懋老师出门诊，看到有个病人感冒之后，出现气短乏力，恶心，我马上就想起《伤寒论》第397条"伤寒解后，虚羸少气，气逆欲吐，竹叶石膏汤主之"。结果李士懋老师果然开的就是竹叶石膏汤。我在一边心中窃喜，感觉这经典真是没白背。这就是李士懋老师经常教导我们的"要通过经典指导临床，通过临床验证经典"。

在跟师学习的前三年，每次的门诊病例，我回去之后都要进行逐一整理，按病分类，每一个病分一个本，这样可以通过大量病例来判断哪一类属于临床多发病，然后逐一对病例从辨证论治到具体方药进行细化分析，包括病因的分析、治法的分析、原方的出处、原方所治的病症，一个方都能用于哪些疾病的治疗，同样的疾病李士懋老师是如何加减用药的。这样，有的时候一个病例要分析半天，比较难掌握的有时候要分析一两天。经过一年多的总结，我对于李士懋老师常用的六十多个方子，每个方子的临床应用指征均进行了粗略整理和归纳分析。例如：脉滑数，高血压心脏病或者一些杂病中，属痰热证者用黄连温胆汤的概率会大一些；见脉沉而躁数有力，无论何症，多以升降散加减治之；颈、肩、腰腿疼，脉滑数者多以薛生白四号方加减为主的居多；寒证者多用桂枝芍药知母汤加减居多；脉弦缓无力寸脉弱者，多以益气升阳法，如升阳益胃汤等。这样长时间的积累，分析的速度越来越快，每个方子的应用指征也越来越清晰，加减变化也能逐渐掌握一些了。临床上李士懋老师治疗哮喘、风湿病、强直性脊柱炎等经常用的配方，我也集成一册。李士懋老师在看病当中偶然讲到的一些药物特性及疗效，如水红花籽善治头部瘀血；晚蚕砂不仅能够化湿通络，而且尤善化肠道湿浊，更能引清阳徐徐上升，故尤擅治疗湿浊引起的泄泻；皂荚子善化顽痰；鱼鳔善生精等……我把这些都集成一册，名为《零金碎玉》。对于一些临床疗效不太明显的疑难病症，我也收集成一本，观察李士懋老师的治疗方法，将来到了临床上以备不时之需。

李士懋老师经常对我们讲王永炎院士说过的一句话："熟读经典勤临证，

发皇古义创新说。"鼓励我们多临证，勤临证。尽管这对于当时的我们来说不太现实，因为一没医师证，二没找上门的病人，但是李士懋老师为我们创造了很好的机会。李士懋老师告诫我们，"要把李士懋老师的每一位病人都当成是来找你们自己看病的"，利用出诊的机会给我们创造独立诊病的机会。每位病人来了，都是我摸完脉写出完整的病历后，开了方再拿给李士懋老师评判。俗话说得好"千看万看不如经手一遍"，我心想错了也不丢人，反正在座各位属我水平最低，错了之后李士懋老师会手把手地教，脉是什么样，根据这个脉应该怎么去辨证，怎么去开方下药。有了李士懋老师的指导，我看病的水平逐渐进步，偶尔开对了方药，心中十分高兴。李士懋老师给评个"可"，就说明这个病我基本掌握了。经过半年多的努力，我看病失误的次数逐渐减少，还有几个方子李士懋老师给评了"佳"，意思就是跟李士懋老师的思路基本一致。我的心中别提多高兴了。

出徒之后，本着弘扬中医文化、传承民族国粹的理念，2013 年，我在当地正式开办了自己的门诊——"弘医馆"。万事开头难，加上我这个大夫又年轻，往往病人来了对着我问"大夫在哪"。一天当中很少有人看中医，其中有一个病人腹痛，按之如石，从剑突以下至小腹，边缘清楚，走遍石家庄各大医院，均未治愈。病人先是反复到我的门诊咨询病情，一直到第四次才敢让我开 1 剂药试试，就这样吃了 5 天，改成 1 次拿 3 剂药，服药后病情也逐渐减轻，两个月后硬块消失，最后才对年轻大夫表示信服。就这样，病人逐渐的多了，好多老病号家里不管什么病也愿意找我看看。小区里有个脊髓癌的患者一直在我这里治疗了将近半年，我对他的病情也比较熟悉。有一次，他感冒了家人买了点清热解毒的成药，结果吃了两个小时后突然低血压休克，请我过去治疗。该患者为阳虚体质，不耐寒凉，误用清热药，岂不是雪上加霜！我心里清楚，这种重病号的危险性是比较高的，看好了算你技术高，看不好说不定要惹官司。当时也没考虑太多，就用李士懋老师教的艾灸回阳法结合四逆汤频服，6 个小时后，血压上升，病人清醒了。面对着家人的感谢，自己也捏了一把汗，想不到中医对于急症的治疗效果还是非常好的。记得有一位肺癌患者癌细胞已经转移，医院说"估计最多能生存三个月"，于是病人家属决定出院治疗。随后找到我，当

跟师李士懋平脉辨证

时病人肺积水呼吸困难比较明显，当务之急先补肺气、泻肺水，经治疗两个月，肺积水完全消失，肿瘤稍减小，后一直服药半年，后因脑转移去世。虽然中医无法消除肿瘤，但是通过中药治疗延长了生命，症状得到明显缓解，生存质量得到了提高。我曾治同村的一个牛皮癣患者，该患者与李士懋老师所看的牛皮癣患者的脉完全不同，多数牛皮癣患者脉滑数有力，实热证者居多，而这个脉细而无力，一般的治法以凉血清热法较为多用，还没用过补法，最后以李士懋老师脉诊为中心的辨证论治方法，尝试着用补气养血的方法以八珍汤加减治疗，结果经过两个月的治疗病情逐渐好转了，之后把这件事告诉李士懋老师，得到了李士懋老师的赞扬。

再有用薛生白四号方加减治疗腰疼不能下地的王某，一剂药下去第二天便可行走，三剂而愈。用新加升降散处理一些日常杂症如小儿感冒发热、痤疮、皮肤病等无不随手应效。当然，由于在基层门诊，病人大多数都是低消费水平，加上大夫又年轻，所以面临的问题也很多，不仅如此，在基层用药也受到明显的限制，都知道李士懋老师善用蜈蚣、全蝎，量也比较大，而且疗效明显，但是在基层，多数人经济上承受不了，于是我也相应地调整了治疗方法，在治疗高血压实热证的方法上，加强了潜降法的应用，根据张锡纯所讲"代赭石性甚和平，虽降逆气而不伤正气"，重用代赭石一两，引血下行，重用怀牛膝一两，调整血压，效果也不错。对于一些颈肩腰腿疼的病人，如果没有经济能力的情况下改成乳香、没药，重用地龙、丹参也取得了不错的效果。想起李士懋老师经常对我们说的"在农村最锻炼人，往往三剂药吃了不管用就不再来了"，确实如此。通过两年的努力，现在每天平均能看十几个病人，多的时候每天能达到二三十人，如今在我们小区里大家都说"别看小大夫岁数小，看病可不一般"。

六年的学习中，李士懋老师不仅教给了我们如何看病，也用自己的言传身教，告诉我们如何做人。在学习中，对于我们提出的问题，李士懋老师都会认真的解答，而且毫无保留，真正做到了"知无不言，言无不尽"。日常生活中，李士懋老师对我们也非常关心和爱护。有一次我在早晨去出门诊的路上不小心被车撞了没有去成，李士懋老师知道了赶紧给我打电话询问病情，这件事到现在我依然记忆犹新。跟李士懋老师出门诊的时候，对于那些没钱看病的病人，李士懋老师经常给他们免去挂号费，没钱拿药的，李士懋老师都先给垫上，病人们都说"李士懋老师不仅看病看得好，而且医德高尚"，相信这些也都是他们的肺腑之言。"欲立艺者，先立人"，"才不近仙，德不近佛者，不可为医"。我们要跟李士懋老师学习的不仅是治病救人的医术，还有李士懋老师治病救人的心。遇到这样的老师，我们真是幸运。

第四篇

细悟『平脉辨证』提升临床疗效

刘玉晓

二十年前，对高中学习生活失去了兴趣和信心的我来到了河北中医学院求学，极为荣幸地成为了李士懋老师的一名学生。从此，我的人生发生了重大转折。在校期间，李士懋老师给了我很大的指导和帮助。他教书育人，我对他充满了敬意。他无微不至，我对他心存感激。他渊博的知识、孜孜不倦的作风深深地印在了我的记忆中，使我日后的工作和学习不敢有丝毫懈怠。李士懋老师严谨治学的学者风范，正直宽容的精神品格教育和影响了我。

有幸尊拜李士懋老师门下，我更加珍惜如此宝贵的机会，我遵从师父教导，修医德，精医术，绝不辜负师父的精心培养。

侍诊恩师左右，师父重视脉诊。临床几十年总结出"以脉诊为中心，平脉辨证，以脉解症，以脉解舌"的辨证思路。张景岳曰："千病万病不外虚实，治病之法无逾攻补，欲察虚实，无逾脉息。"又曰："虚实只要，莫逃乎脉。"师曰："脉虚证虚，脉实证实，脉的虚实当以沉取有力无力为辨，因沉候为本，沉候为根，沉候的有力无力才真正反映脉的虚实，脉为辨证论治的精髓、灵魂。"下面通过几则病案来说明李士懋老师脉诊的重要性及对我的启迪。

【案 1】

徐某，男，80岁，2014年10月25日初诊，咳喘伴胸闷、憋气两年余。咳喘、胸闷、憋气，早晨8～9点痰多，或黄或白，黏稠成块，口干口苦，进食时偶见呃逆，纳呆，便干，寐安，刻下血压，120/80mmHg。脉迂曲硬，寸关革，尺滑数，舌红苔黄腻。

证属：肝肾阴虚，肝阳上亢犯肺。

法宜：补肝肾，潜肝阳。

方宗：三甲复脉汤合大补阴丸。

生鳖甲30g（先煎），生龟甲30g（先煎），生龙骨30g，生牡蛎30g（先煎），麦冬10g，白芍10g，炙甘草10g，黄柏6g，熟地黄30g，火麻仁

10g，知母 6g。

七剂，水煎服。

2014 年 11 月 1 日二诊，药后咳减半，痰减半，仅晨咳痰少许，夜已不咳，纳转佳，食量增，食时呃逆噎亦减，口苦减，本周仅出现两次，便调。脉柔和弦，沉取阳减，尺动数。

方宗：上方加怀牛膝 9g，山茱萸 15g。

七剂，水煎服。

2014 年 11 月 8 日三诊，咳症又减，晨咳痰亦减，口苦明显好转，好转五分之三，仅进食快时噎，劳则喘重，二便调。脉沉取阳减，尺动数涌，右迂曲，舌稍暗红苔薄。

证属：气虚水亏。

法宜：益气滋肾。

方宗：补中益气，合理阴煎。

生黄芪 12g，当归 12g，白术 10g，炮姜 6g，党参 12g，升麻 7g，炙甘草 8g，熟地黄 40g，茯苓 15g，柴胡 8g，肉桂 6g，五味子 6g。

按：脉如革，阴虚不能濡养筋脉故革，尺滑数，为肝肾阴虚、相火妄动而致；阴虚不摄，阳气浮越，犯肺而咳喘；虚火灼液故痰黏稠；木亢克土，故呃逆纳呆；相火妄动伤阴，而口干口苦。三甲复脉滋肾水、平肝阳。大补阴丸滋阴、泻相火。方中并未加清热解毒、止咳祛痰之品，只服七剂诸症大减。此辨证精准，疗效显彰，以证"五脏六腑皆能令人咳，非独肺也"的正确，也是师父"以脉为中心，平脉辨证，以脉解症，以脉解舌"辨证论治的最好阐释。三诊脉沉取阳减，此阳气潜而脉转弱，阳减气虚之象已显，故劳而喘重，以补中益气汤治之。尺动数，此真阴亏虚，相火妄动，未伏。理阴煎以滋真阴、引火归原。本已显效，应按效不更方之意，师父诊其脉以变，故病机变，则法变，方变。足以说明师父平脉辨证，谨守病机，即"观其脉证，知犯何逆，随证治之"。

师父手把手教切脉，常说切脉要"明于理，而不拘于迹"，明白脉象形成的原理即气血的变化。脉象的七个要素为脉位、脉体、脉力、脉率、脉律、脉幅、脉形。各脉不是孤立的、静止的，而是互相联系的，应该灵活地看待各种脉象。我曾治一病例：

【案2】

彭某，男，32岁，两腿酸胀三年余。现两腿酸胀，晚上平躺后加重，腿发热，腰痛10个月，近一月脚踝部压痛明显。X光片示L5-S1，椎间盘突出，骶髂关节钙化。脉弦滑数。

证属：湿热阻滞经络。

法宜：清热祛湿，通络止痛。

方宗：薛氏四号方加减。

地龙10g，威灵仙12g，滑石12g，炒苍耳子10g，秦艽10g，海风藤10g，黄连8g，萆薢10g，土茯苓20g，丝瓜络10g。

上方加减治疗两个月，无明显效果，于是请师父诊治。

师父诊脉：濡数尺弦。

证属：湿热阻滞，下焦寒凝。

方宗：上方改地龙15g，海风藤18g，萆薢18g，加制川乌15g，炮附子15g（先煎），细辛7g，麻黄7g。

14剂，水煎服。

按：服药后诸症明显减轻。脉濡数，湿热阻滞，故用四号方祛湿通络；脉尺弦，仲景曰"弦则为减，减则为寒"，尺弦，即下焦寒凝，故用附子、细辛、麻黄辛散之药，以散其寒凝，其效如桴鼓。由此得知，阴阳脉诊在临床上的重要意义，与其说师之技术高，不如说"平脉辨证，思辨体系"之妙哉！

师父手把手教诊脉，生动形象地讲解《伤寒论》条文，通过聆听师父的谆谆教诲，使吾愚不可及者，也有所开启，切脉技艺有所提高，临床辨证思辨能力渐增，治愈率提高。以前治疗疾病，心里没底，治好了，不知道怎么好的；治不好，也不知道为什么。用一些僵死的套路，某病对某方，某症加某药，有时能对付好，而多数疗效欠佳。没有准确的辨证思路，像摸黑走路一般，非常困惑、迷茫，对中医治疗疾病没有信心。通过跟李士懃老师学习，我学会了"思辨"，学会了治疗任何疾病都要把握全局，灵活分析；通过学习以脉诊为中心的四诊合参的辨证论治，且以脉定虚实，自觉看病有了方向感、主心骨。举自己诊治的一则病例。

【案3】

高某，女，67岁，2014年3月12日初诊，自觉身热近一年，体温35～36.2℃，全身发热1年余，近两个月身热难耐，轻时撩衣解热，重时撩衣靠墙，还觉不爽，靠墙上来回变动位置，晚上睡时前2～3小时不盖被子，一天发热数次，同时伴有头晕手麻。既往患糖尿病10年，便秘17年，现服降糖药，血糖正常，隔两天灌肠一次方能少便。

在当地医院住院治疗，病情逐渐加重，到省里医院进一步检查未果。在石家庄某中医专家处服清热解毒药八十余剂罔效。脉阳弱尺弦细无力，舌红苔薄白裂纹。

证属：气虚水亏。

法宜：益气滋肾水。

方宗：补中益气汤合理阴煎。

熟地黄40g，当归12g，干姜5g，肉桂4g，炙甘草5g，黄芪15g，党参15g，白术40g，陈皮5g，升麻5g，山茱萸20g，肉苁蓉30g。

按：发热是常见症状，中医认为发热原因很多，有外感六淫之邪而发热，有饮食劳倦、七情内伤而发热，有体温高者，也有自觉热感很盛但体温不高，甚至体温反而偏低者，此例是也。

本案脉阳弱，此脾肺气虚，不能制约阴火。阴火指脾胃伤元气虚，君火不明，相火代之，亦即虚火。这种虚火不可直折，不可水灭，必甘温扶脾胃、益元气，使阴火自敛、相火自潜。故用补中益气、甘温除热培土以制相火。尺脉弦细无力，此真阴亏虚，故取景岳理阴煎大补真阴。《景岳全书·新方八阵·热阵》云："凡真阴不足或素多劳倦之辈，因而忽感寒邪不能解散或发热或头身疼痛……但脉见无力者宜此汤，悉属假热之症，若用寒冷攻之必死，宜速用此方……神效不可尽述。"理阴煎合补中益气汤补肾益脾、培土制火，连续服两月余，身热已除，头晕手麻除，大便稍有改善。师父用此种方法治疗高热的案例较多且神效，今吾用体温不高反而偏低的发热病人也效，体现了"平脉辨证，思辨体系"可行性、实用性。师父常说："授人以鱼，不如授人以渔。"真也，是也！

第五篇 跟师临床之心路历程

10级扁鹊医学社　张洁晗

跟随李士懋老师出门诊学习已近三年，时间虽短，但收获颇丰。李士懋老师是我中医临床之路的启蒙老师，也是我这三年来向中医高峰攀登的领路人，李士懋老师的言传身教和谆谆教诲使我获益匪浅，作为一名在校学习的大四学生，回头看自己近三年来的心路历程，感慨颇深。

第一章　对脉诊的理解

李士懋老师强调平脉辨证，脉诊是辨证论治体系的精髓、灵魂，以脉定证，法由证立，方由法出。脉诊之纲，首分虚实，虚实之分，以沉取为准，因为脉以沉取为本，以沉取为根，沉取有力者为实，沉取无力者为虚。对于症状表现复杂、舌症不符、脉症不符的病人，李士懋老师往往根据脉诊一锤定音，效如桴鼓，让我们充分体会到了脉诊的神奇，并坚定了我们一定要认真学习脉诊的决心。但是脉诊的学习是十分困难的，正所谓"心中易了，指下难明"。我随诊已经有近三年的时间，目前与李士懋老师诊脉相符合的程度仅有80%，而诊脉的准确与否是正确辨证论治的关键，通常脉诊错了，后面的理法方药就会全军覆没，所以脉诊起着提纲挈领的作用。临床上的脉象纷纭繁杂，在此不一一举例，仅就李士懋老师在临床中诊治的常见脉象及容易使人辨证错误的脉象进行分析。

一、弦脉

在《中医诊断学》中，我们具体学习了脉诊的脉象以及其主病，举例来讲，弦脉的主病有主肝胆病、主痛、主饮、主疟疾等诸多的不同，但是同样是弦脉，仔细体会，也有细微的差别，这需要我们在临床中细心体悟，日积月累，方可区别之一二，非言语之间可以明了，进而由不同的脉象，才可以判断所主病证的不同。纵观李士懋老师诊治的病例，弦脉出现的频率可以达到95%，但是所主病证及处方用药千差万别，这是因为李士懋老师扩展了弦脉的主病，辨证时要结合相兼脉，临床上诊到弦脉，何以区别其所主病？这需要我们勤于临床，才能准确把握。现举几则医案论之。

跟师李士懋平脉辨证

【案1】

陈某，女，44岁，2014年4月5日初诊，经常左侧头痛，甚则牵及眼，已20余年，因情绪变化加重，休息差加重，纳可，寐一般，便干、3～4天一行，小便可，月经量少，诊为抑郁症，已停西药，心慌、烦躁、焦急、颈、腰不适，经常情绪波动，即刻血压170/120mmHg，舌稍暗，脉沉弦细涩无力。

证属：阳虚，血虚。

方宗：桂枝12g，赤芍12g，白芍12g，当归12g，炙甘草8g，川芎8g，葛根12g，党参12g，肉苁蓉15g，干姜8g，炮附子15g（先煎），生黄芪12g，桃仁12g，红花12g，细辛7g，白芷8g，全蝎10g，蜈蚣10条。

七剂，水煎服。

2014年4月14日二诊，头痛未发作，但头胀不适，大便5天未行，腰凉，后背出冷汗，即刻血压160/120mmHg，头晕，寐浅，恶心，脉右阳弦稍劲，尺减，左弦无力。

证属：肝肾虚，阳亢化风。

法宜：滋肝肾，平肝息风。

方宗：三甲复脉汤。

处方：生龙骨30g（先煎），生牡蛎30g（先煎），生鳖甲30g（先煎），生龟甲30g（先煎），怀牛膝15g，熟地黄30g，山茱萸18g，白芍18g，五味子7g，地龙15g，蜈蚣10条，全蝎10g，肉苁蓉18g。

七剂，水煎服。

按：此患者初诊时诊其脉为沉弦细涩无力，弦脉在此应当寒来讲，《金匮要略》有云："弦则为减，减则为寒。"脉症和参，辨证为阳虚血虚。头为元神之府，清阳所居，阳虚清阳不得上达，故头痛。肝从左升，肝阳虚馁，升清失司，故头痛表现在左侧。阳虚温煦不及，血虚失于濡养，故大便干、经量少。处方以当归四逆汤为主加减化裁，并伍以益气温阳、息风止痉之品。

复诊时头痛未作，说明初诊之方有效，然仍有大便不畅、血压高等表现，不可因上方有效继服之。因脉变证亦变，方亦变，这是李士懋老师诊治疾病时的重要思路。二诊时脉转为右阳弦稍劲，尺减，左弦无力，阳弦稍劲为肝风内动之脉，尺减为肾虚，左脉候肝，左弦无力为肝阳虚，故辨证为肝肾虚，阳亢化风，处方以三甲复脉汤和滋阴息风之品以滋补肝肾、平肝息风。

【案 2】

车某，女，38 岁，2011 年 8 月 15 日初诊，出汗，怕风，着凉时腹泻，曾有胆囊炎，口苦，手脚发热，晨起胆区疼，脉弦细数减。

方宗：生黄芪 15g，炙甘草 8g，乌梅 6g，白芍 18g，大枣 10 枚，饴糖 30mL（烊化），桂枝 9g，山药 15g，浮小麦 30g。

七剂，水煎服。

2011 年 8 月 22 日二诊：下利、怕风减轻 1/2，纳差，脉弦细减。方宗：黄芪建中汤。

上方改大枣 7 枚，加肉豆蔻 9g，炮姜 5g。十四剂，水煎服。

2011 年 9 月 5 日三诊：出汗怕风更减，手脚心发热，寐差，脉弦细涩数。

证属：阴阳两虚。

上方去炮姜，加炒枣仁 30g，五味子 6g，生龙骨 25g，生牡蛎 25g。十四剂，水煎服。

2011 年 9 月 19 日四诊：脚冷，怕着凉，已无出汗、怕风，心烦热，冷则泄，寐好转，舌嫩绛，齿痕苔白，脉弦细减。上方继服。十四剂，水煎服。

按：此处弦脉的意义候肝胆病，患者曾有胆囊炎，晨起胆区疼，口苦，但是西医的肝胆病与中医的肝胆病含义不同，应加以区分，从此处用方即可看出。由脉解症，脉弦细数减为阴阳气血俱不足，气虚不能卫外而为固，故出汗、怕风，阳虚温煦不及，故着凉时腹泻，口苦、手脚发热在此不能以实热来看，因脉象为虚，手脚发热为虚阳浮越所致，口苦为馁弱之阳郁而化热。处方以黄芪建中汤主之，平补阴阳，加乌梅敛阴，浮小麦敛汗。

二诊时下利、怕风减轻，但饮食欠佳，考虑大枣味甘，"甘能令人满"，恐滋腻碍胃，但脉仍显不足，不可全部去之，故减其用量，并加肉豆蔻、炮姜温阳健脾止泻。

三诊症状续减，但又增寐差之疾，加炒枣仁养血安神，五味子、生龙骨、生牡蛎收敛固涩。

四诊症状几除，继服上方巩固疗效。

【案3】

董某，女，26岁，2013年9月27日初诊，上午10点至傍晚，脸发红发热，口干舌燥，心烦，体内发热已一年，脱发较多，大便干、3～4天一行，经量少、四天净，白带多，稍痛经，舌红，脉沉弦减。

证属：脾虚，阴火浮动。

法宜：培中健脾，以制阴火。

方宗：补中益气汤加肉桂以补火生土。

党参12g，白术10g，生黄芪12g，茯苓15g，炙甘草9g，当归12g，柴胡8g，升麻5g，肉桂5g。

十四剂，水煎服。

2013年10月19日二诊，服上方后，心烦及体内发热基本消失，脸发红发热仍旧，大便干，3～4天一行，食后胃胀一年，舌红，脉沉弦滑数按之减。

方宗：上方加火麻仁15g，五味子7g，改生白术18g。

十四剂，水煎服。

按：阴火上冲之脉应洪大，此案脉沉弦减，何以诊为阴火上冲？当脉证合参。李东垣在《脾胃论》中提出了阴火的理论："心火者，阴火也。起于下焦，其系系于心。心不主令，相火代之。相火，下焦胞络之火，元气之贼也。火与元气不两立，一胜则一负。脾胃气虚，则下流于肾，阴火得以乘其土位，故脾证始得，则气高而喘，身热而烦，其脉洪大而头痛，或渴不止，其皮肤不任风寒，而生寒热。盖阴火上冲，则气高喘而烦热，为头痛，为渴，而脉洪。脾胃之气下流，使谷气不得升浮，是春生之令不行，则无阳以护其营卫，则不任风寒，乃生寒热，此皆脾胃之气不足所致也。"

脉沉弦减，为脾气虚之脉，脾气虚可以有两种表现：一是表现为气短乏力，神疲体倦，饮食减少，排便无力等，若脾气虚日久，累及脾阳，则出现畏寒肢冷，恶食冷凉，大便稀溏，小便清长等；二是表现为身热面赤，口舌干燥，烦渴喜饮，欲卧泥地，欲坐井中，虽见一派热像，但脉见无力，此为阴火走窜于肌肤所致，不可予苦寒清热，法宜引火归原。此案即是如此，患者表现与李东垣的描述相类似，其发热有定时，乃阴火随阳渐衰之时而传，此时不可因其有热像就投以清热之品，恐其药性苦寒更伤脾胃。处方以补中益气汤益气健脾，加肉桂引火归原。

二诊时症状明显减轻，脉有滑数之象，为阳气来复，予上方继服的基础上，加火麻仁润肠通便，生白术健脾益气通便，五味子敛其浮阳。

【案4】

刘某，男，60岁，2011年8月15日初诊，身无力，纳呆，左下腹疼痛，西医诊为胃肠道失调。恶心，头痛，睡眠、二便正常，平素怕冷，畏冷凉食品，舌红苔白厚，右脉弦缓，左脉弦稍拘。

证属：脾阳虚寒凝。

方宗：炮附子12g（先煎），干姜6g，桂枝10g，细辛4g，草豆蔻6g，白术12g，苍术10g，茯苓12g，生姜5片，大枣6枚，党参12g。

七剂，水煎服。

2011年8月22日二诊：乏力、头痛稍减，不思饮食，左下肢疼，恶心，大便时泄时干，舌红苔白燥，脉弦滑数。

证属：热蕴胃肠。

方宗：黄连10g，栀子12g，苏叶6g，黄芩12g，大黄5g。

七剂，水煎服。

按：此案之弦脉主寒。右脉弦缓为脾虚，左脉弦稍拘为阳虚寒凝。拘脉是李士懋老师在多年的临床工作中体会并总结出的一个脉象，指下的感觉是，仿佛脉道被束缚，不得舒展，故名之曰"拘"，其主病为寒。此寒可为实寒，亦可为虚寒，如何别之？当以脉沉取有力无力为标准，沉取有力为实，即是实寒；沉取无力为虚，即是虚寒。此案的脉象并没有具体指明是无力还是有力，为何辨证为脾阳虚寒凝？《濒湖脉学》在缓脉的主病诗中写道："缓脉营衰卫有余，或风或湿或脾虚。"故在此辨证为脾阳虚寒凝。脾阳虚导致温煦推动作用失司，故纳呆、畏冷凉食品，脾阳虚清阳不升故头痛。处方以附子理中汤加减温阳健脾，因舌苔白厚，故加苍术燥湿健脾，草豆蔻温中健脾、燥湿行气。

二诊时症状略有减轻，脉转为弦滑数，此证明寒象已除，已经显露热盛之势，不可以上方继服之，故处方以黄连解毒汤清泻胃肠之热。对比两次诊治，前用温阳散寒之方，后用清热解毒之品，处方化裁变化如此之大，完全是靠平脉辨证的理论为指导，不拘泥于某一方、某一法。

【案5】

杨某，男，56岁，2014年4月14日初诊，2012年查出患有肺结核，2014年4月11日CT示两肺感染，两侧轻度支气管扩张，纵隔右肺门钙化斑，现头晕欲仆，乏力，咳嗽吐痰，脉弦略细数，沉取阳减尺弦。

证属：气虚肾亏。

法宜：益气滋肾。

方宗：补中益气汤合理阴煎。

生黄芪12g，党参12g，白术9g，茯苓15g，炙甘草8g，川芎8g，当归12g，柴胡8g，升麻6g，熟地黄30g，山茱萸15g，肉桂5g。

七剂，水煎服。

2014年4月21日二诊：患者上述症状均改善，偶有头晕。脉同上。

上方加天麻15g。七剂，水煎服。

按：此案之脉弦为肾水亏于下。李士懋老师认为，脉诊当以沉取为本，以沉取为根，脉沉取阳减尺弦，"阳"是指寸、关脉，"阳减"为上焦阳气不足之意，气虚清阳不升，脑窍失养，故头晕欲仆，尺弦为肾亏，肾精不足，子盗母气，故咳嗽吐痰。处方以补中益气汤补气升清，理阴煎滋养肾阴。

二诊时症状减轻，说明药已对症，继服上方，因头晕加天麻以治标。

【案6】

任某，女，67 岁，2014 年 5 月 9 日初诊，头晕目眩，精力不济 2～3 年，大便干，有后重感，1 日 1 次，心悸气短，乏力，嗳气，食可，睡眠差，怕冷足凉，时上半身热，微汗出，患高血压 30 年，即刻血压 170/95mmHg，糖尿病两年。心电图：频发房早。舌淡紫，苔白腻，脉沉弦缓无力，两寸弦。

证属：脾肾阳虚，饮邪上干。

方宗：真武汤。

炮附子 15g（先煎），炙甘草 8g，茯苓 30g，桂枝 12g，干姜 9g，红参 12g，白术 10g，泽泻 12g，生龙骨 30g，生牡蛎 30g（先煎）。

七剂，水煎服。

2014 年 5 月 19 日二诊：服上方后头晕略减，每日晕 7～8 次，打嗝减少，血压 170/90mmHg，现服用倍他乐克，每日 3 次；硝苯地平，每日 1 次，每次 1/2 片；丹参滴丸，每日 1 次，晨起口干，仍乏力，出虚汗，手抖，腿无力，大便仍干，每日 1 次。舌淡苔白，脉阳弦徐略劲，尺减。

证属：肾虚，阳亢化风。

法宜：益肾，平肝息风。

方宗：三甲复脉汤加味。

处方：熟地黄 15g，山茱萸 15g，阿胶 12g（烊化），白芍 12g，五味子 6g，炒枣仁 30g，生龙骨 30g，生牡蛎 30g（先煎），生鳖甲 30g（先煎），生龟甲 30g（先煎），天麻 15g，全蝎 9g，蜈蚣 7 条。

七剂，水煎服。

按：此案初诊与二诊之弦脉含义不同。初诊时的脉弦为饮邪，二诊时的脉弦为阳亢化风。脉沉弦缓无力为脾肾阳虚，两寸弦为饮邪上干。饮邪上干，元神之府被扰，故头晕目眩；脾阳虚，运化无力，故大便干；水饮上凌于心，故心悸气短。处方以真武汤化裁，炮附子温肾阳，茯苓、白术健脾益气，干姜温脾阳，桂枝温心阳，生龙骨、生牡蛎重镇安神，伍以泽泻利水渗湿，取五苓散之意。

复诊时自述头晕略减，减不足言，血压仍偏高，并伴有乏力、手抖、出虚汗等症，诊其脉阳弦徐略劲，尺减，徐脉与缓脉的含义不同，正常的缓脉有胃、神、根，《濒湖脉学》云其："缓脉阿阿四至通，柳梢袅袅飐轻风。"而徐脉虽亦是不迟不数，但无从容和缓之象，是无胃气的征象。劲脉的形成与肝阴不足有关，肝阴亏虚，血脉失荣，脉失柔和之象，故脉劲。脉弦劲为肝阴不足、阳亢化风之脉，尺减为肾虚，阳亢化风故头晕、血压升高，手抖为风动之象，肾虚则腿无力。处方以三甲复脉汤潜阳息风，熟地黄、山茱萸、阿胶、白芍滋阴补肾，天麻平抑肝阳，全蝎、蜈蚣取止痉散之意，以息风止痉。

二、浮脉

医圣张仲景乃至后世诸多医家，皆论浮脉主表，其实并不尽然。李士懋老师认为，浮脉有两层含义，一是指部位概念，凡轻取而能诊得的诸脉，不论大小迟数，只要脉位在浮位，皆称为脉浮，如虚脉、微脉、洪脉、革脉等。另一种是指具有严格界定的独立脉象，即举之有余，按之不足。为了对二者加以区分，前者可称为"脉浮"，后者乃称为"浮脉"。

【案1】

王某，女，63岁，2013年5月13日初诊，2008年8月出现脑出血，2012年6月诊断为脑梗死，2013年4月5日出现脑出血，现左侧肢体麻木，活动受限，左脸麻木，左眼偏盲，整个后脑部麻木，头痛，药后血压120/80mmHg，血糖高，服降糖药，语言可，服通便灵，大便正常。左脉弦略数，沉取阳弱尺动数，右脉弦滑数，寸旺。

证属：肾水亏，心火旺。

方宗：地黄饮子。

熟地黄15g，山茱萸15g，石斛15g，麦冬15g，五味子6g，石菖蒲6g，远志9g，茯苓15g，肉苁蓉12g，生龟甲30g（先煎），生鳖甲30g（先煎），生龙骨30g（先煎），生牡蛎30g（先煎）。

十四剂，水煎服。

2013年6月3日二诊：药后四肢力增，头痛及偏盲减轻，麻木未减，舌嫩淡红，苔白少，脉弦滑数，按之阳减，尺动数。

证属：肾水亏相火旺，脾肺气虚。

方宗：上方加益气息风之品。

上方加生黄芪 15g，天麻 15g，地龙 15g，全蝎 10g，蜈蚣 10 条，桃仁 15g，红花 15g。

2013 年 6 月 17 日三诊：肢体力增，可搀扶走动，肢麻减轻，尚头箍，目不明，舌淡嫩红向右歪，左脉沉弦涩数，阴阳之脉已等，右脉寸浮弦，关尺沉弦且数。

证属：肾水亏，心火旺，兼血瘀。

上方去黄芪，加盐知母 6g，盐黄柏 6g，怀牛膝 10g，赤芍 12g。

按：对于脑出血后遗症，西医认为其具有不可逆性，尚无治疗方法，但中医不这样认为。中医强调辨证论治，对于脑出血后遗症，并无特定药物治疗，需要根据患者的脉象及症状表现，确定治疗方案，所以每一位病人的处方都不会相同。患者通常遗留半身活动障碍，经过中药治疗后，尚可具备缓解的可能性，此案患者即是如此。该患者初诊时表现为左半身功能障碍，诊其脉，左脉弦略数，沉取阳弱尺动数，阳脉指寸脉和关脉而言，阳弱指上焦阳气不足，尺动数为肾水亏于下，相火不能安于其位，出现妄动之象；右脉弦滑数，寸旺，为心火亢盛。左脉阳弱，右寸脉旺，两手脉象不一致，如何判断？首先应判断虚实，以沉取有力无力以别之。此案之脉象虽然右寸略旺，但左脉沉取无力，此为虚阳浮越于上，不可以黄芩、黄连等苦寒之品清泻之，应该以龟甲、龙骨、牡蛎、鳖甲之类滋阴潜阳。故处方以地黄饮子滋阴补肾，去辛热之桂枝、附子，防止更伤肾阴，并佐以三甲潜敛浮越之阳。

二诊时症状有所减轻，证明药已对症，两手脉象已经一致，右寸旺之象已平，故可以加黄芪益气，因尺脉仍动数，故不去三甲，在此已非潜浮阳之意，而实为潜相火而设。同时伍以地龙、全蝎、蜈蚣等虫类之品息风止痉。

三诊时症状续减，阴阳脉已等，左脉沉弦涩数，为瘀血阻络，右脉寸浮弦关尺沉弦且数为肾水亏虚，阳亢化风，故去升提之黄芪，加怀牛膝引火下行，补益肝肾，盐知母、黄柏清相火，赤芍清热凉血，活血化瘀。

【案2】

张某，女，46岁，2011年8月15日初诊，高血压10年余，最高血压210/100mmHg，即刻血压130/90mmHg，心口沉，善太息，头晕，胸闷，脉沉弦涩有力，略拘。

法宜：散寒解肌。

方宗：川芎茶调散加止痉之品。

川芎8g，蔓荆子9g，荆芥穗7g，麻黄6g，防风8g，细辛6g，全蝎10g，羌活8g，当归12g，蜈蚣10条，桃仁12g，红花12g。

七剂，水煎服。

2011年8月22日二诊：即刻血压130/95mmHg，记忆力差，言思不符，项僵，心抽紧，脉沉弦拘略数。上方加土鳖虫12g，葛根15g，水蛭10g，薏苡仁15g，山楂12g。

七剂，水煎服。

2011年9月5日三诊：即刻血压120/80mmHg，记忆力差，头晕，胸闷，脉沉弦滑数。

证属：痰热生风。

方宗：黄芩9g，半夏10g，竹茹10g，天麻15g，黄连10g，胆南星10g，枳实9g，钩藤15g，栀子10g，栝楼20g，石菖蒲9g，夏枯草18g，土鳖虫10g，水蛭10g。

七剂，水煎服。

2011年10月31日四诊：即刻血压130/80mmHg，头晕改善，未见胸闷，脉沉弦拘，两寸浮弦。

证属：肾虚寒凝，肝风上扰。

方宗：生龙骨30g，生牡蛎30g，制鳖甲30g，龟甲30g，熟地黄15g，山茱萸15g，鹿角胶15g，麻黄6g，怀牛膝12g，天麻15g，全蝎10g，蜈蚣10条，巴戟天12g，肉苁蓉12g，肉桂6g，炙甘草9g，炮附子6g，桂枝12g，细辛6g。

七剂，水煎服。

按：此案初诊时见脉沉弦涩有力略拘，沉为病位在里，弦主气滞，涩而有力为瘀血内结，拘为寒邪闭郁，故此高血压辨证为寒凝血瘀，治则为温阳散寒、活血化瘀、息风止痉。处方以川芎茶调散散寒活血，因"巅顶之上，唯风可到"，故用羌活、防风等风药以引经，配伍全蝎、蜈蚣息风止痉，桃仁、红花活血化瘀。

二诊症状未见明显缓解，然脉未变，应守方治疗，加葛根缓解项僵之症，土鳖虫、水蛭加强活血化瘀之力。

三诊时血压已经控制在正常范围，然脉转为沉弦滑数，上方虽有效，不可继续服之，因脉变则证变，方亦变。脉沉弦滑数为痰热内蕴之候，处方以黄连温胆汤清热化痰，并配伍天麻、钩藤、夏枯草平肝潜阳息风。

四诊血压仍有波动，脉转为沉弦拘两寸浮弦，此时的浮脉应仔细分析，患者诊治疾病已两月余，症状反复，此时的浮脉为正气来复还是肝风上扰？需要仔细体会此时的脉浮是否有胃、神、根。因该病例为笔者随诊期间所录，故对此脉象有过体会，此浮轻取可见，中取、沉取则脉无力，所以不可理解为正气来复，应为肝风上扰，故处方以三甲复脉汤滋阴潜阳、平肝息风，麻黄附子细辛汤温阳散寒。

三、躁脉

关于躁脉的论述，可以追溯至《内经》，如论躁脉曰："汗出而脉尚躁盛者死。"《伤寒论》中亦有记载："脉数急者为传也。"数急即躁数之脉。李士懋老师提出躁脉为火郁证的典型脉象，也是诊断火郁证的最重要依据。躁脉脉象特征是脉搏跳动奔冲击荡，躁动不宁，为热郁于内之脉征。为何热郁于内出现躁脉呢？热为阳邪，其性主动，热被郁于内，必然不肯宁静，要奋力鼓荡，以冲破束缚，这样就形成了躁脉。但是郁热并不一定全部出现躁脉，如果邪气较盛，郁闭程度较重，反倒出现沉、迟、涩脉，甚至脉厥，这与阴脉如何区分？关键在于热郁于内，脉象必然有一种躁动不宁之感，以此别之。

【案1】

路某，女，69 岁，2014 年 4 月 5 日初诊，咳嗽一周，晨起、晚上加重，痰少，咽痛，3 月 30 日晚发烧至 37.5℃。血糖偏高，用西药控制在 7 左右，寐差，入睡难，易醒，鼻尖红，尿黄，纳差，口干，舌尖有开水烫伤感。脉右沉弦躁数，左弦减，寸稍旺。

证属：火郁，肝虚。

法宜：清透郁火，补肝之虚。

方宗：升降散合补肝之品。

僵蚕 12g，蝉蜕 8g，姜黄 9g，栀子 9g，大黄 5g，麦冬 15g，白芍 12g，熟地黄 12g，当归 12g。

七剂，水煎服。

2014 年 4 月 12 日二诊，药后已不咳，不发烧，咽痛愈，少痰，两手麻减轻，舌尖不适未减，口干，寐差，头晕，舌绛暗，舌中厚苔黄腻，脉沉弦数。

上方加桃仁 12g，红花 12g，赤芍 12g，生蒲黄 12g。

七剂，水煎服。

按：右脉沉弦躁数，为火郁于内，左弦减为肝虚，寸稍旺为郁火有上攻之象。郁火上攻于肺，则咳嗽，咽痛；郁火扰心，神魂不安，故寐差，入睡难，易醒；郁火下迫于前阴，则溲黄。处方以升降散清透郁热，配伍当归、白芍、熟地黄补肝之体，益肝之用。

复诊时症状有所缓解，但未完全消除，脉躁数之象已平，因舌绛暗，故加桃仁、红花、赤芍、生蒲黄活血化瘀。

【案2】

王某，女，45 岁，2014 年 1 月 17 日初诊，心慌，左胸下痛，左后背痛，3 年余，有时憋闷，长出气后舒适，脚凉，出汗，耳鸣，从春天开始咳嗽，白天不咳，晚上咳，无痰，高血压 10 余年，服依那普利、美托洛尔、氨氯地平控制，即刻血压 125/90mmHg，舌嫩红暗，有齿痕，脉沉细数急。

证属：气滞，火郁，夹瘀。

法宜：行气，透达郁热，佐以活血。

方宗：四逆散合升降散合血府逐瘀汤。

柴胡9g，枳实9g，赤芍12g，炙甘草7g，僵蚕12g，蝉蜕8g，姜黄10g，大黄4g，桃仁12g，红花12g，蒲黄12g，五灵脂12g，丹参15g。

2014年1月23日二诊，心慌发作次数减少，左胸、背沉如前，劳累后加重，气短，善太息，耳鸣如前，脚凉出汗如前，21点后咳嗽，食后减轻，右大腿外侧凉，药后大便稀，每日2～3次，畏寒，脉沉弦细小数急而拘紧。

证属：寒凝气滞，热郁。

上方加麻黄6g，细辛5g。

2014年2月21日三诊，药后多梦，难以入睡，心慌发作次数减少，活动后加重，咳嗽减，右大腿凉，畏寒，脚汗出减3/5，头晕头蒙，心慌夜晚加重。脉沉弦细拘紧。

证属：血虚，寒凝。

法宜：养血，通经散寒。

方宗：当归四逆汤合桂甘姜枣麻辛附汤。

桂枝12g，白芍12g，当归12g，炙甘草10g，细辛6g，干姜7g，大枣7枚，麻黄6g，炮附子12g，生龙骨30g，生牡蛎30g，炒枣仁30g。

2014年3月8日四诊，心跳白天减慢，胸前疼、沉如前，偶咳嗽，仍脚凉出汗，大腿凉，头晕头沉，夜晚仍心慌，脉沉弦细数尺脉拘，停氨氯地平。仍服1月17日方。

2014年3月22日五诊，停氨氯地平后低压高，头晕，心跳恢复正常，胸前不疼，背沉不著，偶咳，仍脚凉出汗，大腿已不凉，脉沉弦劲躁数急。

证属：阴虚，阳亢化风，热郁夹痰。

方宗：僵蚕12g，蝉蜕8g，姜黄10g，大黄4g，赤芍2g，炙甘草12g，蜈蚣10条，全蝎10g，桃仁12g，红花12g，丹参15g，天麻15g，钩藤15g，熟地黄15g，山茱萸18g，白芍18g，炒枣仁30g，生龙骨30g，生牡蛎30g，生鳖甲30g，生龟甲30g。

按：此案初诊时脉诊为沉细数急，并未见躁脉，何以辨证为火郁？因脉数急，且按之有力，此为火郁于内，不得外达，而见脉急，正如《伤寒论》所云："脉数急者为传也。"郁闭程度较重，故脉见沉细，此时不应以阴虚来看，否则便犯虚虚实实之禁。处方以四逆散疏肝行气解郁，升降散透热外达，血府逐瘀汤活血化瘀。

二诊服上方后症状略减，然脉有拘紧之象，此为寒束热郁，故在上方清透郁热的基础上，佐以麻黄、细辛解寒凝。

三诊症状续减，脉数急之象已除，脉沉弦细拘紧，辨证为血虚寒凝，处方以当归四逆汤养血散寒，桂甘姜枣麻辛附汤温阳散寒，因其入睡难、多梦，故加炒枣仁养血安神，生龙骨、生牡蛎重镇潜阳安神。

四诊症状改善不明显，此时应仔细分析原因，是应该继续守方治疗，还是应该变方治疗，仍要以脉为依据。此时脉为沉弦细数尺拘，此为气滞火郁于上，肾寒于下，故依初诊之方，行气活血，透散郁热，佐以散寒。

五诊，头晕为停西药后的暂时反应，胸疼、背沉、腿凉均已缓解，脉转为沉弦劲躁数急，沉弦为气滞于内，躁数急为热郁，劲为阴虚阳亢而化风，故处方以升降散透达郁热，三甲滋阴潜阳，天麻、钩藤平肝潜阳，熟地黄、山茱萸、生白芍滋阴补肾，诸药相伍，共奏透热滋阴潜阳之功。

四、沉脉

张仲景在《伤寒论》太阳篇的提纲证中提出："太阳之为病，脉浮，头项强痛而恶寒。"外感病一定脉浮吗？不一定，反以沉脉为多见，沉脉亦可主表。寒邪袭表，因寒主收引凝滞，气血为寒邪所遏，故其脉沉，正如《四诊抉微》所云："表寒重者，阳气不能外达，脉必先见沉紧。"温病初起，因温邪上受，首先犯肺，肺气郁闭，气机不畅而脉沉。此沉，必沉而数有力或沉而躁数。

【案1】

刘某，女，28岁，2014年4月18日初诊，发热，最高39.5℃，午后先寒后热，现左侧颌下淋巴结肿，省二院诊断为淋巴结炎，纳差，时值经期第4天，小腹痛，血少，有血块，曾输液治疗，舌嫩红，脉沉弦细数减。

证属：少阳郁热。

方宗：小柴胡汤合普济消毒饮。

柴胡 12g，黄芩 9g，半夏 9g，党参 10g，黄连 9g，牛蒡子 10g，玄参 12g，桔梗 9g，僵蚕 12g，板蓝根 12g，升麻 6g，马勃 4g，连翘 15g。

3 剂，一日服二剂。

2014 年 4 月 19 日二诊，药后已不发烧，出汗，淋巴结仍肿，纳差，脉沉弦躁数。

方宗：上方加栀子 8g，蝉蜕 8g，大黄 5g。

按：此案患者发热，并未见脉浮，反见沉，此时病位已不在太阳，而入于少阳，少阳为阴阳之枢，其病理性质为半阴半阳、半虚半实，患者同样具备小柴胡汤证的寒热往来、脉弦的特征，此热郁结于少阳，以小柴胡汤和解少阳，普济消毒饮清热解毒。

复诊时热已退，脉转为沉弦躁数，郁热之象显著，加栀子、蝉蜕、大黄，取升降散之意，清透郁热。

【案 2】

李静达，男，18 岁，2014 年 1 月 17 日初诊，发热 2 天，今体温 39℃，恶寒，身疼，头痛，无恶心呕吐，纳呆，未大便 2 日，伴咳嗽白痰 1 天，略感心慌，现测体温 39.1℃，心电图：窦性心动过速，窦性心律不齐，频发室性早搏，不完全右束支传导阻滞，ST 上升。脉弦细数急，乍疏乍数，沉取阳减尺弦。

证属：气虚水亏。

方宗：补中益气汤合理阴煎加生脉饮。

处方：生黄芪 12g，党参 12g，茯苓 15g，白术 10g，柴胡 9g，升麻 6g，麦冬 12g，五味子 6g，肉桂 5g，炮姜 6g，当归 12g，熟地黄 40g。

5 剂，一日三服。

2014 年 1 月 20 日二诊，随访，当天 1 小时内连服 2 剂，热由 39.8℃退至 38.6℃，第二天热退，心电图显示早搏除。

按：若不看脉象，单凭症状而言，颇似麻黄汤证，但诊其脉，脉弦细数急，乍疏乍数，沉取阳减尺弦，乃气虚水亏之证，若以麻黄汤解表散寒，恐有伤阴亡阳之弊。处方以补中益气汤益气，实为李东垣甘温除大热之法，理阴煎滋肾水，生脉饮益气养阴，多方兼顾，仅5剂即药到病除，效如桴鼓。

李士懋老师特别强调思辨的过程，如何根据脉象分析症状的产生，进而准确地进行辨证，合理地处方用药，这是思辨的一个完整的体系，只有每一步都能做到明了，使病人痊愈，这样才能称得上是一位"明医"，即明白的医生。中医的规律就是辨证论治，就是中医的思辨方法。

如何辨？怎么辨？从何入手？当以脉为依据，平脉辨证。正所谓"有诸于内，必形诸于外"。外在的症状表现是机体内部疾病的外在反映，通过司外揣内的方法，在中医理论的指导下，就可以推断出在里之变化。但是症状有典型与非典型之分，需仔细辨别，这时更充分体现出了脉诊的重要性，因为脉无假象，关键是医生怎样去认识。

李士懋老师常说："授人以渔，而非授人以鱼。""渔"即是思辨，掌握辨证思路，才能灵活地运用于临床，不可拘泥于某一法、某一方，停留于经验方的水平。在帮李士懋老师抄方子的同时，我也对李士懋老师的常用方剂及药物有了一定的了解，在遇到特殊的病证时，李士懋老师会为我们详细地讲解，如何根据脉象确定辨证，为什么会出现这些症状。

为了将中医事业发扬光大，为了将自己的学术思想更好地传承下去，为了我们年轻的一代中医学子，李士懋老师采取PBL（以问题为导向的教学方法）教学法，使李士懋老师的高徒、优才们能更快、更好地掌握李士懋老师的学术思想，即每一位来诊治的病人，都需要徒弟们先建立一个病例，并写出自己的辨证、处方、用药，再由李士懋老师批改，进而由学员们提出问题，李士懋老师进行解答。对于我们本科生，李士懋老师也给予了我们同样的机会，让我们独立处方，再经李士懋老师的批改，使我们清楚地认识到自己在哪里有所欠缺，该怎样努力提高，帮助我们更好地掌握临床技能。下面列举九则我诊治过的病例，并附有李士懋老师的批改及我自己的心得体会。

【案3】

王某，女，55岁，2013年3月4日初诊，胃胀，不能食凉，得温减，两下肢无力，右腿较重，走路后尤甚，过年时吃羊肉引起颈部红疹，全身红疹3年，5～10月发作，输液后减轻，大便干，每日一次，头晕，西医诊断为：脑动脉硬化，血稠，乳腺增生。服用乳癖消，生气时乳房疼痛加重，现在不疼，舌苔黄腻，脉沉弦细无力。

证属：气虚，肌表不固。

法宜：益气，养血疏风。

方宗：黄芪建中汤。

黄芪15g，桂枝12g，白芍15g，生姜5片，大枣6枚，炙甘草7g，饴糖20mL，独活15g，桑寄生20g，当归15g，茯苓15g，炒白术20g，防风7g。

7剂，水煎服。

李士懋老师批改：脉沉弦涩无力。

证属：血痹，营卫俱虚。

方宗：黄芪桂枝五物汤。去独活、桑寄生、防风。

按：此案我的辨证思路是从脾胃入手，主要治疗患者胃胀及大便干，因颈部红疹由吃羊肉引起，调理脾胃也可以使红疹消退。根据脉象诊断为气虚，气虚运化不及，故胃胀；气虚推动无力，则大便干；气虚不能卫外而为固，风客肌肤，故身上起红疹；气虚清阳不能上达于阳位，则头晕。以黄芪建中汤加味治疗，健运中焦，并配伍茯苓、白术培补中土，因考虑其双下肢无力，加入独活、桑寄生以治标，加入防风，是取玉屏风散之意，治疗患者颈部红疹，并伍以当归养血活血，是"治风先治血，血行风自灭"之意。

李士懋老师认为脉细不明显，而有涩象，此涩脉非李时珍《濒湖脉学》所云："细迟短涩往来难，散止依稀应指间，如雨沾沙容易散，病蚕食叶慢而艰。"李士懋老师认为的涩脉是指脉搏跳动的振幅比正常脉象偏小，往来不流利，为瘀血的指征之一，由此辨证为血痹、营卫俱虚，方用黄芪桂枝五物汤。黄芪桂枝五物汤出自《金匮要略·血痹虚劳病脉证并治》："血痹，

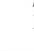

跟师李士懋平脉辨证

58

阴阳俱微，寸口关上微，尺中小紧，外证身体不仁，如风痹状，黄芪桂枝五物汤主之。"虽然两方药味相似，但是我在辨证上出现了错误，而且李士懋老师指出我开的方子思路不明确，不需要加入独活、桑寄生、防风这些药，瘀血得散，营卫充盛，诸症均可得到好转。

从这个病例当中，我明白了"治病必求于本"，否则见是症用是药，这就违背了辨证的宗旨，那么辨证论治体系就会变得毫无意义。

【案4】

刘某，女，25岁，2013年4月29日初诊，痛经10余年，月经周期30天，经期5～6天，颜色正常，有少量血块，平时脾气不好，月经前尤甚，月经第一天痛，可持续4小时，需服用止痛药，腰痛。脉沉弦滑数，舌稍红。

证属：肝气郁结，血行不畅。

法宜：疏肝解郁。

方宗：丹栀逍遥散。

柴胡7g，当归12g，白芍15g，茯苓15g，白术10g，炙甘草8g，连翘15g，牡丹皮9g，栀子12g。

7剂，水煎服。

李士懋老师批改：脉沉弦紧滑数，舌可。

证属：寒凝热郁。

法宜：散寒，清透郁热，佐以活血。

方宗：防风通圣散。

大黄4g，荆芥7g，麻黄6g，连翘12g，炒枳壳9g，川芎8g，当归12g，黄芩10g，香附12g，蒲黄12g，五灵脂12g。

按：痛经是妇科常见病，常与女性生气或受凉关系密切，此患者自述脾气不好，而且脉沉弦滑数，将我引入一个思维误区，于是我辨证为肝气郁结、血行不畅，以丹栀逍遥散疏肝解郁，行气活血，并加入连翘清其郁热。

李士懋老师诊脉为沉弦紧滑数，紧脉"举如转索切如绳"，每次摸到紧脉时，李士懋老师都会为我们详细讲解，用笔在自己的手指尖上画出相距半公分的两条线，并解释道："紧脉就是感觉脉跳动的位置不固定，左一下，右一下，有左右弹指的感觉。"《濒湖脉学》："紧为诸痛主于寒。"此案脉沉弦紧滑数，为外有寒邪凝涩，内有郁热，故诊为寒凝热郁，以防风通圣散外解寒凝，内清郁热。并且患者腹痛较为严重，需服用止痛片方可缓解。腹痛为瘀血的重要指征，腹痛越明显，瘀血越重，故佐以失笑散活血化瘀。

从这个病例中，我学到了治病不能依赖自己的思维定式，受患者主观叙述的影响，想当然地认为患者应该属于自己所想的那类疾病，要认真诊脉，平脉辨证。

【案 5】

方某，女，24 岁，2013 年 5 月 20 日初诊，月经前 14～15 天脐周痛、腰痛，前 1～5 天尤甚，后逐渐缓解，至月经前两天好转，经期 2～3 天，色深，有血块，月经前小腹隐痛，月经周期 30 天，末次月经 5 月 5 日，平素手脚凉，易出汗，易急，伴随吐白黏痰，不欲食，平素不爱喝水，乏力，疲倦，大便黏，每日 2 次，有高血压史。脉弦数减，舌可。

证属：血虚寒凝。

法宜：养血散寒。

方宗：当归四逆汤加吴茱萸生姜汤。

当归 15g，白芍 12g，桂枝 15g，党参 12g，细辛 7g，甘草 7g，大枣 6枚，黄芪 12g，木通 7g，生姜 5 片，茯苓 15g，白术 10g，仙灵脾 12g，吴茱萸 12g，桑寄生 20g，杜仲 20g，熟地黄 12g。

7 剂，水煎服。

李士懋老师批改：脉沉弦紧数，尺弱。

方宗：少腹逐瘀汤。

茴香 7g，干姜 10g，延胡索 12g，五灵脂 10g，没药 7g，川芎 7g，当归 15g，蒲黄 12g，肉桂 5g，赤芍 12g，香附 10g，乌药 10g，巴戟天 12g，肉苁蓉 15g。

2013 年 6 月 28 日二诊，月经两周后将至，现脐周疼，较前减轻 3/10，次数减少，不欲食，吐痰减少，上月月经有大量黑色血块，经期未痛，体力渐增，脉弦拘右尺弱。上方加制首乌15g。

7剂，水煎服。

李士懋老师批改：脉弦细劲。

证属：寒凝经脉。

方宗：麻黄6g，细辛6g，炮附子12g，桂枝12g，白芍12g，炙甘草9g，生姜10片，炙川乌12g，加辅汗三法。

按：当归四逆汤出自《伤寒论》厥阴篇，"手足厥寒，脉细欲绝者，当归四逆汤主之"，为治疗血虚寒凝之剂。我诊此脉为弦细减，弦细属血虚，减是界于正常脉象与无力脉象之间的一种脉，李士懋老师认为减脉亦属于阳气不足。我认为血虚不荣导致腹痛，"血为气之母"，血虚日久，阳气温煦不及，则寒从中生，故以当归四逆加吴茱萸生姜汤养血散寒，并加入黄芪益气，桑寄生、杜仲、熟地黄益肾壮腰脊。

此案错在诊脉上，李士懋老师强调平脉辨证，诊脉时需食指、中指、无名指三根手指指力一致，以沉取是否有力判断虚实。李士懋老师诊此脉为沉弦紧数、尺弱，此为寒凝血瘀之脉，故以少腹逐瘀汤温阳散寒，活血化瘀，尺弱为肾精亏虚，故佐以巴戟天、肉苁蓉补肾填精。

二诊时症状有所减轻，经期排出大量黑色血块提示瘀血得解，通过月经给邪气一个出路，脉转为弦拘右尺弱，此寒凝未散，肾精不足，故在上方的基础上加制首乌益精血。

李士懋老师认为脉为弦细劲，诊为寒凝经脉，少腹逐瘀汤活血化瘀力量有余，散寒力量不足，故改方为桂甘姜枣麻辛附汤，以加强散寒之功。该方出自《金匮要略·水气病脉证并治》："气分，心下坚大如盘，边如旋杯，水饮所作，桂枝去芍药加麻辛附子汤主之。"李士懋老师将此方的应用范围扩大，不仅局限于治疗水饮，凡是有寒凝症状表现，脉弦拘或紧、痉均可用此方加减化裁。在服此方的同时，配合运用辅汗三法，即啜粥、温覆、频服，达到遍身漐漐微似有汗，使寒凝随汗而解。此发汗法是从桂枝汤的服用方法化裁而来，体现出李士懋老师对张仲景辨证论治的学术思想的继承和发扬。

从这个病例中，我再次认识到脉诊的重要性，脉错了，后面的理法方药全部都错。并且，我也体会到李士懋老师常说的"治病要守得住，变得活"，脉变证亦变、方亦变，不能认为患者服某一方效果好就不再换方子，不要拘泥于某一方、某一法，要胸有全局。

【案6】

于某，男，54 岁，2013 年 1 月 4 日初诊，天突至舌根部觉凉，吸入冷风后加重，时间长后觉胃不适，自觉口酸、甜，不想喝水，晨起口干，血糖正常，近三个月便干，现在大便解不净，每天一次，现在便已不干，素有慢性前列腺炎。西医诊断：胆汁反流性胃炎、十二指肠球炎、浅表性胃炎、胃息肉、肝内小囊肿（3.4×2.6cm）、右肾错构瘤。脉沉弦数，舌可。

证属：火郁。

方宗：新加升降散。

僵蚕 12g，蝉蜕 7g，姜黄 10g，大黄 5g，栀子 10g，连翘 8g，豆豉 12g。

7 剂，水煎服。

李士懋老师批改：改连翘 15g，加柴胡 10g，枳实 10g，白芍 10g，炙甘草 8g。

按：升降散出自杨栗山的《伤寒瘟疫条辨》，李士懋老师常以此方治疗火郁，效如桴鼓。火郁的病人往往热象不一定很显著，甚至以身体某一部位凉为主症，此案即使如此。患者主要想解决天突部凉的感觉，辗转各处中西医，效不显。诊其脉沉弦数，沉主气滞，弦主郁，数主热，辨证为气滞热郁，以升降散加味。李士懋老师通常在升降散中加入栀子豉汤和连翘，增加其清透郁热之功。李士懋老师在我所开的方子的基础上增加连翘的用量，并伍以四逆散，我认为应该有如下两个原因：①患者数脉表现十分明显，连翘可以清十二经之热，解心经热结，增加连翘的用量以清其热；②因其脉沉弦，加入四逆散可以将郁结在里之热透散于外，增强透达的能力。我曾经因为胃疼请李士懋老师诊治，李士懋老师诊脉为沉弦数，处方以四逆散治疗，三剂药后胃疼痊愈。我因为不明白为何用四逆散而不用升降散向李士懋老师请教，李士懋老师解释说："你的脉偏弦一些，所以用四逆散。"此后我一直留心李士懋老师在什么时候用升降散，什么时候用四逆散，什么时候两方合用，发现二者的区别主要是在脉象上，如果脉弦较为明显时，并伴有一些肝郁不舒的症状，如心烦、寐差、食后腹胀、手足凉等，就可以选用四逆散；若脉偏于滑数、躁数时，兼见身体某一部位发凉或者有灼热感，便干，溲赤等症状表现，就可以选用升降散；二者并见，则两方合用。

【案 7】

许某，男，76岁，2014年3月22日初诊，右肾囊肿，右肾已摘除，2010年检查诊为巨幼贫，2014年3月10日检查结果如下：WBC 3.8×109/L，中性粒1.9×109/L，淋巴细胞百分比45%，HGB 94，RBC 2.24×1012/L，HCT 28.2%，MCV 126.3，MCH 41.9，RDW-SD 73.4，PDW 17.1，TBIL 40.42，DBIL 15.03，I-BIL 25.39，A/G 1.39，GLU 7.8，β2-微球蛋白4.48。现自我感觉乏力，有时气短，咳嗽少痰，肺部有炎性改变，面色偏暗，小便黄，大便可，纳少，无食欲，晚上易口干，欲饮不解渴，白天嗜睡，有高血压史，西药控制在120/80mmHg，舌嫩绛，有裂纹，脉沉濡滑数减。

证属：脾虚湿盛。

法宜：健脾化湿。

方宗：升阳益胃汤加减。

党参10g，黄芪15g，茯苓15g，白术10g，清半夏12g，炙甘草7g，陈皮3g，泽泻9g，防风7g，羌活7g，独活7g，柴胡7g，白芍9g，当归15g。

李士懋老师批改：去舌绛，改党参15g。

2014年4月5日二诊，服上方后自觉症状良好，食欲增加，体力增加，气短减轻，由于食用醋导致咳嗽加重，小便已不黄，晚上略口干，现服用叶酸、维生素B_{12}，便可，欲继续调理，舌嫩中有裂纹，脉沉滑数。

证属：痰热蕴肺。

法宜：清热化痰宣肺。

方宗：小陷胸汤加味。

黄连 7g，清半夏 12g，栝楼 15g，桑白皮 10g，地骨皮 12g，黄芩 7g，桔梗 5g，前胡 7g，胆南星 12g，桃仁 12g，红花 12g。

李士懋老师批改：桔梗 9g，前胡 10g。

2014 年 4 月 12 日三诊，咳嗽减轻 6～7/10，略有气短，纳可，二便可，口干减轻，已不觉乏力，余无不适，舌嫩中有裂纹，脉沉滑数。

上方加枳壳 7g，竹茹 10g。

李士懋老师批改：可。

2014 年 4 月 19 日四诊，已不咳，未见气短，晚上口干，其他无不适。脉左沉滑略盛，右寸按之略减。

方宗：血府逐瘀汤加黄芪。

生地黄 12g，桃仁 12g，红花 12g，当归 15g，炙甘草 7g，赤芍 10g，桔梗 6g，枳壳 6g，柴胡 7g，川芎 7g，怀牛膝 9g，生黄芪 15g。

李士懋老师批改：上方继服。

2014 年 4 月 26 日患者致电，述服药后，于昨日进行血常规检查，各项指标均未见异常，停药观察。随访至今，未有任何不适，嘱其避免过度劳累，均衡饮食，定期复查。

按：此案患者患有巨幼贫已 4 年，辗转多处诊治，未见明显疗效。今来李士懋老师处诊治，一方面是治疗巨幼贫，另一方面是欲调理身体，防止肾囊肿复发。

初诊因脉沉濡滑数减，辨证为脾虚湿盛，脾虚水谷精微不得正常运化，故纳少、无食欲，面色暗、晚上口干、饮不解渴提示有瘀血征象，故在健脾祛湿的同时佐以活血药。

二诊时，患者自述所有症状均有明显改善，仅有咳嗽、口干之症，此时却变方为小陷胸汤。初诊用升阳益胃汤健脾祛湿，效果显著，二诊反用小陷胸汤清热化痰，改用清泻之法，与初诊南辕北辙，何也？关键在于脉！脉变则证变，证变则方变，不可拘泥于前方有效就继服之，恐不惟不解，反生他患。脉沉滑数为痰热内蕴，处方以小陷胸汤加黄芩、胆南星清热化痰，配伍泻白散清泻肺热，桔梗、前胡宣肺止咳。

三诊症状继续减轻，脉未变，仍以原方化裁，加枳壳行气，竹茹化痰。

四诊症状几除，仅遗有晚上口干之症，且面色仍显暗，故笔者欲用血府逐瘀汤活血化瘀法施治，因右寸脉略减，考虑有气虚之象，故加黄芪。但李士懋老师认为，此患者脉象仍未变，应继续守方治疗。服药后，再次检查各项生化指标，已经完全正常。

【案8】

曹某，男，30岁，2013年4月29日初诊，上腹部胀，有气，有堵塞感，已一个月，平躺时有振水声，下利，每日2～3次，排泄前腹痛，巅顶部头胀、头疼，心率快，腰酸，口淡，纳差，不能食凉。西医诊断：小肠功能亢进，曾服用乳酶生、固本益肠片，服用3天未效，后服用气滞胃痛颗粒，觉胃口堵塞感减轻，但继续服用未见显著疗效。右脉沉弦滑数，左脉按之阳弱尺弦，舌红口唇暗。

证属：肝气不疏，水饮上泛。

法宜：益肝，培土制水。

方宗：苓桂术甘汤加味。

茯苓15g，桂枝12g，炒白术10g，炙甘草7g，炒白芍12g，生地黄12g，柴胡8g，当归12g，泽泻12g。

7剂，水煎服。

李士懋老师批改：脉弦，沉取阳减尺弦。

证属：上焦阳气虚，阴寒上乘。

法宜：培土温肾，以制寒逆。

方宗：真武汤。

炮附子12g，茯苓15g，白术10g，党参12g，白芍12g。

7剂，水煎服。

2013年5月6日二诊，头部症状减轻，仍觉上腹部有气堵不舒，腰酸，口苦，大便每日一次，仍不成形，舌红，口唇暗。脉弦数，沉取阳减尺弦。上方加郁金10g，桃仁12g，红花12g。

李士懋老师批改：去脉弦数，去郁金、桃仁、红花，加乌药9g，吴茱

第五篇 跟师临床之心路历程

莄 6g。

7剂，水煎服

2013年5月13日三诊，胃部仍觉有气，稍减，头部无不适，腰酸稍减，大便每日一次，便稀，晨起即排便，有时排便前腹痛，易饥，饿时不吃东西胃向内抽痛。脉沉取阳减尺弦。

上方加补骨脂7g。

7剂，水煎服。

李士懋老师批改：可。

按：此案我根据脉象辨证为肝气不疏，水饮上泛，肝失疏泄，则腹部胀气、下利腹痛，水饮上泛，则巅顶部头胀、头疼、口淡、纳差，处方以苓桂术甘汤培土以制水，配伍白芍、当归、柴胡以助肝升，泽泻利水渗湿。

我辨证错误主要是脉诊错了，于是导致后面的理法方药全部错误。李士懋老师认为此脉是脉弦，沉取阳减尺弦，阳减为上焦阳气虚，尺弦为阴寒上乘，故治法宜培土温肾，选用真武汤进行治疗。

二诊时头部症状减轻，但腹部胀气、腰酸等症未减，并伴有口苦、大便不成形等症。观其口唇暗，虑有瘀血内结，故加桃仁、红花活血化瘀，郁金行气消胀。

李士懋老师认为此唇暗及腹部胀气是由阳虚寒饮上逆所致，治病必求于本，不需要加入郁金等破气之药，防止更伤其已虚之阳，故去郁金、桃仁、红花，加乌药、吴茱萸温肝散寒。

三诊时症状稍减，但脉未变，宜守方继续治疗，因大便稀，便前腹痛，故加补骨脂温肾助阳。

【案9】

周某，女，55岁，2013年8月26日初诊，双腿凉、麻、胀，右侧重，气短，左半身凉，右腿以下麻，腿转筋，右侧椎间盘突出，麻差，每日6～7小时，舌红少苔，脉按之阳减尺弦。

处方：党参12g，生黄芪12g，茯苓15g，白术15g，升麻7g，柴胡7g，桂枝12g，当归12g，麻黄5g，炮附子10g，细辛6g，肉桂3g，干姜

7g，巴戟天 12g，肉苁蓉 12g，仙茅 12g，仙灵脾 12g，熟地黄 15g。

7 剂，水煎服。

李士懋老师批改：舌暗红少苔。加桃仁 12g，红花 12g。

2013 年 9 月 2 日二诊，服上方前 3、4 天睡不着，后来好转，现在每天可睡 6 小时，双腿凉未见好转，左侧腰疼，右侧腰麻，整个腰凉，晨起腿乏力，活动后缓解。脉按之阳减尺弦，舌暗红少苔。

上方加怀牛膝 15g，赤芍 12g，炙甘草 7g，改麻黄 7g，炮附子 12g，肉桂 5g。七剂，水煎服。

李士懋老师批改：改怀牛膝 9g。

2013 年 9 月 9 日三诊，药后睡不着加重，仍双腿凉，头上出汗多，上证未减。脉弦数减，按之右脉阳减尺弦，左脉有滑象。

处方：乌梅 9g，炮附子 15g，黄连 5g，细辛 7g，麻黄 9g，干姜 9g，川椒 5g，肉桂 7g，党参 10g，炒枣仁 30g，赤芍 15g，白芍 15g，川芎 9g，茯神 15g，夜交藤 20g，怀牛膝 15g，仙茅 15g，仙灵脾 15g。

7 剂，水煎服。

李士懋老师批改：脉弦细减。

证属：营卫两虚。

方宗：桂枝倍芍药汤加龙骨牡蛎。

处方：桂枝 12g，白芍 25g，炙甘草 10g，大枣 7 枚，生龙骨、生牡蛎各 30g。

2013 年 9 月 16 日四诊，睡眠好转，醒后解乏，膝关节僵硬，肘关节凉疼，脚凉减 2/10，腰凉如前，两手拇指掌指关节疼，嘱检查血沉、抗链球菌溶血素"O"试验，脉弦数，按之阳减，舌暗红少苔。

上方改桂枝 15g，去生龙骨、生牡蛎。

另：灸足三里、三阴交、肾俞各 15 分钟。

李士懋老师批改：加生黄芪 15g。

7 剂，水煎服。

按：此案以肢体不适为主要症状表现，病变肢体在右侧，考虑与右侧椎间盘突出有关，但是中医讲"左血右气"，患病部位在右侧，考虑病在气，而脉象按之阳减尺弦，为上焦阳气不足，下焦寒盛于内之候，故以补中益气汤益气补虚，麻黄附子细辛汤温在下之寒，二仙汤温阳散寒。李士懋老师认为舌暗红少苔，考虑有瘀血存在，故加桃仁、红花活血化瘀。

二诊腰疼未见好转，但脉未变，这正如李士懋老师经常所说的"火候不到"，应继服之。

三诊，双腿凉未见减轻，反增麻差之表现，根据脉象表现，我辨证为肝阳虚，故以乌梅丸温肝阳，佐以温阳益肾、养血安神之品。李士懋老师认为此为营卫两虚，正如《金匮要略·血痹虚劳病脉证并治》篇所云："血痹，阴阳俱微，寸口关上微，尺中小紧，外证身体不仁，如风痹状，黄芪桂枝五物汤主之。"故以此方化裁，病佐以生龙骨、生牡蛎重镇安神。

四诊，睡眠好转，腰凉有所减轻，病变部位累及关节，嘱其检查血沉、抗链球菌溶血素"O"试验，排除类风湿的可能性。因麻好转，故去生龙骨、生牡蛎，并结合灸法，以温通阳气。

【案10】

吴某，女，22岁，2014年3月21日初诊，咳嗽，痰少，咳不出，鼻塞，鼻干，有鼻涕，咽痒，大便黏，每日一次，口干渴，喜冷饮，脉沉濡滑数。

证属：痰热蕴肺。

方宗：麻杏石甘汤加味。

麻黄 5g，杏仁 7g，生甘草 9g，生石膏 18g，鱼腥草 12g，炒薏苡仁 30g。

李士懋老师批改：脉沉濡滑数减。

方宗：人参败毒散。

党参 9g，茯苓 12g，川芎 7g，羌活 7g，独活 7g，柴胡 7g，前胡 9g，桔梗 7g，枳壳 7g，生甘草 9g，百部 7g。

7剂，水煎服。

2014年3月28日二诊，症不减，脉沉滑数，因服用汤药不方便，改用中成药银翘解毒丸后，痊愈。

按：此案错在脉上，李士懋老师的一个"减"字就把我诊治的这则医

跟师李士懋平脉辨证

案"判了死刑"，因为减则为虚，虚则应该扶正以祛邪，而我认为是实，没有用扶正之品。患者主要表现为咳嗽痰少，故我以麻杏石甘汤清热宣肺，考虑脉濡为内有湿邪，故加薏苡仁清热利湿，鱼腥草清热化痰利咽。李士懋老师认为脉按之减，此为正虚不能驱邪外出，故以人参败毒散扶正祛邪，以利咳平痰出。

复诊症状未见减轻，此患者为在校学生，服汤药有所不便，故我嘱其服用银翘解毒丸一试，电话随访，服药一盒后，已不咳嗽，未见鼻塞、流涕症状，已自行停药。

【案11】

刘某，女，32岁，2014年5月2日初诊，浅表性胃炎，HP，脂肪肝，腰疼，脱发，头屑多，大便稀、黏，食凉则腹泻，怕冷，饥饿时出虚汗，乏力，头晕，心慌，脚后跟裂，容易累，月经提前一周，有少量血块，经前腹痛，腰酸，持续1天，末次月经4月20日，经期5天，月经周期22天，舌红暗，脉沉濡滑减。

证属：脾虚夹湿、夹瘀。

法宜：健脾祛湿，兼以活血。

方宗：升阳益胃汤加活血之品。

党参12g，黄芪15g，白术10g，黄连7g，清半夏12g，炙甘草7g，陈皮9g，茯苓15g，泽泻15g，防风7g，羌活7g，独活7g，柴胡7g，白芍10g，桃仁12g，红花12g，川芎7g。

7剂，水煎服。

李士懋老师批改：脉沉弦滑数。

方宗：丹栀逍遥散。

牡丹皮10g，栀子12g，柴胡9g，当归12g，白芍12g，炙甘草8g，茯苓15g，白术10g，荷梗10g，焦山楂15g。

2014年5月17日二诊，现正值经期第六天，经期两胸外侧疼，体力增，头已不晕，大便黏、稀，脉沉弦滑减。

处方：党参12g，黄芪15g，白术10g，黄连7g，清半夏12g，炙甘草

7g，陈皮 9g，茯苓 15g，泽泻 15g，防风 7g，羌活 7g，独活 7g，柴胡 7g，白芍 10g，桃仁 12g，红花 12g，川芎 7g。

7 剂，水煎服。

李士懋老师批改：可。

按：患者症状繁杂，乍一看去，似乎无从入手，有种捉襟见肘之感，但诊其脉，则可明其所以。我诊得的脉为沉濡滑减，由此辨证为脾虚夹湿，因舌暗，故认为夹有瘀血。以升阳益胃汤健脾祛湿，桃仁、红花、川芎活血化瘀。李士懋老师认为此脉并非虚，而是沉弦滑数，病位在肝经血分，故以丹栀逍遥散疏肝解郁，凉血清热。

复诊时正值经期，症状略有减轻，而我仍认为脉偏弱，故仍以我初诊时所开处方进行治疗，得到李士懋老师的认可。

第二章　临证一得

在学习之余，我也曾用李士懋老师的辨证论治体系为一些同学及亲属治疗疾病，曾经治愈过几位病人，由此证明，李士懋老师平脉辨证的辨证论治体系是完全正确的，是经得起重复验证的，是经得起临床检验的。下面附三则我自己诊治的病例及按语分析：

【案 1】

王某，女，21 岁，2013 年 5 月 13 日初诊，黄带多，稍有异味，大便稀，每日 1 次，纳、寐正常。舌淡红苔白微腻，脉濡数。

证属：湿热下注。

法宜：清利湿热。

方宗：完带汤合易黄汤加减。

苍术 12g，炒白术 10g，茯苓 12g，陈皮 7g，车前子 15g，炙甘草 8g，白果 15g，芡实 20g，黄柏 10g，柴胡 7g，白芍 15g，荆芥穗 8g，太子参 10g。

7 剂，水煎服。

按：濡脉主湿，数脉主热，由脉象及症状表现辨证为湿热下注，脾为湿困，水液转输不利，郁而化热，故见黄带多，有异味，大便稀，处方以完带汤合易黄汤加减，清利湿热，佐以健脾。方中苍术、陈皮、黄柏燥湿，车前子利水渗湿，茯苓、白术、太子参、炙甘草培补中土，白果、芡实收涩止带，荆芥穗为风药，风能胜湿，柴胡、白芍升举清阳，取逍遥散之意。药后黄带颜色变淡，已无异味，大便稍成形，因经期将至，恐对月经造成影响，已自行停药。

【案 2】

马某，女，24 岁，2013 年 9 月 12 日初诊，发烧三天，第一天服用感冒清热颗粒无效，第二天打退烧针后，体温由 39.2℃降为 36.5℃，第三天再次发热，体温 38.5℃，现精神倦怠，食欲差，舌略红苔薄白，脉沉弦滑躁数。

证属：火郁。

法宜：清透郁热。

方宗：新加升降散。

僵蚕 12g，蝉蜕 7g，姜黄 7g，大黄 4g，栀子 7g，淡豆豉 10g，连翘 10g。

3 剂，水煎服。

服用一剂后体温降至 36.7℃，此后一直在正常范围，因周末回家仅服用两剂药，返校后述未再发烧。

按：对于此案例，我的印象特别深刻，该患者和我住在同一个宿舍，平素体质较弱，即使在没有生病时诊其脉始终是偏于无力的。本次发烧找我治疗，是我为她所诊过的脉中，脉的力道最强的一次，但与正常人相比，脉的力道仍然稍逊，所以我一直在犹豫是用升降散还是人参败毒散。反复诊脉三四次，沉取时躁动之象非常明显，由此我考虑此为邪气太盛，正邪交争剧烈，于是选用升降散，先清透其郁热，再予扶正治疗。通过这则案例，我有如下体会：①中医擅长治疗急性病症；②对于是先祛邪还是先扶正的问题，要仔细把握，并结合患者的体质，使祛邪不伤正，扶正不助邪。

【案 3】

宫某，男，80 岁，2012 年 11 月 9 日初诊，西医诊断为前列腺肥大，因排尿困难安置导尿管，由于疼痛难忍未继续进行，现小便点滴难出，遗尿，晚上尤甚，食欲差，大便难。

处方：茯苓 15g，陈皮 10g，半夏 10g，浙贝母 10g，生牡蛎 20g（先煎），生鳖甲 20g（先煎），玄参 10g，泽兰 10g，怀牛膝 10g，夏枯草 10g，焦山楂 10g，焦神曲 10g，焦麦芽 10g，车前子 10g，杏仁 10g。

跟师李士懋平脉辨证

5剂，水煎服。

另：用艾条在神阙与中极之间回旋灸。

2012年11月18日二诊，服上方后食欲增，主动索食，小便已通利，但尿频，憋不住尿，大便尚可，怕冷，手脚凉。

处方：生地黄20g，山茱萸20g，山药20g，茯苓15g，肉桂3g，炮附子5g，生白术30g，桑螵蛸20g，生牡蛎20g（先煎），浙贝母15g，玄参10g，泽兰10g，怀牛膝10g，夏枯草15g。

5剂，水煎服。2012年11月25日三诊，服上方后食欲复如初，尿频减，已能控制，不怕冷。

处方：生地黄10g，山茱萸10g，山药15g，肉桂5g，炮附子10g，炒白术20g，党参10g，炙甘草10g，龙骨20g（先煎），牡蛎20g（先煎），桂枝10g，桑螵蛸20g，焦山楂10g，焦神曲10g，焦麦芽10g，炒谷芽10g，杏仁10g。

5剂，水煎服。

2013年12月1日三诊，食欲如初，尿频减，乏力，不欲动。

处方：党参15g，黄芪15g，茯苓15g，生白术40g，炙甘草10g，陈皮10g，姜半夏15g，木瓜10g，焦山楂15g，焦神曲15g，焦麦芽15g，肉桂5g，桑螵蛸20g，石榴皮10g，炒山药20g，益智仁20g，龙骨20g（先煎），牡蛎20g（先煎），桂枝10g，仙茅10g，仙灵脾10g，肉苁蓉10g。

7剂，水煎服。

2013年2月3日四诊，双下肢Ⅱ度水肿，考虑与饮水多有关，夜尿次数已减，大便二日未解，不干，现服用麻仁滋脾丸、阿托伐他汀钙片，脉沉弦滑数，舌绛少苔根黄腻。

处方：柴胡10g，生白芍10g，枳实10g，炙甘草10g，僵蚕12g，蝉蜕7g，姜黄5g，大黄5g，连翘18g，桂枝10g，龙齿30g，生牡蛎25g，苍术15g，黄柏7g，怀牛膝12g，薏苡仁30g，桑螵蛸20g，茯苓15g。

7剂，水煎服。

按：此患者是我的亲属，因我在校上课，距离较远，前四诊无法诊得其舌脉，但病势较急，故斗胆一试。初诊主要是治疗其纳差、二便难，兼治其前列腺肥大。因寒暑假回家时经常为其诊脉，对病人体质有一定了解。此患者虽然年事已高，但身体较壮，而且家人经常闻及患者有清嗓动作，似乎咽部有物堵塞，考虑食欲差可能与痰湿困阻于脾胃有关，故以二陈汤加味治疗，并配伍消瘰丸治疗前列腺肥大。用艾条灸促使小便顺利排出。

二诊时食欲增强，但又增尿频、怕冷等症，考虑之前安置导尿管损伤身体，且纳谷不香，脾胃化源不足，日久导致肾阳亏虚，膀胱气化不利，故尿频、遗尿，处方以金匮肾气丸温补肾阳，并加入桑螵蛸补肾助阳，固精缩尿。

三诊时虽然尿频、遗尿有所好转，但食欲再次降低，考虑凉药影响脾胃的运化，在上方的基础上减少生地黄、山茱萸的用量，并四君子汤健脾和胃。

四诊主要以调理脾胃为主，兼以温肾助阳，固精缩尿。

五诊根据脉及症状表现，诊断为气滞热郁，处方以四逆散合升降散清透郁热，并伍以四妙散清利下焦湿热。以此方加减服用两周，腿已不肿，大便已正常，但仍有遗尿，因患者拒绝再服药，未予继续治疗。

跟随李士懋老师学习的这段时间，我收获了很多临床知识，为我以后的临床事业打下了坚实的基础，使我在学习中医的道路上少走了好多弯路，这是我大学生活中最具有意义的一件事。真心感谢李士懋老师的悉心栽培，我一定会继续努力，刻苦钻研，将中医事业发扬光大！

跟师李士懋平脉辨证

第六篇

中医路漫漫，治学脉为先

——跟师三年记

阜城县中医院　白玉明

第一章　忆往昔，不堪回首，蹉跎岁月

有机会跟师学习，是我人生的一大幸事。回想自1991年毕业以来，浑浑噩噩地过了20年，虽然打着中医的招牌，但谈到对中医的认识，实在是浮浅，甚至一度有过怀疑动摇。刚毕业，分配到基层卫生院工作，完全是效益工资，大夫要求是多面手，内外妇儿，都要会一点，再加上大学时基础打得不牢固，对中医的认识程度不够，临床时很少开中医处方，偶尔开个处方，也疗效一般，结果就是越开方治不好病人，越不敢开方，形成恶性循环，即使偶尔治好几个病人，糊里糊涂的也不知道怎么好的，至于治不好的病人，就更不用提了，有时甚至怀疑中医能不能治病。

1996年参加省中医管理局举办的"中学西班"，又在省二院进修一年急诊，中医之路渐行渐远……临床越久，碰到的难题越多，有的用西医手段不能解决，比如高热的病人，体温40℃以上，始终不降，各种检测手段用尽，高级抗生素用遍，束手无策，花费几万元，而李士懋老师辨证为邪伏膜原，用达原饮，只花费二十多块就热退病愈。有时就想，西医难道就是唯一的科学吗？中医能治病，能源远流长几千年，难道就没有科学道理吗？在临床碰到西医解决不了的问题时，就用中医的方法试一试，有的效果挺好，有的效果也不好，迫使我重拾课本，反复读《内经》《伤寒论》，因为基础薄弱，悟性较差，有的条文怎么也理解不了，比如《伤寒论》第12条："太阳中风，阳浮而阴弱。阳浮者热自发；阴弱者汗自出。啬啬恶寒，淅淅恶风，翕翕发热，鼻鸣干呕者，桂枝汤主之。"脉浮沉可以理解，怎么还会有阳浮而阴弱？阴阳又代表什么？为什么阳浮者热自发，阴弱者汗自出？一系列问题，得不到解决，心中苦闷不已，而周围的同事更不理解，有的甚至说："别学了，中医都是骗人的，号脉就是装模作样，在那想

跟师李士懋平脉辨证

用什么药那。"堂堂中医学院毕业的学生，端着中医的饭碗，成了坚定的反中医先锋，子非鱼，安知鱼之乐？自己不行，又不认真学习体悟，就说这一门学科不对，岂不可笑哉？后来看了一些中医杂志，说方证相应，抓主证，有是症，用是方，觉得这个方法简单易学，试着用了用，也治好了一些患者，但是还是有许多问题得不到解决，比如嗓子痛的患者，输几天抗生素，用清热解毒的中药，怎么也治不好，说明这个方法也有缺陷，特别郁闷，不知道中医的路怎么走。万幸的是跟着李士懋老师学习，才知道溯本求源，回归经典，凭脉辨证，以脉解症，以脉解舌，眼前豁然开朗，一条康庄大道就在眼前，中医这一取之不尽，用之不竭的宝库向我敞开了大门！

第二章　看今朝，勤学苦读，平脉辨证

我眼中的李士懋老师可以用大德、大医、大师几方面来概括。

第一，大德，医乃仁术，这句话说起来简单，做起来并不简单，尤其在这物欲横流的社会。它包括两方面，怀济世之心，行菩萨之事。到李士懋老师这里来就诊的人，大部分是久治不愈的患者，经济条件较差，李士懋老师总是想方设法地让病人少花钱而能治病，常常用经方。大家都知道，经方的特点：组方严谨，选药精当，剂量准确，疗效可靠，可以说价廉效宏。有一个黑龙江来的心悸患者，李士懋老师给开了桂枝、炙甘草、炮附子三味药，患者当时有点怀疑，我在当地也找过中医，人参、鹿茸也用了不少，一剂药100多块钱也没好，现在一剂药几块钱，能治病吗？李士懋老师给他做了耐心的解释，结果半个月后来复诊，说症状大为减轻，又带了好几个病人来看病。还有一个邢台的57岁男性糖尿病患者，有糖尿病病史5年，现注射胰岛素治疗，60单位/天，2014年4月18日来就诊，当时症状为小便频，每天夜尿10余次，口渴喜饮，寐差易醒，醒后不易入睡，梦多，腹泻，大便3次/天，易怒，食欲旺盛。当时李士懋老师诊为脉弦，证为木亢，肝疏太过，法以泻肝，处方：乌梅10g，生白芍15g，山茱萸18g，炙甘草9g，炒酸枣仁30g，一剂药十几元钱，半月后症状大减。行菩萨之事的情况更多，2014年6月21日，一个来自邯郸大名县贫困农村的邢姓女孩，因患风湿、类风湿关节炎来就诊，关节都变形了，特别痛苦，因感服中药不方便，李士懋老师特意给她配了散剂，并免了2000多元钱的药费。还有一个周姓军人，就是前一段时间网上报道的"跨越半个中国的救助"的主人公，其两岁的大儿子因患病毒性脑炎而高热昏迷，老婆又剖腹产坐月子，李士懋老师细心地帮其儿子治病，为了看病方便，李士懋老师又帮他在附近找了房子，在经济上、生活上尽心尽力的照顾。像这样的例子还有很多，做学问先学做人，李士懋老师给我们树立了光辉榜样。

第二，大医，李士懋老师将近八十岁高龄，还每天早晨五点起床读书，五十多年如一日，写的读书笔记等同于身高，如此勤奋好学，令我们徒弟们感到惭愧。尤其李士懋老师治学严谨，没跟李士懋老师学习以前，读《相濡医集》，觉得很奇怪，别人写文章都说治好多少，有什么经验，而李士懋老师说治麻疹，治错了几例，有什么教训。后来跟李士懋老师学习后，觉得一点不奇怪了。人非圣贤，孰能无过？是人就可能犯错误，治愈患者的经验固然可贵，治错的患者，如果能吸取教训，也同样可贵，吃一堑，长一智，人总是在曲折中前进。有时跟李士懋老师在学术问题上争论不休，这个方用错，李士懋老师修改后，下次仍用这个方，不撞南墙不回头，李士懋老师鼓励我们要有新的见解，哪怕是错的，你明白后，最起码临床中别再犯类似的错误。李士懋老师常说，我给你们打分，患者给我打分，疗效才是硬道理。恩师中医学术素养之高，我们只有以"高山仰止，景行行止"颂之；恩师对中医的自爱、自信和自谦，清·顾炎武所云"昔日之成，不足以自矜，今日之获，不足以自限"，是其真实写照。李士懋老师学贯古今，光《伤寒论》就读烂了几本，尤其可贵的是李士懋老师尊古而不泥古，以古为师，以古为敌，以古为徒，敢于提出自己的观点，并验之于临床，其汗法治里证、火郁发之，刘观涛主任提出李士懋老师可以和张锡纯相媲美，开现代中医治疗之盲区。有感于现代中医辨证论治思想的混乱，让人莫衷一是，无所适从，李士懋老师有历史危机感、责任感，大声疾呼，溯本求源，平脉辨证。

第三，大师，李士懋老师作为中医教育家具备深厚的中医功底，高尚的医德，善悟之中医思维，授人以行之有效的方法。跟李士懋老师学习，与跟别的老师学习不一样，别的老师教学生，大致是跟师三年，抄方三年，最后学生就会几个方子，而李士懋老师教学生，分三个阶段，第一年，跟李士懋老师摸脉，李士懋老师手把手地教你把脉，看李士懋老师怎么遣方用药，领会李士懋老师的处方用药思路。第二年，学生独立诊病，李士懋老师批改，指出你的对错。第三年，学员之间互相批改，最后李士懋老师指正。期间，每周一次的病历讨论，李士懋老师讲课，使我们受益匪浅。李士懋老师常说，不怕你问问题，就怕你没问题，大疑大悟，小疑小悟，不疑不悟。同时，我们应尊古而不泥古，李士懋老师经常要求我们读经典，并指导我们对待经典要有三种态度：一是仰视，要尊重经典，从中汲取有用的营养；二是平视，要本着对话的态度，与经典进行交流；三是俯视，要敢于用批判的眼光对待经典中的错误。李士懋老师还说，我在带学生时，也从学生身上学到了一些东西，教学相长。

李士懋老师作为中医临床家，具备丰富的临床实践经验；上乘的临床疗效；用中医的方式解决现代临床问题，如危急疑难重病；亲传弟子能继承、应用、拓展其临床经验；他人亦能继承、获取疗效，受老师启发，从而发扬光大。李士懋老师不仅传道、授业、解惑，更重要的是能成为中医学子的心灵导师，指出做人、做学问之问题所在，而因势利导地予以解决，提高学生的中医学术素养。通过跟李士懋老师，我觉得有如下收获。

第一，初步建立了中医的思维模式，了解了中医的思变方式。中医辨证论治遵从恒动观，病机变，治则亦变，这就要求一个成熟大夫要守得住、辨得活。守得住，即病机未变，虽一时未效，仍要坚持原法治之，药力达到后，自然可效。就像蒸馒头，馒头未熟，非方法不对，乃火候未到，火候到了，馒头自然熟了。但缺乏经验的大夫，往往二三诊不效，心里就发毛，改弦更张，另换方子，换来换去，渐行渐远，心里没底，只能瞎碰，根源在于识证不真。过去临床有句话，叫"效不更方"，现在在网上这句话也挺时髦。脉不变，可以效不更方，脉变了，效亦更方。过去曾有个笑话，某君患伤寒，医生给开大青龙汤二剂，结果一剂而愈，剩一剂舍不得扔，效不更方，接着吃吧，结果汗出亡阳，岂不悲哉！李士懋老师常说，要辨得活，守得住，守绳墨而废绳墨，天马行空，随心所欲不逾矩。脉变，方亦变，脉不变，即使一时难以取效，方亦不变。

第二，处方遣药，以脉为平。现在各种辨证方法很多，孰是孰非，众说纷纭，而李士懋老师独树一帜，旗帜鲜明地提出溯本求源，平脉辨证。在《内经》时代，方药是分家的，医学理论，治病方药是单独分散存在的，以《内经》《神农本草经》《汤液经法》为代表，就像散落一地的砖瓦石料，连茅草屋也盖不起来，只有医圣张仲景在《伤寒杂病论》中，才融理法方药为一体，以脉为核心，创立六经辨证体系，把散落的砖瓦石料盖成了中医的巍峨大厦，正像他在《伤寒论》中提出"观其脉证，知犯何逆，随证治之"。我们学习辨证论治，就要溯本求源，向老祖宗学习，而不是创些歪门邪说。医圣以脉定证，我们也得重脉。望而知之谓之神，闻而知之谓之圣，问而知之谓之工，切而知之谓之巧，我们不否定先贤扁鹊公望而知生死之期，最起码我们没有这样的功底，况且门诊病人以慢性病为主，神色气味无明显变化，而问诊的症状也不全面，有的什么症状也没有，就是血脂血糖高，有的全身都不舒服，病机难辨。唯有以脉为核心，以脉解症，以脉解舌。脉搏反映血液在血管内流动的情况，需气以化之，血以润之，换言之，脉搏反映了人体气血阴阳的变化。心中了了，指下易明，脉无假，唯不识脉也。如能彻悟脉理，则处方遣药，有的放矢，效如桴鼓。

第三，学以致用，加深体悟。

第三章　浅论《伤寒杂病论》中表里双解之法

后人论温病发展史，皆云唐宋以前皆遵仲景之麻桂剂无效，云"古方今病不相能也"，谓刘河间创辛凉治温病之先河，双解散、防风通圣散为表里双解法的代表，殊不知张仲景在《伤寒杂病论》中亦多清透并举，表里双解之法，如葛根芩连汤、麻杏石甘汤、大柴胡汤、大青龙汤、越婢汤等，皆遵《内经》"其高者，因而越之；其下者，引而竭之；中满者，泻之于内。其有邪者，渍形以为汗；其在皮者，汗而发之；其慓悍者，按而收之，其实者，散而泻之……血实宜决之，气虚宜掣引之"之旨，其《伤寒论》《金匮要略》中表里双解的经方无不渗透着这一原则。汗、吐、下即是治病的方法，又是排邪的途径，应遵循因势利导的原则，悟透此法，则临床尽可挥洒应用，守绳墨而废绳墨，天马行空，随心所欲不逾矩，验之于临床也可取得很好的疗效。

一、大青龙汤，越婢汤，麻杏石甘汤

相关条文：

《伤寒论》38条：太阳中风，脉浮紧发热恶寒身疼痛，不汗出而烦躁者，大青龙汤主之。若脉微弱汗出恶风者，不可服之，服之则厥逆，筋惕肉瞤，此为逆也。

39条：伤寒脉浮缓，身不疼但重，乍有轻时，无少阴证者，大青龙汤发之。

《金匮要略》痰饮篇：病溢饮者，当发其汗，大青龙汤主之。

麻黄六两（去节），桂枝二两（去皮），甘草二两（炙），杏仁四十枚（去皮尖），生姜三两（切），大枣十枚（擘），石膏如鸡子大（碎）．

上七味，以水九升，先煮麻黄，减二升，去上沫，内诸药，煮取三升，去滓，温服一升，取微似汗。汗出多者，温粉粉之。一服汗者，停后服；若复服，汗多亡阳，遂（一作逆）虚，恶风，烦躁，不得眠也。

《金匮要略》水气病篇：风水恶风，身悉肿，脉浮不渴，续自汗出，无大热，越婢汤主之。

麻黄六两，石膏半斤，生姜三两，甘草二两，大枣十五枚，五味，以水六升，先煮麻黄，去上沫，内诸药，煮取三升，分温三服。

《伤寒论》63条：发汗后不可更行桂枝汤。汗出而喘无大热者，可与麻黄杏仁甘草石膏汤。

163条：下后不可更行桂枝汤；若汗出而喘无大热者，可与麻黄杏子甘草石膏汤。

麻黄去节，四两，杏仁去皮尖，五十个，甘草炙，二两，石膏碎，绵裹，半斤

右四味，以水七升，煮麻黄减二升，去上沫，内诸药，煮取二升，去滓，温服一升。

上几方均可治外寒内热，均用麻黄解表，石膏清里，但外寒内热的轻重程度不同，脉不同，故二者用量的比例亦不同，故合而论之。大青龙汤为伤寒后，腠理闭塞，玄府不开，寒邪不得表散，内郁入里化热。又受风邪，风为阳邪，入里亦化热。两热相加，热势更盛，表里俱实，用麻黄六两解表散寒，开达腠理，使在表之邪汗而解之，用鸡子大的石膏清肺胃之热。麻黄、石膏之比为2∶1，脉当浮紧中兼见滑数躁动之象，沉取有力。此为发汗峻剂，应中病即止，不可过服。汗为心之液，如汗出过多，心液亏虚，心无所依，亦可烦躁，此时脉应沉取无力。39条及《金匮要略·痰饮篇》病机均为湿阻，脉缓主湿，湿阻阳气不能达于四末而身重，湿忌大汗，仲景言"汗大出者，但风气去，湿气在，是故不愈也。若治风湿者发其汗，但微微似欲出汗者，风湿俱去也"。治风水有二，风水表虚用防己黄芪汤，风水里实用越婢汤。两证同属风水，皆有汗出恶风之证，然病机不同，其治亦异。本方重用麻黄六两，乃循腰以上肿者发其汗之旨，开达玄府，畅利三焦，水去肿消。有热者，佐以石膏清热。肺热清则治节行，通调水道而能运化水湿。麻黄∶石膏之比为3∶4，因其水湿较重而已。生姜

走而不守，可行水散邪。此证脉当浮紧数或稍大，至于是否口渴、有无大热等，不必拘泥，只要见恶风寒、身肿、脉浮紧数，此方即可酌而用之。方后注"恶风者加附子一枚"，乃服越婢汤后，肿消热除脉已虚，续恶风者，加附子以固护阳气。"风水加术四两"，因本为风水，服越婢汤后，里水未消而加白术以去水。麻杏石甘汤为治疗表证未已，热已传肺而咳喘者，或表已解，热蕴于肺而咳喘者。至于曾经汗下，是否汗出，有无大热，皆非必备条件。此方中麻黄、石膏之比为1：2；温病中此方的麻黄、石膏之比为1：4，凡表证重者，麻黄比例应大，或无表证而肺郁重者，麻黄比例亦应大。何以知肺郁之轻重？以脉沉的轻重来判断，沉主气，邪遏气机则脉沉，沉而有力；正虚无力鼓荡，脉亦沉，必沉而无力。此证乃热邪壅肺，属实，肺郁轻者，脉浮数、滑数，或寸脉浮滑数偏大，或仅寸脉旺；肺郁重者可脉沉。肺热重者脉数有力，或滑数、数大，石膏比例应大。我们常用麻黄量在8～12g，石膏在15～40g。石膏本清肺胃无形之热，但与麻黄相伍后，石膏的作用上提，主要是清肺；麻黄本解表发汗、宣肺平喘，与石膏相配后，麻黄的作用转趋向内，主要是宣肺平喘，此即配伍之妙。其他还包括小青龙加石膏汤、厚朴麻黄汤、文蛤汤等，不必尽述。彻悟此点，则临床尽可挥洒应用，下面列表说明。

表1　麻黄和石膏的比例

方剂	麻黄	石膏	比例	主治	脉象
麻杏石甘汤	四两	半斤	1：2	肺热咳喘	浮数，或滑数，或寸数旺，或沉数
越婢汤	六两	半斤	3：4	风水，里热稍重	浮数，或滑数，或寸数旺，或沉数
大青龙汤	六两	鸡子大（大约45g）	2：1	寒重热轻	浮紧之中兼滑数躁动，或稍大
小青龙加石膏汤	三两	二两	3：2	肺胀，咳而上气，烦躁而喘	弦紧兼滑数
厚朴麻黄汤	四两	鸡子大	4：3	饮阻气机，胸部胀满	浮弦滑
文蛤汤	三两	五两	3：5	胃热兼表证	浮紧之中兼滑数

【案1】

刘某，男，36岁，2008年10月21日初诊，脉沉弦濡数而紧，舌红苔白腻。颜面及上半身浮肿重，头痛，身体发酸，恶寒发热，体温38.5℃，便秘，胸中满，不能平卧，化验尿蛋白（＋＋），白细胞（＋＋），西医诊断急性肾炎，静点抗生素无效，浮肿反而加重，寻求中医治疗。

证属：外感风寒，内有湿热，肺失宣降。

法宜：解表清里，宣肺利水。

方宗：大青龙汤加减。

麻黄6g，桂枝8g，杏仁12g，石膏12g，生姜3片，炙甘草8g，防己15g，葶苈子12g，大枣6枚。

2剂，水煎服。

2008年10月23日二诊，水肿稍轻，体温37.5℃，平卧不能久。仍宗前方。

共服7剂，上症均消，唯腰酸，化验尿蛋白（±），白细胞未见，诊其尺脉弱，嘱服金匮肾气丸，三月而愈。

按：大青龙汤历来被视为峻汗之剂，临证时诸医畏其有"大汗亡阳"之弊而多有顾忌，致其腾龙作雨之能难有用武之地。然只要辨证准确，即可随证用之。此患者为"急性肾炎"，静点抗生素无效，浮肿反而加重，并没有用清热解毒、抗菌消炎类的中药，反而遵"病溢饮者，当发其汗"的原则，用大青龙汤加减治疗，表里分消，邪去正安。病溢饮者，在内"饮水流行，归于四肢，当汗出而不汗出"，在外，寒邪留着于四肢肌肤之间，郁闭卫阳，使气机不行，津液凝涩。二者起因不同，临床表现基本一致，都可用大青龙汤发越阳气，汗出阳气通利，津液流畅则愈。只要抓住脉沉濡数而紧这一点，不为西医病名所迷惑，辨证论治，往往取得突出的疗效。

【案2】

刘某，男，26岁，2010年10月18日初诊，脉浮紧数有力，舌可。因吃海鲜致全身浮肿，痒甚，夜不得眠，经西医抗过敏治疗后，已不甚痒，仍浮肿，尚有一周结婚，特别着急，延请中医治疗。现症见全身浮肿，头面尤甚，恶风，口干，纳呆，便秘。

证属：风水里实。

法宜：宣肺清热利水。

方宗：越婢汤加减。

麻黄 12g，石膏 18g，生姜 6 片，大枣 6 枚，炙甘草 8g，滑石 12g。

3 剂，水煎服，嘱其服药后盖被取汗。

当晚服药后 2 小时周身得透汗，大便一次，气机渐和，恶风感除，浮肿渐消。嘱第二、三剂后不用盖被取汗，药毕，浮肿皆除。

按：脉浮紧数有力，全身浮肿为风水里实证，重用麻黄之辛温，入太阳经以发汗解表，宣肺利尿，配石膏之辛寒，入阳明经以清热解肌生津，石膏得麻黄，更增清散郁热之力，麻黄得石膏，以制其辛温之弊，二者清中有散，散中有清，相得益彰。更配生姜、甘草、大枣，散水邪，调胃气。滑石甘淡寒，渗水利湿，利尿通淋，使邪从小便而去，上下分消，邪去正安。

【案 3】

周某，男，45 岁，2008 年 10 月 8 日初诊，脉弦滑数，寸旺，舌红少苔。鼻塞不通 3 年，感冒时流黄浊涕，前额痛，易上火，西医诊断为慢性鼻窦炎，曾服各种抗生素及治鼻炎药，效差。就诊时感冒 7 天，前额痛，流黄涕，头昏脑胀，咳嗽，吐黄痰，饮食无味，乏力，大便干，无发热恶寒。

证属：肺热壅盛，上攻于脑而成脑漏鼻渊。

法宜：清热化痰，宣肺平喘。

方宗：麻杏石甘汤加减。

麻黄 10g，杏仁 12g，石膏 30g，炙甘草 8g，白芷 8g，地龙 18g。

7 剂，水煎服。

服药后咳喘已愈，仍鼻塞，上方加辛夷 12g，苍耳子 12g，共服 18 剂，慢性鼻窦炎未复发。

按：脉弦滑数为痰热，寸旺表示痰热上攻。则本病病机为肺热壅盛，上攻于脑而成脑漏鼻渊，用麻杏石甘汤清热化痰，宣肺平喘，白芷辛温，为胃经引经药，有解表散寒、祛风止痛、燥湿止带、消肿排脓、通鼻窍的作用。地龙性寒味咸，有清热定惊、通络、平喘利尿的作用，诸药相伍，散寒清热、祛风止痛、通络平喘共用，使慢性鼻窦炎之顽疾得除。

二、葛根芩连汤

《伤寒论》34条：太阳病桂枝证，医反下之，利遂不止。脉促者，表未解也，喘而汗出者，葛根黄芩黄连汤主之。

葛根半斤，甘草二两（炙），黄芩三两，黄连三两

上四味，以水八升，先煮葛根，减二升，内诸药，煮取二升，去滓，分温再服。

分析：表证误下，表未解，必有寒热身痛，邪热内陷阳明，上迫于肺，则喘而汗出，下迫大肠则利不止。故用黄芩、黄连清阳明之热，用葛根散表邪，提取下陷阳明之热邪，断太阳入阳明之道路，有逆流挽舟之意。喻昌曰："太阳病，原无下法，当用桂枝解外，医反下之，则邪热之在太阳者，未传阳明之里，所以其脉促急，其汗外越，其热上奔则喘，下奔则泄，故舍桂枝而用葛根，以专主阳明之表，加芩、连以清里热，则不治喘而喘自止，不治利而利自止。此又太阳、阳明两解表里之变法也。"此证脉当浮滑数，浮主表，滑数为阳明热盛之脉。太阳受邪后，可传阳明、少阳，或直入三阴，邪气盛则传，到底怎么传，因个人体质不同，传变也不同。故《内经》云：邪之所凑，其气必虚。

【案1】

赵某，女，36岁，1999年8月7日初诊，脉濡滑数，苔黄腻而厚。双下肢肌肉松懈，无力行走，面色萎黄，倦怠，由其丈夫搀扶就诊。自述7天前饮食不当而闹痢疾，高热，输液后烧退泄止，一直无精神，今晨感觉下肢软弱，不能站立，遂来就诊。

证属：痿证，湿遏阳明，筋脉失柔。

法宜：清热燥湿，升提清阳。

方宗：葛根芩连汤加减。

葛根 50g，黄芩 10g，黄连 10g，炙甘草 8g。

7 剂，水煎服。

服药后自觉下肢稍有力，可扶墙行走。

上方加减服药 21 剂，病愈。

按：本病属痿证范畴，脉濡滑数，为湿热困脾所致。湿热困阻脾胃，津液运化失司，不能布散四肢，筋骨、肌肉不得濡养而痿而不用，当遵《内经》"治痿独取阳明"之意，用黄连、黄芩苦寒清热燥湿，葛根甘辛凉，入阳明经，外主肌肉，解肌表之邪以散热，内主胃腑，清阳明之热，以升发脾胃清阳之气而止泻生津。葛根芩连汤本治下利，今已无下利而出现痿证，痿为筋病，需气以化之，血以润之，葛根芩连汤清热益气生津，切合病机，故可用之。湿热既去，筋脉得养，痿证自除。

三、大柴胡汤

《伤寒论》103 条：太阳病，过经十余日，反二三下之，后四五日，柴胡证仍在者，先与小柴胡；呕不止心下急郁郁微烦者，为未解也，与大柴胡汤下之则愈。

136 条：伤寒十余日，热结在里，复往来寒热者，与大柴胡汤；但结胸无大热者，此为水结在胸胁也，但头微汗出者，大陷胸汤主之。

165 条：伤寒发热，汗出不解，心中痞硬，呕吐而下利者，大柴胡汤主之。

《金匮要略·腹满寒疝宿食病篇》：按之心下满痛者，此为实也，当下之，宜大柴胡汤。

柴胡半斤，黄芩三两，芍药三两，半夏半升（洗），生姜五两（切），枳实四枚（炙），大枣十二枚（擘）。

以水一斗二升，煮取六升，去滓再煎，温服一升，一日三次。

按：大柴胡汤是由小柴胡汤去人参、甘草，加大黄、枳实、芍药而成。少阳病本证为半阴半阳、半实半虚，其传变有热化、寒化两途。因而少阳病误下，可有多种转归，误下后，柴胡证仍在，或大结胸证，或心下痞证，或正虚而惊悸证，或大柴胡汤证等。误下后究竟变为何证？原则为"观其脉证，随证治之"。大柴胡汤已去人参、甘草，说明少阳病已然热化，呈少阳郁热之实证、热证，且传入阳明，已无少阳病半虚半阴的一面。柴胡、黄芩，清解少阳郁热；枳实、大黄，寓小承气汤意，泻阳明之实热；半夏、生姜，且生姜用量最大，和胃止呕。芍药酸寒，酸入肝，益肝体，泻肝用。少阳已然热化，木用已亢，故加芍药以平肝胆气逆，且能缓急止痛。大柴胡汤和小柴胡汤，已有本质的区别。小柴胡汤仅胸胁苦满，心下支结，呕吐不食；往来寒热，苔白，脉弦，或弦而减；大柴胡汤为热解在里，心中痞，心下满痛，呕不止，下利，或便硬，腹证为重，但热不寒，或潮热，舌红，苔黄，脉沉弦实。元代王好古在《此事难知》中说："大柴胡汤治有表复有里。有表者，脉浮，或恶风，或恶寒，头痛，四症中或有一、二尚在者乃是，十三日过经不解是也。有里者，谵言妄语，掷手扬视，此皆里之急者也。欲汗之则里已急，欲下之则表证仍在。故以小柴胡中药调和三阳，是不犯诸阳之禁。以芍药下安太阴，使邪气不纳；以大黄去地道不通；以枳实去心痞下闷，或湿热自利。若里证已急者，通宜大柴胡汤，小柴胡减人参、甘草，加芍药、枳实、大黄是也。欲缓下之，选用小柴胡加枳实、大黄亦可。"

【案1】

李某，男，58 岁，2008 年 9 月 7 日诊，脉沉弦数，舌淡胖有齿印，苔厚腻。有糖尿病史 3 年，现口服二甲双胍片，身体肥胖，乏力，烦躁易怒，口苦口渴，多食多尿，腹胀胁满，胃痛，便秘，三日一行。

证属：肝郁化火，犯胃伤阴。

法宜：疏肝解郁，和胃滋阴。

方宗：大柴胡汤加减。

柴胡 12g，黄芩 6g，半夏 9g，生姜 18g，枳实 6g，白芍 9g，大黄 6g，生地黄 15g，大枣 7 枚。

7 剂，水煎服，嘱其逐渐减二甲双胍片。

上药加减服用 3 个月，停二甲双胍片后，诸症全消，血糖基本正常。

按：脉沉弦数，烦躁易怒，口苦口渴，诊为肝郁化火，犯胃伤阴，方用大柴胡汤加减。方中重用生姜，既能和胃止呕，又能以其辛散上行之气缓大黄峻下之功，有载药上行的作用。《伤寒论》113方中，刘渡舟教授曾言：三物白散用桔梗，引峻攻之品上入至高之分，达到攻下寒实的作用。栀子豉汤、瓜蒂散中用豆豉，能清宣上行，以尽驱胸中之邪。大陷胸丸用白蜜，恋芒硝、大黄、甘遂之功于上，峻药缓用，以尽下高位之实邪，有载药上行之功。调胃承气汤中用炙甘草缓芒硝、大黄之峻下。后世医家以桔梗为舟楫之使，殊不知"载药上浮"有多种形式，决不能以药论，而应该以证论，务以契合病机，方能得其要领。

以上只是简单介绍了《伤寒论》中几个常用的表里双解方，后世常用的表里双解方剂还包括疏风解表、清热通便的防风通圣散；外感风寒，内伤生冷的五积散；外感风寒，内伤饮食的藿香正气散；素体气虚，外感风寒湿邪的人参败毒散等，不必尽述。悟其法，明其脉，才能守绳墨而废绳墨，别出枢机，有柳暗花明又一村之感。

四、升降散在杂病中的应用体会

升降散的雏形源自明代龚廷贤所著《万病回春·瘟疫门》中的"内府仙方"。后人很少论述，至清代医家杨栗山深悟温病实为"热淫于内""杂气伏郁于血分，为温病所从出之源，变证之总"，又得"赔辰散""救大证、怪证、坏证、危证"，活人无数，才于《伤寒瘟疫条辨》中，更名为"升降散"。其云"方以僵蚕为君，蝉蜕为臣，姜黄为佐，大黄为使，米酒为引，蜂蜜为导，六法俱备，而方乃成"。蒲辅周先生对杨氏治温15方甚为赏识，于《蒲辅周医疗经验集》中悉予转录。名医赵绍琴根据杨栗山的学术思想，阐其精华而有所发挥，治疗温病时多着眼于"郁热"上，每多投以升降散而取效。而李士懋老师应用升降散亦颇多，不但用于温病，在内科杂病中也应用甚广，并提出了应用的标准、指证，应用的关键在于脉之沉弦躁数，其病机为郁热，这就大大拓展了其应用范围。

然郁火何来？乃阳气郁而化火。《内经》云："天气下降，气流于地；地气上升，气腾于天。故高下相召，升降相因，而变化矣。"一旦气机郁遏不达，升降出入不畅，阳气不能循行宣发，失其冲和之性，则郁而化火。然

跟师李士懋平脉辨证

气机何以被郁？一为邪气阻滞，气不畅达；二为正气虚弱，无力出入升降。由此可见，形成郁火的原因诸多，凡影响气机升降出入者，不论虚实，皆可气郁化火而成郁火，包括外感六淫、内伤七情、内生五邪等。盖郁未有不为火者也，火未有不由郁者也，故火郁的范围最大，任何一种郁滞皆可导致火郁。故其病理过程：正虚或邪阻—升降出入不畅—气机郁滞化火—火郁（郁久化火，可伤阴、耗气，并兼湿、寒、瘀、虚等）。故升降散的应用范围极大，因六郁皆可化火。

然火郁的临床特点是什么？由于致郁的病因、病位、病势与郁闭程度不同，使其症状千差万别，然其病机为一，即：火郁于内。故其临床特点有规律可循。

脉：沉而躁数。可细、迟、涩、结，但按之必有一种躁急不宁之象。

舌：红。轻者，无改变，但必不淡；郁热初起，舌边尖红，或舌尖起粟点；重者，红；再重者，绛而少津，绛紫干敛，或舌蹇。

神色：面红而滞。

神志：轻者，心烦少寐；重者，神昏谵语。

症：内呈一派热象；外呈一派寒象。

然火郁如何治疗呢？因其病机为气机壅滞，郁火于内。故应宣畅气机，清透郁热。宣畅气机即祛其壅滞，展布气机；清透郁热即火郁发之，以透为首，清居其次。因升降散中僵蚕为君，辛咸性平，气味俱薄，轻浮而升，善能升清散火，祛风除湿，清热解郁，为阳中之阳。蝉蜕为臣，甘咸性寒，升浮宣透，可清热解表，宣毒透达，为阳中之阳。二药皆升浮宣透，故可透达郁热。且皆升而不霸，无助热化燥、迫汗伤阴之弊。姜黄气辛味苦性寒，善能行气活血解郁。气机畅达，热乃透发。大黄苦寒降泄，清热泻火，通腑逐瘀，擅降浊阴，推陈致新，使热从下走。四药性味虽然各异，但都是集中解决郁热这一主要矛盾。其可升清降浊，行气活血，透发郁热，故升降散为治郁热之总方，亦为治温之总方（因温病的本质为郁热）。李士懋老师用升降散加豆豉 10g，栀子 7g，连翘 15g，薄荷 4g，助其清透之力，名之曰新加升降散。

然如何判断病向愈呢？一为脉由沉伏渐转浮起；由细、小、迟、涩转洪、滑、数、大且兼和缓之象；二为舌由绛紫干敛转红活而润；三为周身、四肢由逆冷转温；四为神识由昏昧转清；五为由无汗转周身正汗出。在治疗期间，见身热反剧、面赤、口渴反增等现象，此为郁热外达。

在跟李士懋老师的学习过程中，对升降散为治郁热之总方体会颇多，在临床应用中不但用于温病，而且在内科杂病中也应用颇广，其效如彰。以下就举几个我印象深刻的病例。

【案1】升降散合麻黄汤

张某，女，43岁，2013年12月21日初诊，脉沉滞而数，舌暗苔白。现症见善太息，情绪低落，心烦易怒，偶头晕，乏力，腰僵，脑鸣，无恶寒身热。

证属：寒束热郁。

法宜：散寒、清透郁热。

方宗：升降散合麻黄汤。

麻黄10g，杏仁7g，桂枝12g，炙甘草8g，姜黄7g，僵蚕12g，蝉蜕8g，大黄4g，桃仁12g，红花12g，生蒲黄12g（包煎）。

7剂，水煎服。

2013年12月28日二诊，脉沉滞弦拘滑数减，脉位见起，舌暗苔白。昨日活动后出现心悸、气短。头已不晕。乏力，易怒，善太息，腰硬均减。口黏、耳鸣。

上方继服7剂。

2014年1月18日三诊，脉沉滞小细数急，舌暗苔白。心悸、气短较前略减。耳鸣、乏力、易怒、嗳气、腰硬已除。口黏，头项受凉冒冷气，胸闷气短。

方宗：麻黄汤合升降散加减。

14剂，水煎服。

后心情好转，心悸无，头项已不畏冷。

按：初诊何以诊为寒束？脉沉滞，为寒阻，气血收引凝泣，不得畅达以鼓荡血脉，故脉沉滞。外无恶寒体痛，知寒不在表，而是寒凝于里。何以诊为热郁？脉沉而数，沉主气滞，数主热伏，故诊为郁热。热郁不得外达，郁而上攻，故心烦易怒，头晕，脑鸣；寒束火郁，人身气机升降出入不畅，气机郁滞血脉不通，故腰僵、乏力；因肝气郁滞，故善太息、情绪低落。舌暗为寒束热郁，血运不畅使然。然热从何来？寒邪内郁，腠理闭塞，阳气内郁而化热，可谓"寒包火"。有寒束，则用麻黄汤散在里之寒；有火郁则用升降散透达郁热，二者皆为给邪气以出路之法。

二诊后，上症均减轻，说明辨证正确。而脉位见起，更是说明了病情向愈，气机展布，郁热外达，寒束减轻。脉滞与滑，为对立之脉，然何以见之？脉沉滞，为寒性收引所致。又出现拘脉，其为不舒缓之象，但亦有走动之感，故寒束减；沉滑数，为热被寒束于内，奔冲激荡所致，这亦表明郁火透达于外之势。然脉减，出现了虚象，为何还继服麻黄汤？可能由于减的脉象不明显，而沉滞拘的脉象甚重。

三诊时，脉沉滞小细数急，"急"说明郁热进一步透达；"沉滞"仍有寒束。因脉未变，故仍上方继服。

【案2】升降散合四逆散、半夏泻心汤

王某，女，62岁，2014年8月23日初诊，脉左沉弦数，右沉弦滑减，关旺，舌晦，苔白腻。口腔溃疡反复发作20～30年，晨起口苦，矢气少，大便黏，2～3天/次，汗多。

证属：气闭火郁，痰湿阻滞。

法宜：疏肝散火，健脾祛湿。

方宗：升降散合四逆散、半夏泻心汤。

半夏18g，干姜8g，党参12g，黄连7g，黄芩7g，大枣3枚，生姜4片，大黄4g，蝉蜕10g，姜黄12g，柴胡9g，炙甘草8g，枳实10g，白芍12g，浮小麦30g，连翘15g，淡豆豉12g。

7剂，水煎服。

2014年8月30日二诊：脉弦滑减，左关旺，舌晦，苔白腻。口腔溃疡已无，药后烧心，汗减，矢气仍少，大便正常，一天一次，口干，脱发。

后以半夏泻心汤加减14剂，余证均减。

按：在看此病之前，我一直认为，升降散用于的火郁证，必然都是实证，看过此病后，我才恍然大悟，犯了想当然之错。重读李士懋老师《火郁发之》这本书，我深有所悟，"观其脉症，知犯何逆，随证治之"。

一诊左脉沉弦为气滞，是肝气郁结；沉数为火郁于内，故诊为肝经郁火。肝气郁结，郁而化火，故脾气急；郁火上攻则口腔溃疡反复发作，口苦。郁火内窜，迫津液外出，则汗多。此火不可苦寒直折，直须"祛其壅滞，展布气机，透热于外"。故用四逆散合升降散展布气机，透邪解郁，疏肝理脾，使邪去郁解，气血调畅，清阳得伸。然此郁火何来？当以脉查知。右脉沉弦滑减，且关旺，为脾虚痰湿中阻之象。此郁火的原因：一是由于脾虚，无力升降出入运动，则气机郁滞，郁而化火；二是痰阻中焦，更加重了气机郁滞，从而导致了郁火的形成。治病必求于本，故用半夏泻心汤健脾祛湿，交通阴阳；用升降散合四逆散，疏通气机，透达郁火，使邪去正安。一切均以脉来定，脉清楚，诊治自然有的放矢。

二诊，病人自述服第3剂药时，口腔溃疡已无，这可真是邪去正安！此时脉已不沉，示气机已畅；脉转为弦滑减，左关旺，辨证为气虚痰阻，故以半夏泻心汤加减而愈。

【案3】升降散合理阴煎

王某，女，42岁，2014年8月2日初诊，脉左沉弦数，尺滑减，右沉弦滑，舌晦，苔黄腻。醒后汗多，寐差，腰背痛，关节不适，项强，尿稍急。

证属：水亏火郁。

法宜：滋肾阴，透郁火。

方宗：理阴煎合升降散。

当归18g，熟地黄40g，砂仁8g，肉桂6g，大黄4g，僵蚕12g，姜黄10g，蝉蜕10g，浮小麦30g，威灵仙18g，秦艽12g，地龙18g，海风藤15g，杜仲15g，葛根40g。

7剂，水煎服。

2014年8月9日二诊：

脉左沉弦数，尺滑减，右沉弦滑，舌晦，苔薄黄。醒后汗出减轻，睡眠减轻，腰背痛减轻。

上方继服 7 剂。

2014 年 8 月 16 日三诊：脉弦滑减，舌淡，苔薄。上症减未已，乳房胀，便溏。

方宗：逍遥散加减。

7 剂，上症均无。

按：理阴煎出自《景岳全书·新方八阵》，其在开篇即言"此理中汤之变方也。凡脾肾中虚等证，宜刚燥者，当用理中，六君之类；宜温润者，当用理阴，大营之类。欲知调补，当先察此"。景岳称其"神效不可尽述"，然为何此为理中汤之变方也？理中汤为仲景所创，为人参、白术、干姜、炙甘草，主治中寒而气不足，故用干姜温脾阳，人参、白术益脾气，炙甘草温阳益气和中。有中寒而气不足，则必然有中寒而血不足，因为先天之精包括肾阴、肾阳，到后天脾胃则化赤为血，现真阴内乏，无力温精化气，则中焦容易出现气不足和（或）血不足，而理阴煎为治真阴内乏之中寒而血不足者。我认为理阴煎的病机为真阴之水火俱虚，但以肾阴虚为主，兼有中焦阴血不足，治疗当温补阴分，使阴气渐充，化生有源，从而达到托散表邪，汗从阴达，阴阳调和的目的。邪之所凑，其气必虚；阳虚者，阴必凑之；阴虚者，阳必凑之。肾阴不足时，阳陷于阴，不能透达于外，故阴虚亦可导致火郁。此火不应苦寒直折，法宜滋阴清透，使下陷之热从阴分透达而解。

此案初诊左脉尺滑减，为水亏不能制阳且兼有阳虚；左沉弦数，沉弦为气滞，沉数为火郁。右脉沉弦滑亦是由于阴虚热郁，灼液为痰。郁火于内故汗多、腰背痛，关节不适；郁火上攻故寐差、项强；郁火下迫则尿急。且舌晦亦为火热郁闭、气血不可畅达之故；苔黄腻，为火盛之故。故用理阴煎温补阴分，一可脱邪外出，使陷于阴分的阳邪外达，二可取金水六君煎之义，以滋肾水化痰。

二诊脉同上，故仍用上方。

三诊，脉弦滑减，乳房胀，为肝郁脾虚证之象，故以逍遥散加减。

【案4】升降散合甘露消毒丹

柳某，男，25岁，2011年11月25日初诊，脉沉弦濡滑数，舌可。结婚3年未孕，精子成活率低，紧张后出虚汗。

证属：湿热蕴阻，火郁于内。

法宜：清化湿热。

方宗：升降散合甘露消毒丹加减。

茵陈18g，白豆蔻12g，藿香12g，薏苡仁30g，滑石15g，川木通7g，石菖蒲9g，黄芩9g，栀子12g，连翘15g，僵蚕12g，蝉蜕9g，姜黄9g，败酱草30g。

7剂，水煎服。

因脉未变，后依此方加减服30剂，喜得贵子。

按：过去一般人治不育证多从补肝肾、益精血方面着手，鲜有从清化湿热立论者，因其对脉诊认识不深，不能平脉辨证，随证加减。脉沉弦濡数，濡主湿，数主热，沉数主郁热于内，沉弦为气机郁滞，故诊为湿热蕴阻，火郁于内。然湿热证应有黄腻苔，此案舌正常，这又是为何？因湿热邪化燥后，可无舌苔；若湿热尚未化燥，阻隔气机，胃气不能上蒸，亦可无黄腻苔，故在内科杂病的治疗中，根据舌诊辨证论治，容易发生系统性误差。足厥阴肝经循股阴入毛中，过阴器，抵少腹，又肝主疏泄，疏泄失司则郁而化热，湿热内蕴，煎烁津液，可致精子成活率低。热郁于内，迫津液外泄，可致汗出。遵温病治法，急以逐秽为第一要义。上焦如雾，升而逐之，兼以解毒；下焦如渎，决而逐之，兼以解毒，故用甘露消毒丹清化湿热。方中栀子、败酱草散三焦郁火，清热解毒，连翘、黄芩疏风清热于上；湿既困脾，非芳香化浊之品不能醒脾运湿，故用藿香、白豆蔻、石菖蒲芳化醒脾，化湿于中，以治致病之源。滑石、木通、茵陈、薏苡仁清热利湿于下，使湿从小便而出，此即叶天士"渗湿于下，不与热相搏，势必热孤矣"之意；合升降散透散伏邪。诸药相伍，共成上清下利之用，上源清而流自洁，下窍通而湿自出，三焦分消，透、渗、下并用，使邪有出路，热清湿去，雾露敷布而病愈。脉沉弦滑数，正是湿热蕴阻，火郁于内之象。

【案5】升降散合血府逐瘀汤

谷某，女，70岁，2012年8月17日初诊，脉沉弦硬略躁，舌稍暗晦。

胸闷气短，活动后加重，在省二院作冠状动脉造影后建议搭桥，现口苦咽干，善太息。

证属：瘀热互结。

法宜：透郁热，散痰瘀。

方宗：升降散合血府逐瘀汤加减。

桔梗9g，柴胡8g，炙甘草7g，桃仁12g，红花12g，牡丹皮12g，川芎6g，当归12g，赤芍12g，生地黄15g，栀子10g，枳实7g，丹参15g，僵蚕12g，蝉蜕6g，姜黄9g。

上方加减服35剂，脉已见缓，诸症均除而停药。

按：多种病因皆可导致冠心病，而郁火亦是其一也。如《素问·至真要大论》曰："主胜则热反上行而客于主，心痛发热。"《素问·刺热论》曰："心热者，先不乐，数日乃热，热则卒心痛，烦闷善呕。"故清透郁热，亦是治疗冠心病的一大法门。因脏腑功能失常，升降失司，津液气血运行失常，则随阳化热而为郁火，这种郁火往往夹杂其他邪气。本案脉沉弦硬略躁，沉弦主气郁，沉躁主火郁，脉硬且舌晦暗为血瘀，故为瘀热互结之象。瘀热互结，痹阻血脉，气机不畅，见胸闷气短，活动后加重；肝气郁滞则善太息。瘀热互结，郁火上攻，则见口苦咽干。方用升降散宣畅气机，透达郁热；用血府逐瘀汤即可行血分之瘀滞，又可解气分之郁结，活血而不耗血，祛瘀又能生新，使瘀阻祛而气机畅，从而标本兼治，诸证悉除。

【案6】升降散合祛风止咳之品

陈某，男，43岁，2011年12月30日初诊，脉沉弦躁数，舌红，苔黄腻。感冒30余天，打针输液无效，现咳嗽，吐黄痰，恶风，鼻塞。

证属：外感内郁。

法宜：透达郁热，祛风止咳。

方宗：升降散合祛风止咳之品。

姜黄10g，蝉蜕10g，栀子12g，荆芥9g，薄荷5g，僵蚕9g，大黄4g，豆豉 10g，防风 6g，黄芩 10g，前胡 10g，桔梗 10g，杏仁 9g。

7 剂，痊愈。

按：患者感冒 30 余天，打针输液无效，而服 7 剂中药痊愈，让我不得不感叹中医之神奇！然这一切都要归功于平脉辨证。脉沉弦躁数，乃典型的火郁脉。沉乃气郁，躁数乃热郁。郁火内攻于肺，肺的宣发肃降功能失常，故咳嗽、鼻塞；黄痰乃郁热灼津而成。舌红苔黄腻，乃郁火所作。然为何一个小感冒竟持续时间如此之长？①其外感风寒，入里化热，炼液成痰，肺气闭郁，故咳嗽难平。②用抗生素太过，损伤脾胃，湿浊积滞内停，郁久亦可化热而土不生金。经云："人体贵在气血流通，若五脏元真通畅，人即安和。"今肺脾俱病，气机升降出入紊乱，清阳不升，浊阴不降，变生痰浊、热毒、壅塞脏腑，凌心射肺，故病程长久。所以用升降散升清阳、降浊阴、散风热、斡旋气机，气机一转，其气乃散，脾运有权，湿痰渐化，肺气自降。用黄芩清肝肺伏火，防风、荆芥散在表之邪，清利头目，前胡、桔梗、杏仁宣肺止咳化痰，清咽利喉。诸药并用，使郁热自除，气血流通，呼吸通畅，咳嗽自平。

【案7】升降散合泻青丸

孟某，男，22 岁，2011 年 12 月 30 日初诊，脉沉弦数，舌可。胸闷，口苦，手脚出汗。

证属：肝火内郁。

法宜：透郁热，泻肝火。

方宗：升降散合泻青丸加减。

川芎 8g，当归 8g，大黄 4g，蝉蜕 6g，栀子 10g，僵蚕 10g，防风 8g，白芍 10g，羌活 12g，黄芩 12g，胆南星 6g，姜黄 9g，茵陈 18g，薏苡仁 30g，苍术 12g，黄柏 6g。

水煎服，7 剂。

后加减共服 14 剂，症状全消。

按：脉弦数乃肝热盛，沉数乃郁火于内，且口苦，故辨证为肝经郁火。肝主藏血，又主疏泄，血之与气如影随形，气为血帅，血为气母，气行依

跟师李士懋平脉辨证

血，血行随气。肝经郁热致疏泄失司，气机不畅，则胸闷。肝胆相表里，肝火扰胆，迫使胆汁外溢则口苦。郁热逼迫津液外泄，则手脚出汗。故欲宣透肝经及血分郁热，宜祛其壅滞、宣畅气机，则郁热乃散。施以升降散宣透郁热，又以泻青丸清肝泻火。泻青丸中防风，羌活尤妙，盖疏肝以风药，助肝木之升发，遂其条达之性则不郁矣，此"木欲达之"之意。随证加入凉血化瘀、疏利三焦、清热燥湿之品，以其切中病机，而能应手取效，此之谓《内经》"必先五胜，疏其血气，而令条达"之意。

升降散由僵蚕、蝉蜕、姜黄、大黄四味药组成，其药少力专，结构严谨，寒温并用，相反相成，升降兼施，一升一降之中寒温兼行，气分血分药物同施，可调气血，和内外，平寒热，匀虚实，行气解郁，宣上导下，通利三焦，既升清阳也降浊邪，既宣肺气也散郁火，集宣清下和于一方，升清降浊，功大效宏。配合病因治疗，只要认准病机，抓住脉沉躁数这一点，配合病因治疗，不管温病杂病，尽可用之，其效如彰。

第四章　平脉治痤疮浅识

痤疮本属皮肤科的疾病，好发于青春期的男女，由雄性激素分泌相对增多，皮脂腺分泌旺盛，是皮脂瘀积堵塞毛囊口引起的炎性反应，该病影响外貌，外用药治疗易复发，西医又没有好的方法，往往请中医治疗。过去人们多认为本病由肺气不清，外受风热，或膏粱厚味，胃热上蒸，或月经不调，瘀滞化热，上于面部、胸背部引起。实际上痤疮之疾早在《内经》就有论述，病因复杂多变，如《素问·生气通天论》曰："劳汗当风，寒薄为皶，郁乃痤。"此乃因风邪所致；又云："汗出见湿，乃生痤疿。"此乃湿邪而致；《素问·至真要大论》："少阴之复……病疿疹疮疡，痈疽痤痔。"此为寒邪久居少阴而致；《素问·至真要大论》病机十九条又云："诸痛疮疡，皆属于心。"心主火，故痤疮亦由火而生。然火有实火、虚火之分，如何判断火之虚实？当以脉来断。实火者，脉必数而有力；虚火者，脉虽数，但必按之减。综上可知，痤疿可由火风湿寒等外邪所客而发，亦可由脏腑失调而内生之邪所致。只要是气血阴阳诸不足及影响气血阴阳交通的道路不畅，均可导致津液输布障碍，聚而成痰，发于头面胸背部则为痤疮。而究竟是何原因导致痤疮，当平脉来选方用药。

【案1】阴虚致痤

孟某，女，28岁，石家庄人，2014年7月11日初诊，脉弦细数，舌可。面部黄褐斑一年余，痤疮加重一个月，伴情绪易激动，上火。

证属：肝肾阴虚，肝气不舒。

法宜：疏肝理气，滋阴。

方宗：一贯煎。

沙参 12g，川楝子 8g，麦冬 12g，白芍 12g，蒲公英 18g，干地黄 12g，泽兰 12g，牡丹皮 9g。

14 剂，水煎服。

2014 年 7 月 25 日二诊：脉弦细数稍减，心脉动数，舌稍红齿痕。脸上痤疮未起，近一周寐差，仅睡 4 个小时左右，易醒。上方改麦冬 18g，加黄芪 12g，黄连 8g。

7 剂，水煎服。

2014 年 8 月 2 日三诊，脉沉弦细滑数，左寸旺，舌红苔可有齿痕。斑稍减，痤疮已无，寐可，可睡 6 小时左右，口疮 2 天。

方宗：丹栀逍遥散加减。

14 剂，水煎服。

按：脉弦主气，细数为阴虚，故一诊的病机为肝肾阴虚，肝气不舒。肝体阴而用阳，喜条达而恶抑郁，肝肾阴亏，肝失所养，疏泄失常，故情绪易激动，郁而化火，上扰头面而为痤疮，治当一贯煎加减，滋阴养血，补肝体，泻肝用，以遂肝木条达之性。加蒲公英，清热解毒以消痈；加泽兰、牡丹皮，以活血化瘀、清热凉血。

二诊脉转弦细数稍减，心脉动，舌红有齿痕，说明气阴不足、心火亢盛，故用大量麦冬以滋阴，加黄芪补中气，黄连清心火。

三诊脉为沉弦细滑数，左寸旺，说明肝血不足，心火独盛，故用丹栀逍遥散清热泻火疏肝，标本兼治。

以上三诊，完全体现了脉变、法变、方亦变的平脉辨证原则，故效如桴鼓。

【案 2】阳虚致痤

张某，女，23 岁，2012 年 12 月 24 日初诊，脉弦滑紧，按之减，舌可。面部痤疮 2 年，近半年行经时间短，1～2 天即断，伴气短，心慌，心烦，易发脾气，口中有异味，寐差易醒，大便 2～3 次 / 天，不成形，脱发重，手足出汗，发凉，怕冷，身痒。

证属：阳虚痰凝。

法宜：温阳散寒祛痰。

方宗：阳和汤。

熟地黄 15g，麻黄 6g，干姜 6g，肉桂 5g，鹿角胶 12g（烊化），白芥子 12g，甘草 6g，半夏 12g，白芷 8g，川芎 8g，当归 15g，蒲公英 30g。

14 剂。上方加减共服 21 剂，诸症痊愈。

按："阳和汤"出自清代王洪绪的《外科全生集》，本为治阳虚血弱，寒凝痰滞之阴疽的基本方，具有温血补阳，散寒通滞之功效。方中用熟地黄、鹿角胶填精补髓，温肾助阳，阴阳双补；肉桂温肾助阳，通利血脉，化气行水，血得此而温和流畅，津得此而气化蒸腾，不致血郁津凝；姜炭温运脾阳、温煦肌肉；白芥子祛皮里膜外之痰，即所以宣通腠理；麻黄宣通阳气，亦即宣通毛窍，如此配伍，从筋骨到血脉、肌肉、腠理、皮毛，层层温煦宣通，以化阴凝而布阳和。本患者既有阳虚血弱的一面（气短、心慌、心烦、寐差易醒、大便不成形、脱发重、手足出汗、发凉、怕冷、身痒），又有寒痰凝滞的一面（面部痤疮，脉弦滑紧，按之减），切合病机，故随证加减。阳虚体弱，血行不畅，易痹阻不通，加当归补血养血，和畅血脉，也有"治风先治血，血行风自灭"之意。加蒲公英清热解毒，消肿散结，有助于痤疮的消散。诸药相合，温阳与补血之药共用，辛散与滋腻之品相伍，补中寓散、寓通，无壅滞滋腻之弊，阳回阴消，血脉宣通，如离照当空，阴霾四散。

【案 3】脾虚痰热致痤

朱某，女，15 岁，2013 年 2 月 25 日初诊，左脉弦滑数，右脉弦缓减，舌可。痤疮一年，前额、面部，前胸，后背泛发，月经量少，心烦易怒。

证属：脾虚痰热。

法宜：健脾清热化痰。

方宗：六君子汤合黄连温胆汤。

清半夏 12g，陈皮 10g，黄连 10g，竹茹 10g，茯苓 15g，胆南星 10g，炒白术 10g，栝楼 15g，党参 12g，枳实 10g，炙甘草 6g，蒲公英 30g，连翘 18g。

14 剂，水煎服。

上方加减服用 35 剂，痤疮未在复发。

按：一个人两手脉不一致的情况在临床上很常见，在西医看来很难解释，而中医的左右寸关尺各有所主，左主心肝肾，右主肺脾命门。此患者左脉弦滑数为肝经郁热，右脉弦缓减为脾气虚。唐荣川在《血证论》中说："肝主藏血焉，至其所以能藏之故，则以肝属木，木气冲和调达，不致遏郁，则血脉流畅。"又说："木之主疏泄，食气入胃，全赖肝木之气以疏泄之，而水谷乃化。"肝气不舒，脾运不健，郁而化热，故用六君子汤健脾益气，黄连温胆汤清热除痰，尤其胆南星一味，味苦性凉，专入肝胆，以清胆气、豁结气，善解风痰热滞，使胆自宁和，兼加清热凉血、化瘀通络之品，以使气血运行之道路通畅，痤疮易愈。

【案 4】火毒致痤

瞿某，男，28 岁，石家庄人，2014 年 10 月 4 日初诊，脉弦数，舌红绛。面部痤疮化脓 7 天，红肿热痛。

证属：火毒内盛，气血两燔。

法宜：清热解毒，凉血泻火。

方宗：清瘟败毒饮。

生地黄 15g，黄连 10g，黄芩 12g，知母 6g，石膏 30g，栀子 10g，桔梗 12g，赤芍 12g，玄参 12g，连翘 15g，甘草 8g，水牛角 30g，牡丹皮 12g，竹叶 8g，紫草 30g，皂角刺 12g，僵蚕 12g，蒲公英 30g，紫花地丁 30g，白芥子 12g。

7 剂，水煎服。

2014 年 10 月 11 日二诊：脓疱全消，痤疮只余面颊部一点。脉弦稍数，苔白腻

方宗：丹栀逍遥散加减。

7 剂，水煎服。

按：何以用清瘟败毒饮？方由证来，证依脉定。脉弦数，弦为气滞热壅，数主热，热毒亢盛燔灼血脉，血脉拘急不舒而为弦；热盛气血奔流激

荡而脉数。痤疮之所以化脓，大多因初期不治，热毒内盛，腐蚀血肉而成，故诊为火毒热盛，气血两燔，方用清瘟败毒饮，重用石膏直入胃经，使其敷布于十二经，退其淫热；佐以黄连、水牛角、黄芩泄心肺火于上焦，牡丹皮、栀子、赤芍泄肝经之火，连翘、玄参解散浮游之火，生地黄、知母抑阳扶阴，泄其亢甚之火，而救欲绝之水，桔梗、竹叶载药上行，甘草和胃。加皂角刺、白芥子通经祛痰；地丁、蒲公英清热解毒、凉血消痈，增强散结消痈之效。

二诊：患者自诉症状大减，脓疱全消，痤疮只余面颊部一点，看起来容光焕发，和上诊判若两人，然脉弦稍数，余热减而未已，故用丹栀逍遥散透其郁热，展布气机，巩固病情。

【案5】寒凝治痤

闫某，女，24岁，2012年12月7日初诊，脉弦拘滑减，舌可。面部、前胸、后背痤疮1年，咽有痰，大便时干，经量多，色鲜红，有血块，7日净。

证属：寒客。

法宜：散寒。

方宗：桂甘姜枣麻辛附汤加减。

炮附子12g（先煎），生姜5片，大枣5枚，桂枝12g，麻黄7g，细辛6g，炙甘草9g。

7剂，水煎服。

2012年12月14日二诊，脉弦缓减，舌可。痤疮已平，唯月经尚不正常，予逍遥丸2盒，续服。

按：脉弦滑减为阳虚痰瘀之象，脉拘为血脉不舒之象，血脉为何不舒？因受寒故也。《素问·举痛论》曰："寒气客于脉外，则脉寒，脉寒则缩蜷，缩蜷则脉绌急，则外引小络，故卒然而痛。"阳虚寒客，水液运化失司，聚而成痰，上干于面部前胸后背而为痤疮，停于咽喉则为痰，阳虚封藏失职，冲任不固而经量多，色鲜红，有血块。桂甘姜枣麻辛附汤为桂枝汤去芍药，加麻黄附子细辛汤组成，治心肾阳虚者，麻黄发越阳气，细辛启肾阳，桂枝温心阳，附子温阳散寒，通行十二经，诸药合用，辛热通阳

跟师李士懋平脉辨证

而化其饮，阳行饮散而气化能行，阳施阴布而汗出，阴阳和而愈。阴阳相得，其气乃行，大气一转，其气乃散，气血和畅，痤疮自平。

二诊脉转弦缓减，痤疮已平，月经不调，方宗逍遥丸疏肝健脾调经。

【案6】湿热致痤

王某，女，31岁，石家庄市人，2014年7月7日初诊，脉沉濡滑数，舌可，面部痤疮二年，现起脓疮，红肿，口鼻周围重。易疲劳，腰痛，脚气（痒、流水），大便常不成形，寐差，每天睡6小时，白带多，色黄。

证属：湿热内蕴。

法宜：清化湿热。

方宗：甘露消毒丹。

藿香12g，白蔻仁6g，木通7g，黄芩9g，茵陈12g，石菖蒲12g，连翘12g，滑石12g（包煎），茯苓15g，薏苡仁30g，败酱草30g。

7剂，水煎服。

2014年7月14日二诊，脉沉濡滑数，行经3天，痤疮较前大减，寐好转，大便成形，黄带颜色较淡。

方宗：上方加防风6g，升麻6g。

7剂，水煎服。

2014年7月25日三诊，脉沉濡滑数稍减，舌可。痤疮减未已，未见新起，大便已成形，时干，白带多。上方加山药15g，芡实12g，乌贼骨20g，黄连10g。

7剂，水煎服。

按：初诊脉沉濡滑数，沉主里，主气滞；濡滑数为湿热内蕴。湿热上熏头面，腐败血肉而为痤疮，化脓后则红肿疼痛，口鼻周围严重，正好说明病在阳明；湿热下注则带黄，大便不成形。法当清热化湿，方宗甘露消毒丹宣上、畅中、渗下并用，清热利湿解毒并行，使湿热得去，疮痛得以消退。

二诊虽症状大减，然脉同上，知湿热内蕴未解，故加防风祛湿，升麻解毒，兼引药入阳明。

三诊脉沉濡滑数稍减，知湿热渐去，虚象已显，且带下异常，故加山药健脾祛湿，芡实、乌贼骨收敛止带。

【案7】痰热致痤

陈某，女，19岁，2013年3月1日初诊，脉弦滑数，舌红。面部痤疮半年，痒甚，作息不规律。

证属：痰热互结。

法宜：化痰清热。

方宗：仙方活命饮。

金银花20g，防风7g，白芷9g，陈皮7g，皂刺10g，浙贝母10g，连翘15g，天花粉10g，生甘草6g，白附子10g，水红花子10g，僵蚕10g。

7剂，水煎服。上方加减服28剂，痤疮痊愈。

按：《灵枢·痈疡篇》云："营卫稽留于经脉之中，则血泣不行，不行则卫气从之而不通，壅遏不得行，故热。大热不止，热盛则肉腐，肉腐则为脓，故命曰痈。"热毒壅聚，营气郁滞，气滞血瘀，聚而成形，故见头面痤疮且痒；正邪俱盛，相搏于经，则脉滑数有力，故宗仙方活命饮，前人称之谓"疮疡圣药"。方中金银花性味甘寒，最善清热解毒疗疮；疮疡初起，其邪多羁留于肌肤腠理之间，更用辛散的白芷配防风，通滞散瘀，使热毒从外透解；气机阻滞，常可致液聚成痰，故配用贝母、花粉、白附子、僵蚕清热化痰散结，可使脓未成即消；皂刺通行经络，透脓溃坚，可使脓成即溃；陈皮理气，水红花子活血，甘草清热解毒，并调和诸药；诸药配伍，以清热解毒，活血化瘀，通经溃坚为主，佐以透表行气、化痰散结，正如古人云："此疡门开手攻毒之第一方也。"用此方治热毒壅聚，气滞血瘀痰结而致的痤疮，只要掌握脉滑数有力这一点，尽可放心用之。

当然，治痤疮之法绝不可能只有上述几种方法，只是举例说明。痤疮，阳证阴证皆有。阳证者，有实火、虚火两类，腐败气血而为痤疮；阴证者，有实寒、虚寒两类，气血凝涩而为痤疮，皆以脉的沉取有力无力来分虚实，不为复杂多变的症状所迷惑，治疗才能有的放矢，就像李士懋老师在《脉学心悟》中说："脉无假，关键在于是否识脉。任何一种脉象的出现，都有其必然的生理、病理基础，都反映一定的生理病理改变。"只有脉明白了，治病才能不拘于一方一法，当补则补，当泻则泻，随心所欲不愈规。

第五章　展未来，授业解惑，传承发扬

　　随侍师傅身边已三年余，总是感觉还有许多东西不会，看李士懋老师随心所欲不逾矩地处方遣药，观李士懋老师年近八旬还勤奋读书，我自惭形秽，这也鞭策我多读经典，勤于临床，加深体悟，加强对疾病本质的认识，坚持中医的恒动观，坚定不移地高举平脉辨证的大旗，以脉为核心，真正使中医回归正确的道路！作为一个临床大夫，看到周围的同事，虽然有中医的高级职称，却连个中药方子都不会开，有的甚至成为反中医的先锋。作为一个带教老师，看到中医学院的毕业生，因为临床功底的缺乏，对自己从事中医事业信心的不足，到毕业时，许多同学都不再从事中医工作。有一个统计数字显示：中医学院一个班 50 个同学，90% 都当医药代表或做医疗器械的销售，剩下的 10% 还有大部分在搞西医，真正会开方看病的中医大夫也就剩下一两个。这种现象让人痛心疾首，忧心忡忡，这种现象也值得反思，为什么中医学院培养的学生不能尽其所用？我认为有以下几点：

　　第一，学生对中医的疗效认识不够，缺乏名师的带教，看不到医疗效果，久而久之中医意识逐渐淡薄。按现代一般人的观点，中医只能治慢性病，或久病之后的调养，真有急病、大病还得找西医，实际上中医对急病、重病的治疗有其独到之处，远有吴又可、余师治瘟疫，近李可老先生治急诊心衰，李士懋教授用达原饮治病毒性脑炎高热持续不退等，非中医不行，而是学习中医的人不行，做不到勤读书、多临床、细体悟。

　　第二，学校课程安排有问题。现代的医学教育以培养现代化的中医人才为目的，分为临床课和基础课，还有许多诸如哲学、英语、计算机等课程，无可讳言，这种方式对西医教育取得很积极的效果，但若完全照搬，中医院校则未必适合。很多中医学院的学生，外语和计算机水平很高，而中国传统文化修养却很差，有的读不懂《内经》《伤寒论》，甚至连《药性赋》《汤头歌诀》也不会背诵，许多学生为了应付考试，临考前突击几天，考后就丢到一边，学习知识不是为了兴趣，而是为了应付差事，这就导致学生们"中医没有学好，西医没有学到"。实际上中医怎么学的问题，中医大家、教育学家秦伯未老先生早就给了我们提示，他说："《内经》《难经》示人以本，《伤寒论》《金匮要略》示人以变，各家示人以博，医案示人以巧。"此言诚是！

第三，临床实践的问题。西医的实习，是比较客观的，看得见摸得着，有其一定的规律，只要按规律行事，则无犯大错，学习起来就比较简单，容易入门。而中医讲究个体疗法，辨证论治，方无定方，法无定法，如果没有一定的知识基础，就像一个普通的感冒，没有二十年的功底，也做不到药到病除。这就导致年轻的中医，对病人无所适从，总觉得和书上写的不能对号入座，勉强开个方，一、二诊没效，就垂头丧气，逐渐对中医失去信心。

面对上述问题，李士懋老师提出把师承教育和学校教育相结合，并创立了自己独特的以"六个结合"为特点的中医传承方法，取得了很好成效。

第一，激发兴趣与关爱徒弟相结合，学习的最好刺激是对所学的内容发生兴趣。只有感兴趣，才会自觉学习。针对我们徒弟对中医疗效信心不足的状况，李士懋老师用实实在在的疗效重树我们对中医的信心，以活生生的实例激发我们对中医的兴趣。如：用发汗法治疗高血压，以热药治疗高热病人，以补命门火衰治疗泌尿系感染，以三甲复脉汤治疗过敏性鼻炎，以乌梅丸治疗冠心病等，皆取得了突出疗效，使我们通过亲眼所见、切身感受中医在治疗许多疾病方面的独特优势，深刻体会到中医的博大精深。

李士懋老师在学术上严格要求我们，在生活上关心帮助我们，视徒如子，亲如一家。邢志峰的父亲因车祸在省三院住院，李士懋老师不顾腿疼，亲自上门会诊，还给了几千块钱应急；我们来石家庄跟诊，李士懋老师亲自给我们安排住处，吃饭不方便时，就到李士懋老师家吃。逢年过节，我们一起到李士懋老师家包饺子、吃面条，亲如一家人。我们把李士懋老师的爱心当作我们学习的动力。

第二，系统讲授与随时讲解相结合，为使我们较快地掌握李士懋老师的辨证论治方法，每周五下午的病历讨论，晚上李士懋老师讲课，从未间断过，学校的本科生闻讯后，也纷纷赶来听课，授课教室坐的满满的。通过系统讲授，我们对所学的中医知识融会贯通，理论水平也有了较大提高。在系统讲解、传授真经的同时，还结合实际病例随时讲解。这些即兴讲解，往往是李士懋老师的灵感闪现，蕴含着李士懋老师数年的临证体悟。如"亚革脉""寒痉汤"的命名，补中益气汤加大补阴丸的应用标准等，都是即兴所得，我们把这些内容记录下来称之为"零金碎玉"。

第三，口传笔授与把手施教相结合，李士懋老师擅长平脉辨证，而脉学则是"心中了了，指下难明"，很难用语言表达清楚，李士懋老师总结了脉诊的"七要素"，为使我们尽快掌握这些要素和思辨方法，李士懋老师经常手把手地施教。哪个是火郁脉，哪个是寒痉脉，什么是涩脉，什么是劲脉……通过反复体会脉力、脉位，以及左右手及寸关尺脉象的异同，很快地掌握了李士懋老师脉诊的独特手法。同时，还对我们所写的每一篇学习心得、临床体会、临床病案、学术论文，都认真修改，有时批语多达数百字。

第四，长期培养与分段实施相结合，为了让我们更全面地掌握李士懋老师的学术思想和临床经验，成为名副其实的学术继承人，李士懋老师分成了三个阶段，每年为一个阶段，分步实施，循序渐进，并且每段都有任务，有目标。

第一阶段（第1年）：我们随李士懋老师跟诊抄方，熟悉李士懋老师的诊治思路和方法，了解李士懋老师的临床思辨特点。第二阶段（第2年）：凡初诊者，由我们独立采集病例，辨证论治，李士懋老师把关修改，并写出修改意见，使师徒辨证用药的符合率由60%提高到90%。第三阶段（第3年）：借鉴曹颖甫《经方实验录》中的方法，凡初诊者，先由徒弟甲诊治，再由乙修改，丙再改，最后李士懋老师再进行点评，确定治疗方案。这种分段实施、循序渐进的学习方法能使我们每个人开动脑筋，独立思考，比跟师三年、抄方三年的学习方法更有效果。

第五，师徒互动与徒弟互学相结合，学问者，要学、要问。学是基础，问是前进的起点。佛经曰："大疑大悟，小疑小悟，不疑不悟。"孔子曰："学而不思则罔，思而不学则殆。"皆富有哲理。提出问题，总要深入思考，查阅资料，最终解决问题。解决一个问题，就前进一步。李士懋老师特别提倡何绍奇"以古为师，以古为友，以古为徒，以古为敌"的治学态度，鼓励我们勇于提问，善于思考，追求真谛，敢于创新。

第六，临床实践与总结研究相结合，历史是一面镜子，总结有效的病案固然重要，而从效果差的病案中寻找经验和教训就更有必要。李士懋老师总是向我们强调，要想做一个中医大家，就应该不断地在失败中总结和提高，以激励自己不断学习，警示今后不要再发生同样的错误，这样才能更好地传承和发展中医。

李士懋老师被评为"国医大师"后，会议繁多，仍不忘出诊、带徒、授课。"老骥伏枥，壮心不已"，李士懋老师虽年近八旬，仍为中医的传承发扬而大声疾呼，计划联合几位国医大师，共同打造一个高端人才培训基地，培养中医的领军人物。李士懋老师经常说，中医传承有三个层次，即中医的思辨能力、学术思想、具体经验。三者皆很重要，但有上、中、下之分，其中尤以建立中医思辨能力为重，此即授人以渔。以脉为核心的辨证论治体系，虽然深奥，但并不玄虚，河北中医学院扁鹊医学社在校三四年级的学生，跟随李士懋老师临证学习一二年，就可独立书写病历，北京中医院王玉光教授对这些学生的评价"达到主治中医师的水平"，就是很好的说明。俗语云"兵熊熊一个，将熊熊一窝"，一个医院水平的高低完全看其学术带头人的水平，学术带头人的水平高了，完全可以以点带面，提高整个医院的学术水平，所以加强培养中医的领军人物非常有必要。李士懋老师要求我们不断提高讲课水平，一方面加深对所讲内容的理解；另一方面，把李士懋老师平脉辨证理论体系发扬光大，这也是中医的再传承，任重而道远。路漫漫兮而求索，我相信在李士懋老师的带领下，一定能把平脉辨证的思辨体系传承并发扬，使中医走向正确的道路，真正回归经典，溯本求源，平脉辨证！

第七篇 跟师李士懋学临床手记

刘士梅

曾几何时，我有这样一个梦想：追随着前人的足迹，走进名医的殿堂。为了这一天，我努力学习，拜访名师，经过十几年的求索，医术大有长进。从事中医工作的原因，只因当初父母给选择了中医院校，出于对工作的责任心，对人生价值的追求，才有了成为名医的愿望，根本谈不上对中医有多大的兴趣爱好，而且极力反对我的孩子走从医之路。然而投身相濡斋门下的那天起，我就热爱上了中医，从此踏上了从医匠到医师的驿路。

下面是我跟师学习的点滴心得，与大家分享，请同道指教。

第一章　学到了什么

一、医者仁心

　　机缘巧合，我曾与"跨越半个中国的救助"主人公的父亲周先生共进午餐，他告诉我们是李士懋老师帮他安排了孩子的住院，在他拿着李士懋老师开的中药方走出李士懋老师的家门后，李士懋老师追了出来，喊道："把你的电话号码留下，我帮你找房子。"还给他一沓钱，说："孩子治病需要钱，你离家远，这钱先用着。"听着他动情的叙述，我们为李士懋老师的仁义之心干杯，为李士懋老师的慷慨相助鼓掌。因为李士懋老师的关心爱护，周先生对孩子的恢复有了信心，他向世人承诺，对他的孩子要做到六个字—不抛弃、不放弃。

　　李士懋老师一再强调本文不要写师德、医德方面的内容，但我们传承的不应该仅仅是医疗技术、医疗经验，没有一颗仁爱之心，再高的医术也只是赚钱的工具，不能成为为人民服务的本领。更何况一个人的心理状态对疾病的预后有着至关重要的影响。有研究表明，积极、良好的心理因素可以有效地促进身体健康，消极、不良的心理因素则对健康造成不同程度的损害。《素问·上古天真论》提出"恬淡虚无，真气从之。精神内守，病安从来"。宾夕法尼亚大学的研究证明，年龄为25岁的悲观主义者的健康状况，远不如年龄在40岁至60岁之间的乐观主义者。可见无论现代还是古代，无论中国还外国，对精神因素在疾病中的作用都是很重视的。有人会说李士懋老师这次面对的是病人家属，不是患者本人。殊不知家属的态度对患者的心理影响是非常大的，试想如果一个人每天面对愁眉苦脸的家人，他的心情会怎样？聪明的小动物都知道看人的脸色，更何况是人。如

跟师李士懋平脉辨证

果每个医生都能像李士懋老师这样给患者以关爱，使之有一个平和乐观感恩的心态，让他处于祥和平静的环境中，对疾病的预后是有积极作用的。

二、诲人不倦

李士懋老师为人和蔼，爱徒如子，为了能让学生们学有所成，可谓殚精竭虑，想尽一切办法。他早晨4点钟起床为学生批改作业，手把手地教学生摸脉，每周五晚上为学生授课。记得2013年冬季，一位学员替李士懋老师的健康考虑，建议李士懋老师晚上就不要讲课了，一方面天气冷，另一方面雪后路面湿滑。李士懋老师很严肃地说："我快80岁了，你们听我讲课还能听几年？"一句简单的话语，体现了李士懋老师迫切希望自己毕生的经验得以传承，为后学者披荆斩棘的心里。我在大学三年级见习时，见到一位针灸大夫给病人治疗，用手捂住行针的那只手，恐怕被学生看了去。这就是大师与凡人的区别吧。

战略参谋学院《团队建设和管理》一文中说："领导者的风格决定一个团队的文化与发展。"在李士懋老师的影响下，我们这个团队就是一个大家庭，同吃共学，每周五下午的学术讨论，共享信息、彼此交流、互相帮助，不断提升自己的层次。李士懋老师要求我们不仅要会看病，还要会讲课，自己会的知识再多，如果不会讲，不能推广自己的经验，我们的中医事业也就难以发扬光大了。扈主任讲了对阳虚虚阳上越的理解与应用，牛博士讲了噎膈的辨证论治，周院长讲了药量的经验，都是自己潜心研究的精华。如果有一天我也带学生，一定会像李士懋老师一样，知无不言，言无不尽。

三、学会了思考

商界有一句话：平台决定思维，圈子决定发展。跟随李士懋老师学习的学员可以说是藏龙卧虎，有博士后，有地方名医，有国家某些医疗领域的科学家。在井里坐了十几年、自以为是的我看到了山外的青山。

曾经我是个对什么事都不求甚解的人，李士懋老师用这样的方子治好了病，我这么用也管用，这是理所当然的，至于为什么从来没有想过，甚至还劝喜欢打破砂锅问到底的同学不要那么较真，照猫画虎就成了。李士懋老师教导我们：问是前进的起点，是打开知识殿堂的钥匙，是通向成功之门的铺路石。学问学问，既要学，还要问，如今看看身边的人，凡是有成就者都是善于提出问题，又能解决问题的人。

有一天跟随李士懋老师出门诊，患者脉象表现为阳减尺弦者多达 10 余人，比以往一个月门诊中所见到的都多。这个现象我看到了，只当作一个电影的镜头留在了记忆里。直到晚饭时来学习指导的专家问："今天这么多阳减尺弦的脉象，你们想过为什么吗？"我认为知道阳减尺弦是阳气虚阴寒盛就足够了，管他为什么呢！一位理论功底深厚的学员回答说：今年（2014 年）的夏季来的太突然了，可谓是昨穿棉袄今穿纱，人体的阴阳气血跟不上季节的变化，阳气还没有升起来，这是天人不能相应，人和自然界是一个统一的整体，天人相应则身体安康，天人不能相应就会产生疾病，这时候我们就要用益气温阳药物来帮助人体适应自然界。看着专家赞许的目光，我忽然理解了李士懋老师要求我们善问的深意。

其实问题不是没提过，但目的是对经典的质疑。苓桂术甘汤和甘姜苓术汤每个方中只有四味药，相差一味，有意义吗？一位老师讲"经方拿不准时就多方合用"，曾经很庆幸听了这位老师的课，为不求甚解提供了解决问题的办法，跟李士懋老师学习后才真正懂得仲景方的严谨。如今旧事重提，师兄师姐们给了我肯定的回答，当然有意义！

苓桂术甘汤具有温阳化饮，健脾利湿的作用。主治中阳不足之痰饮，表现为胸胁支满，目眩心悸，短气而咳，舌苔白滑，脉弦滑或沉紧。本方所治之痰饮病，乃中阳不足，脾运失职，气不化水而成，故治宜温阳利水。方中茯苓健脾渗淡利湿；桂枝温阳降逆，并助茯苓气化以行水；白术健脾燥湿，使中焦健运，则水湿自除；炙甘草健脾补中，调和诸药。

甘姜苓术汤主治身劳汗出，衣里冷湿，身重，腰以下冷痛，如坐水中，腹重如带五千钱者。尤在泾曰："肾受冷湿，着而不去，则为肾著。"此为脾虚，运化失职，水聚为湿，湿浊下流于肾而致，故其治法不在温肾以散寒，而在补土以制水。方中干姜辛热，温里散寒，为君药；白术、茯苓健脾利水为臣；甘草补气和中，调和诸药为佐使。

两方中均有茯苓、白术、甘草，不同之处是苓桂术甘汤由桂枝汤演化而来，用桂枝温阳降逆，桂枝走而不守，虽可通行上下，然以温上焦之阳为主，且能运于四旁，故本方主治上中二焦之病症；甘姜苓术汤由理中汤演化而成，用干姜温中散寒，干姜守而不走，善温中下二焦之阳气，故此方用于中下二焦之病症。

一味药之差，所治不同，可见仲景方每一味药的加减均有其道理，此时才明白念书和读书的不同。合方的做法也许可以提高命中率，然而对中医的发展有害无益，其结果只能是让后学者囫囵吞枣，既不明白病机又不懂得用药，虽然治好了一些病却终不能成为上工。

【案1】

刘某，男，38岁，2013年10月26日初诊，脉弦减，尺弦，舌红苔黄稍腻。2年前无明显诱因出现心悸，嗳气后减轻，入睡难，多梦，易醒，纳差，反酸，食道烧灼感，形瘦，大便难，脾气暴躁，咽部异物感，畏寒，健忘，耳痒。心律不齐。

证属：心肾阳虚，镇摄无权，饮邪上干。

方宗：苓桂术甘汤。

桂枝15g，甘草10g，茯苓15g，白术10g，炮附子15g（先煎），干姜7g。

7剂，水煎服。

2013年11月8日二诊，脉弦数。药后寐安，大便成形，反酸及烧灼感除，心悸次数减少，耳痒甚，咽部异物感明显。

方宗：丹栀逍遥散加减。

柴胡9g，茯苓15g，白术10g，当归12g，白芍12g，牡丹皮10g，栀子10g。

7剂，水煎服。

按：脉弦主饮，减主虚，尺弦为肾寒。阳虚水泛，水饮凌心则心悸；心神不安则入睡难、多梦、易醒；饮停中焦，脾胃升降失常则纳差、反酸、大便不成形；阳虚虚阳上越则食道烧灼感，咽部异物感，耳痒；脾胃虚弱，气血生化乏源，肾失后天濡养，则形瘦、健忘。给予苓桂术甘汤温阳化饮，方证相符，诸证减轻或消失。

二诊时脉已改变，弦为肝郁，数为郁热，予丹栀逍遥散以清热疏肝、健脾养血。药后症状又减轻。患者后因他病就诊，不再赘述。

【案2】

李某，女，61岁，2014年5月1日初诊，脉沉少力，尺弱，舌红苔薄黄，腰凉4个月，活动后好转，坐即发，须围毛衣，手足凉，腿抽筋，大便不成形。有腰椎间盘突出病史。

证属：肾着。

方宗：甘姜苓术汤合乌头汤。

干姜10g，茯苓30g，白术30g，炙甘草10g，黄芪30g，川乌10g（先煎），怀牛膝10g，木瓜10g，伸筋草10g，麻黄10g，白芍15g，川断30g，姜6片，枣2个。

5剂，水煎服。

2014年5月6日二诊：脉弦力增稍数，舌暗红。药后腰凉减轻，近2日降温亦不用围毛衣。余证如前。

上方加红花10g，黄连6g，桂枝10g。增木瓜至15g，伸筋草至15g。

7剂，水煎服。

按：脉沉少力为阳气虚，尺弱为肾虚。阳气不足水液代谢失常聚而为湿，下流肾府，湿性趋下，为阴邪，坐时湿浊留于腰间，则腰凉；活动时湿亦流动，湿散则腰凉减轻。水液代谢失常，清浊不分则大便不成形。阳虚不能温煦，则手足凉、腿抽筋，予甘姜苓术汤合乌头汤温阳化湿，补肾柔筋而症除。

四、学会了思辨，大道至简，执简驭繁

思辨就是思考和辨析。中医的思辨过程就是辨证论治的过程，是用中医的理论将四诊所收集的资料进行分析、综合，辨别疾病的原因、性质、部位及发展趋势，确定为某种性质的证，并确立治疗方法的过程。四诊合参是中医辨证论治的工具，李士懋老师认为四诊中的望、闻、问、切在诊

疗过程中所占的比重是不同的，脉诊的决定作用可占到 50% ~ 80%。通过脉诊我们应该得到什么样的信息呢？首先疾病性质的判断主要依据是脉诊。疾病的寒热虚实都可以在脉象中表现出来。数者为热，迟、紧者为寒，有力为实，无力为虚。脉象的寒热虚实判断准确了，治病则无失矣。其次依据脉诊还应判断出病位，当然也要结合症状。如寸脉的改变出现心的症状则病位在心，出现肺的症状则病位在肺。关脉的改变出现肝胆的症状则病位在肝胆，出现脾胃的症状则病变在脾胃。尺脉的改变均是肾的病变。也可根据三焦部位判断病位。寸脉代表上焦，关脉代表中焦，尺脉代表下焦。寸脉弱则上焦气虚，多为清阳不升，寸脉旺则上焦多火。尺脉弦则下焦寒凝，尺脉弱则肾之精气不足，尺脉滑则为下焦湿热，尺脉动数则为阴虚不能制阳。第三依据脉诊还应判断出疾病的轻重。如脉数为热，越数且有力，热就越重，数轻则热轻。第四依据脉象还可以判断疾病的转归。如发热的病人，体温虽高，但脉象从容，不久体温就会下降。如果脉象数急，即使现在体温不高，之后也会升高。

　　病人的表现往往多种多样，而其基本病机无非寒热虚实，判断寒热虚实最简单、最可靠的方法就是平脉，李士懋老师要教给我们的就是最基本的本领，掌握了脉就可以执简驭繁。

【案 3】

　　贾某，男，46 岁。2013 年 10 月 14 日初诊，脉弦滑数减，舌嫩绛苔白。经常头顶痛，伴咽不利，鼻咽干痛，时轻时重，有时烧心，嗳气，胃痛，酒后或食油腻加重，脱肛，便血，肛门重坠，大便黏滞，腰腹痛胀，右足大趾下疼痛，心烦，寐差，纳呆，尿痛 20 天，服氟哌酸有效。

　　证属：肝阳虚，相火走窜。

　　方宗：乌梅丸主之。

　　乌梅 12g，当归 12g，细辛 7g，黄柏 6g，桂枝 12g，党参 12g，川椒 7g，吴茱萸 8g，炮附子 12g（先煎），干姜 7g，黄连 10g。

　　7 剂，水煎服。

　　2013 年 10 月 25 日二诊，左浮弦滑数按之无力，左尺动数按之无力，

第七篇　跟师李士懋学临床手记

右弦细无力。诸证均明显减轻，近 2 日左下腹胀痛，服止痛药。阳气尚有浮动之象，上方加生龙骨 20g(先煎)，生牡蛎 20g(先煎)，龟甲 20g(先煎)，山茱萸 15g 以摄纳浮阳。

7 剂，水煎服。

2013 年 11 月 2 日，脉左沉弦无力，尺动数无力，右弦细无力，服二诊药后症状如故，头痛，胃不适，寐差。

证属：肝虚。

依 10 月 14 日方，7 剂，水煎服。

2013 年 11 月 11 日三诊，诸证基本消除，自行停药。

按：初看病史不禁令人头痛，此患者可以说从头到脚没有不病的地方，从西医角度讲，涉及了神经系统、呼吸系统、消化系统、泌尿系统、风湿免疫病；中医涉及的病名更多，头痛、胃痛、血证、不寐、腹痛、泄泻、淋证、腰痛、痹证等，这么多的病症，该从何处入手呢？

一位国际形势分析家说："从哲学的角度讲，越是复杂的事情其本质往往越简单，起于何处固然重要，但更重要的往往是终于何处。"这句话对于本属于哲学范畴的中医学来说可以说是一语中的，这就是大道至简。脉就是判断其终于何处的依据。脉弦滑数减，弦主肝主寒，滑数主热，减主虚，此为肝阳虚，相火走窜之脉，故选用乌梅丸治之而愈。

第二章　平脉辨证，灵活运用

李士懋老师重视脉诊，高举平脉辨证的大旗，但他从不偏激，从不否认其他三诊的作用。他用实际行动告诉我们认真是很重要的，但认真不代表钻牛角尖，任何事情都不是绝对的。

一、四诊合参

【案1】

段某，女，42岁，2013年11月22日初诊，脉弦数略滑。阵发腹痛9个月，始于摔伤后。于省二院、四院查腹部彩超及加强CT未见明显异常，医院建议中医治疗。继往有慢性阑尾炎6年，9个月前摔伤，有慢性肾炎史。纳差，寐时差，多梦，大便日1～2次，有时干呕，易怒。

方宗：黄连温胆汤。

黄连12g，竹茹9g，胆南星12g，清半夏15g，枳壳9g，炙甘草12g，柴胡12g，白芍12g，菖蒲9g，远志9g。

7剂，水煎服。

李士懋老师批改：

方宗：复元活血汤。

桃仁12g，红花12g，大黄6g，柴胡9g，当归10g，天花粉12g，赤芍15g，延胡索12g，郁金12g。

7剂，水煎服。

【案2】

燕某，女，62岁，2013年10月19日初诊，脉滑数，舌淡红苔白。心绞痛间断发作 3 个月，汗多，遇风则咳嗽，糖尿病 10 年，现空腹血糖 6.9，高血压 10 年，脑梗死 2 年。

证属：痰热气滞。

方宗：小陷胸加味。

黄连 12g，半夏 12g，栝楼 18g，枳实 9g，郁金 10g，丹参 18g。

7 剂，水煎服。

2013 年 10 月 25 日二诊，脉沉滑稍数，舌稍红苔薄黄。药后未见胸闷，汗出减轻，胸中舒畅，咳嗽。

上方加桔梗 10g，薤白 12g。

7 剂，水煎服。

2013 年 11 月 2 日三诊，脉沉弦滑略数，重按有力，舌淡红苔黄略腻，服药期间胸闷气短发作 2 次，均与劳累紧张有关。

上方 7 剂，水煎服。

2013 年 11 月 23 日四诊，脉沉滑数，舌淡红苔薄白。症状进一步好转，现多矢气，动则胸闷。

方宗：

黄连 12g，枳实 9g，太子参 15g，半夏 12g，郁金 10g，合欢皮 15g，栝楼 18g，丹参 18g，三七粉 3g。

7 剂，水煎服。

按：以上两例患者，脉均表现为滑数，因病史不同，部位不同而选方各异。案 1 患者疾病发于外伤后，与外伤有关，瘀血无定脉，故选用复元活血汤活血化瘀、疏肝通络。案 2 患者症状在胸部，故用小陷胸汤清热化痰、宽胸散结。

二、法脉相应

【案 1】

程某，女，40 岁，2013 年 9 月 12 日初诊，脉左斜飞，右沉细弱，舌绛少苔。月经量少 2 个月，每次经来 1 天，色红，末次月经 2013 年 8 月 22 日，失眠。

证属：气血亏虚。

法宜：补益气血，养血调经。

方宗：八珍汤加味。

熟地黄 15g，白芍 10g，川芎 7g，当归 15g，党参 15g，白术 10g，茯苓 15g，炙甘草 6g，紫河车 10g，益母草 15g，焦山楂 10g，焦神曲 10g，焦麦芽 10g，鸡内金 10g，鹿茸 2g（分冲）。

14 剂，水煎服。

上方加减服用近 2 月，症减未已。

2013 年 12 月 14 日二诊，脉沉细弱，但较前好转，舌暗红，无他症，上方加红景天 15g，丹参 15g。

7 剂，水煎服。

【案 2】

王某，女，45 岁，2014 年 1 月 17 日初诊，脉沉细数。心悸、胸痛 3 年余。患者 3 年前出现阵发心悸、左胸下痛、左背痛，有时憋闷，太息沉舒，足凉汗出，耳鸣，次年春季咳嗽，夜咳无痰，纳可寐安便调。高血压 10 余年，服依那普利、美托洛尔、氨氯地平。血压 125/90mmHg。

证属：心阴虚。

法宜：养心阴。

方宗：炙甘草汤。

炙甘草 12g，桂枝 9g，生地黄 18g，生姜 6 片，党参 12g，麦冬 9g，阿胶 12g（烊化）。

李士懋老师批改：脉沉细数急，舌暗嫩红齿痕。

证属：气滞、火郁、夹瘀。

法宜：理气，透达郁热，佐以活血。

方宗：四逆散合升降散、血府逐瘀汤。

柴胡 9g，僵蚕 12g，桃仁 12g，红花 12g，枳实 9g，蝉蜕 8g，蒲黄 12g（包煎），赤芍 12g，姜黄 10g，五灵脂 12g，炙甘草 7g，大黄 4g，丹参 15g。

7 剂，水煎服。

2014年1月25日二诊：脉沉紧数急，舌可，齿痕。心悸发作次数减少，左胸背痛如前，劳累后加重，气短善太息，耳鸣如前，足凉如前，21点后咳嗽，食后减轻，右大腿外则凉，畏寒。药后大便稀，2～3次/日。

证属：寒凝气滞，热郁。

上方加麻黄6g，细辛5g。14剂，水煎服。

2014年2月21日三诊，脉沉弦细小数而拘紧，舌稍暗有齿痕。药后多梦，入睡难，心悸发作次数又减少，活动后及夜间加重，咳嗽减轻，右大腿凉，畏寒，足汗出减轻3/5，头晕，头蒙。

上方改炙甘草12g，加郁金12g，升麻6g。

李士懋老师批改：

证属：血虚，寒凝。

法宜：养血，通经散寒。

方宗：当归四逆汤合桂甘姜枣麻辛附汤。

桂枝12g，白芍12g，当归12g，炙甘草10g，细辛6g，干姜7g，大枣7枚，麻黄6g，炮附子12g（先煎），生龙骨30g，生牡蛎30g，炒枣仁30g。

14剂，水煎服。

上方加减服用近3个月，至2014年5月9日三诊，脉沉弦细数涩，舌暗。服药后已无不适，即刻血压140/100mmHg。降压药已减半，上方加蒲黄12g，五灵脂12g。

按：案1脉沉细弱为气血两亏，故用八珍汤加味补益气血，其后症状虽有改变但脉基本无变化，故方亦未变。

案2一诊时同是脉弦细数，但只差一急字证候就完全不同，正所谓失之毫厘，谬以千里。脉弦细数为阴虚火旺，而数急则为火郁于内，有向外攻冲之势。因气机郁滞，血脉受阻，郁脉沉细，郁而化火，火性炎上，欲挣脱束缚而外达，故而数急。舌暗是有瘀之象。因气机郁滞，脉络受阻，气血运行不畅，不通则痛，故出现左胸下痛，左背痛，有时憋闷，太息觉舒。热扰心神则心悸，阳气郁于内，不得外达则足凉，夜咳无痰为瘀血阻于肺络。故用四逆散合升降散发散郁热，宣畅气机，用血府逐瘀汤化瘀血。

二诊时因脉紧而加发散寒邪之药。紧为寒凝，数急为热郁，此为寒热

跟师李士懋平脉辨证

错杂之证，故寒热并用。

三诊时脉虽小数，但已不急，为郁热已去，血虚之象显，故而改方以养血通经散寒。

综观此两位患者治疗的全过程，案 1 基本方未曾改变，而案 2 则有时清热，有时温散，其依据是脉象，脉变、法变、方变，脉不变、法不变、方亦不变，有是脉即用是法。这是亘古不变的真理。

三、兼脉不同用药各异

【案 1】

韩某，女，59 岁，2013 年 10 月 18 日初诊，脉阳弱尺动数，左著，舌略红绛。活动后上半身汗出，足干，小便通畅，大便干。

证属：气虚，阴虚相火旺。

方宗：补中益气合大补阴丸。

党参 12g，黄芪 12g，茯苓 15g，山药 15g，炙甘草 8g，柴胡 8g，升麻 6g，当归 12g，生龟甲 30g（先煎），生牡蛎 30g（先煎），生鳖甲 30g（先煎），生地黄 15g，熟地黄 15g，五味子 6g，知母 6g，黄柏 6g。

7 剂，水煎服．

2013 年 10 月 28 日二诊，脉阳弱尺略弦，药后腹凉减轻，脐下凉胀，夜尿 1 次，咽痒，下半身畏寒，活动时汗出，右侧头闷。

证属：气虚，下焦阴寒。

方宗：补中益气加附子。

党参 12g，白术 10g，柴胡 8g，黄芪 12g，当归 12g，肉桂 6g，茯苓 15g，升麻 6g，炮附子 12g（先煎）。

7 剂，水煎服。

2013 年 11 月 8 日三诊，脉沉弦细迟无力，小便已无不适，上半身热、手足心热、出汗均明显减轻，现夜尿 2 次，遇寒腹胀，活动易汗，烧心。

上方 7 剂，水煎服。

【案 2】

刘某，女，45 岁，石家庄人，2013 年 8 月 5 日初诊，脉弦濡滑数，沉取则阳弱尺滑数，舌淡暗，唇暗，尿频，偶有心悸，年初检查为室早。

证属：气虚清阳不升，湿热下注。

方宗：补中益气汤合四妙散。

党参 12g，茯苓 15g，陈皮 5g，白术 12g，柴胡 9g，苍术 12g，黄芪 12g，当归 12g，黄柏 6g，升麻 7g，炙甘草 8g，薏苡仁 30g，防风 8g，琥珀粉 3g。

14 剂，水煎服。

按：案 1，案 2 两位患者脉均为沉取阳弱，所兼尺脉不同，用药即异。阳弱为气虚，清阳不升，均以补中益气汤治之，兼尺动数者为阴虚相火旺，故于补气方中加大补阴丸以滋阴敛相火；兼尺弦者为阴寒内盛，故加附子以温阳；兼尺滑数者为湿热下注，合四妙丸以清热利湿。

以上各案均体现了仲景"观其脉证，知犯何逆，随证治之"的原则。

四、博览群书，博采众长

李士懋老师勤奋好学，博览群书，名家医书多有涉猎，取其精华武装自己。《医林改错》五个逐瘀汤一般人都很熟悉，而知道可保立苏汤者就少之又少了。李士懋老师应用此方治疗气虚动风者每获良效。

【案 1】

康某，女，42 岁，2013 年 11 月 4 日初诊，脉弦按之无力，舌稍红，走路晕，摇晃欲扑如醉 1 个月，于省二院住院治疗 18 天，诊为共济失调。眩晕，纳呆，大便 5～6 日 1 次，月经量少，经期 3 天，多梦，手足凉。

证属：肝虚化风。

法宜：补肝息风。

方宗：乌梅丸。

乌梅 12g，细辛 6g，黄连 9g，蝉衣 10g，炮附子 15g（先煎），川椒 5g，黄柏 7g，黄芪 15g，桂枝 10g，党参 15g，天麻 15g，干姜 9g，当归 12g，全蝎 10g。

跟师李士懋平脉辨证

7剂，水煎服。

2013年11月11日二诊，脉阳弱尺弦，药后睡眠改善，头晕欲扑如前，纳呆，无便意，偶腹胀。

法宜：益气滋肾。

方宗：可保立苏汤。

黄芪60g，当归12g，白芍12g，枣仁40g，党参12g，白术10g，炙甘草6g，肉苁蓉15g，全蝎10g，蜈蚣15条，补骨脂8g，肉桂7g，炮附子12g（先煎），巴戟天15g。

14剂，水煎服。

2013年11月23日三诊，脉沉滑数，舌红少苔，欲扑好转，久行则右手易肿，心下仍胀，大便1周2行，舌前部热痛且木。

证属：肝热，阴亏。

法宜：清肝息风，佐以养阴。

方宗：龙胆草5g，干地黄15g，地龙15g，蜈蚣10条，栀子10g，麦冬12g，僵蚕12g，天麻15g，牡丹皮12g，白芍12g，全蝎10g，川楝子9g。

7剂，水煎服。

按：《医林改错》中可保立苏汤主治小儿因伤寒、瘟疫或痘疹、吐泻等症，病久气虚，致患慢惊，四肢抽搐，项背后反，两目天吊，口流涎沫，昏沉不省人事，方中重用黄芪大补元气，党参、白术、甘草益气健脾；当归、白芍养血；山茱萸、枸杞、补骨脂、核桃仁益肾；炒枣仁安神定惊。诸药合用，共奏益气养血，温补脾肾之功。该患者二诊时脉阳弱尺弦，阳弱为气虚，气虚不能温煦则风动欲扑。尺弦为肾寒，加附子以温肾阳。患者服后阳气旺盛则诸证自除。文章开头提到的周先生的孩子也是服了可保立苏汤后止住了抽搐。

五、平脉辨证

跟随李士懋老师学习，平脉辨证是宗旨，近几个月以来，平脉辨证治疗痹证取得了满意疗效。

【案1】

张某，男，22岁，2014年2月7日初诊，脉弦数，舌红苔薄黄，腰膝、踝关节疼痛1个月，1个月前出现低热，体温37.2℃，腰膝、踝关节疼痛，肌肉痛，谷丙转氨酶60U/L，血沉105mm/h。于北京诊断为强直性脊柱炎。

证属：湿热蕴结。

法宜：清热祛湿，通络止痛。

方宗：薛氏四号方加减。

地龙15g，秦艽30g，威灵仙30g，鸡血藤30g，丝瓜络15g，苍耳子10g，青蒿60g，滑石30g，仙灵脾15g，莱菔子30g，砂仁6g，木瓜30g，黄连8g，炙甘草10g，姜6片，大枣3个。

此方加减服用30剂。

2014年3月10日二诊，脉弦数减，髋痛，背痛，畏寒。

方宗：黄芪桂枝五物汤合乌头汤加味。

黄芪30g，桂枝10g，白芍30g，炙甘草10g，干姜10g，狗脊30g，熟地黄30g，仙灵脾20g，鸡血藤30g，苍耳子15g，制川乌6g（先煎），麻黄4g，黄连6g，姜6片。

此方加减服用27剂。

2014年4月8日三诊，已能随其父干装修活，劳累后背痛，脉虚数。

方宗：独活寄生汤加味。后改为口服粉药善后。

按：此患者治疗2个多月，先后用薛氏四号方、黄芪桂枝五物汤、乌头汤和独活寄生汤等，用法用方的依据是脉象的变化。一诊时脉弦滑数，此为湿热之脉，故用薛氏四号方清热利湿、通络止痛。其后几诊症状虽减轻，脉象未变，故仍用四号方。至3月10日就诊时脉已转为弦数减，此为阳虚虚阳浮动之脉，故更方为黄芪桂枝五物汤合乌头汤。4月8日就诊考虑气阴两虚用独活寄生汤更为合理，遂更方。4月14就诊考虑症状轻微，又病程日久，正虚邪恋，非短时间内可以收功，改服粉药，善后治疗。

以上是跟随李士懋老师学习的点滴心得，李士懋老师教给我们的不仅仅是中医知识，还有做人的道理。李士懋老师知识渊博，对其经验的继承和运用任重而道远，未来的日子里，我将勤思考，多实践，认真读经典，以提高自己的诊疗水平，为中医事业、为人民的健康而奋斗终生。

跟师李士懋平脉辨证

第八篇

结缘名师参悟中医 平脉辨证方是正道

易县中医院　周红权

第一章　缘　起

佛家非常讲因缘，故有"诸法因缘生，诸法因缘灭"之说，而世上的一切事情，无非都是因缘所生法，人与人之间的关系也是如此。

2012年，我如愿成为了李士懋老师的徒弟，可以跟随其左右，聆听教诲，这件看似非常偶然的事，仔细回想起来，却是在二十多年前已和李士懋老师结下了师生之缘。

1990年，我考上了河北中医学院，与现在的许多学子一样，接受了十几年的现代教育之后，接触到中国传统文化中的"阴阳五行"的概念，以及中医的"气血津液"等名词，当时的感觉云里雾里，就像在听天书一样。直到第二个中基老师的出现，才使我们对中医有了一些感性的认识，并坚定了我们学习中医、从事中医的决心，他就是李士懋老师。

在大学时，李士懋老师教我们《中医基础理论》，上课之初，我们就被李士懋老师讲课的风格所吸引，他的言辞中，透着一种激情，一种对中医深深的热爱。李士懋老师给我们讲课的时候，深入浅出，时常穿插一些自己治过的病例，其中有些是自己治好了的，但是也些自己没有治好的。我印象最深刻的便是李士懋老师讲他在大庆工作的时候，治疗小儿麻疹并发肺炎的病人，当时由于对阳虚发热认识不深刻，对所有的病人，只用常规的清热透疹的方法，七、八个患儿皆亡。听到李士懋老师讲这件事，当时让我感到非常震撼，这是多么伟大的老师啊！他可以不去顾忌对自己有可能产生的负面看法，而敢于把自己的失误拿出来教导学生，以使他们对知识有更加深刻的认识，这让我们这些刚刚步入校门的大学新生，感觉到非常感动。我对这堂课印象之深，以至于到现在还记忆犹新。

虽然李士懋老师只给我们讲了半个学期的课，但是当时李士懋老师对

跟师李士懋平脉辨证

我们的影响却是非常深远，我们班的同学大部分对中医都有深深的感情，到现在为止，只有两三个同学因故改行，其他的都在从事医学相关的工作，有好多一直从事中医临床工作，并且成绩显著，有些已是当地的名医。这些都与李士懋老师的影响密切相关，使我们坚定了从事中医的信念。

大学期间李士懋老师对我的影响，可谓是方方面面，总结起来有大致有这么几点。

一、孜孜以求，诲人不倦

李士懋老师不仅自己对中医有着深深的情结，而且在教书育人的过程中，把自己对中医的理解传达给我们，对我们以后从事中医事业的方向，起到了一个很好的引领作用。

第一，通过听李士懋老师的讲课，以及与李士懋老师接触的过程中，使我坚定了中医是能治病的信念，而且可以治大病！不像有些人说的那样，中医是有意无意的骗子。这个信念在现在看来，也许没有那么重要，但是在当时，却对我们以后的从业方向，有着至关重要的影响。与李士懋老师相比，每当我看到现在学院里那些自己不相信中医的老师，就为中医未来的教育感到深深的担忧，难道这样的老师，真的能教出相信中医的学生吗？

第二是脉学，李士懋老师对脉学有着自己独到的见解，虽然当时在学校的时候体会并不是太深刻，不过，李士懋老师重脉的风格，却对我有着深远的影响。当时有的老师讲，中医摸脉，只是给人看的，没有什么用，就差说是骗人的了。1998 年我在北京进修的时候，发现李士懋老师的《脉学心悟》《濒湖脉学解索》这两本书，就买下来，开始研读，这两本书对我的启发非常大，比如李士懋老师把所有的脉都分虚实，这实在是一个创举，这样就给脉学一个纲领，使人不再有"心中了了，指下难明"之感，实乃入门之捷径。

第三是用药，李士懋老师曾说过，中医不传之秘在于药量。李士懋老师在上课的时候讲过一个故事，当时北京有一个名医叫余冠吾先生，此人善于用蜈蚣，有时候对一些适合的病人，会用到几百条，以至于把整个街道的药店里的蜈蚣都买完了。1958 年余先生给李士懋老师的母亲治疗高血压，当时用生黄芪 60g，蜈蚣 40 条……这个故事给我的印象非常深刻。后来有听一个老师说"非常之病，当用非常之药"，再联想李士懋老师讲的这个故事，对于我后来用药有很大启发，具体的病例，在后面会提到。

二、为人师表，师德高尚

李士懋老师不仅利用自己的休息时间，给学生以及学生的亲戚和家人看病，有时候学生会把病人带到李士懋老师家里，这些人大部分来自农村，当时条件一般都比较差，不仅穿着破旧，有些甚至还不讲卫生。但是李士懋老师从不嫌弃，细致、认真地为这些患者看病。另外在学生遇到困难的时候，李士懋老师常常会伸出援助之手，给予他们无私的帮助，对有些学生，李士懋老师甚至连他们的名字都不是很熟悉。

曾有一秦皇岛的学生，本科的时候考中医内科，有一道题目是这样的："脾胃虚寒的病人，应该选用什么方剂？"他选的理中汤，而标准答案却是黄芪建中汤，就差一分，该学生的这门课不到六十分，毕业的时候没有拿到学位。该学生在毕业前已通过了硕士研究生入学考试的笔试，但是如果因为这门课挂科，就不能拿到学士学位，没有学士学位，虽然硕士研究生笔试通过了，但是也不能被录取。

李士懋老师知道这件事后，上书给当时主管教学的副校长，陈述理由，认为该题目的答案用理中汤更合适，而该生的这门课应该是及格。学校采纳了李士懋老师的意见，因此该生最终拿到了学士学位，而得以拿到了硕士研究生的录取通知书。

像这样的事，举不胜举，我们在学习李士懋老师所教给的知识的同时，他那种无私的对待病人的态度，处处为学生着想的品德也影响着我们。

三、结缘

由于因缘不足，以前不知道国家有师承这个项目，更不用说跟师学习，就连参加考试的机会都没有。2011 年 6 月，北京的妙慧法师组织一批医务人员，去五台山为当地的僧人及信众义诊。五台山作为佛教四大名山之一，

跟师李士懋平脉辨证

是我早已向往的地方，正当我怀着兴奋的心情，准备参加这个活动的时候，得到了李士懋老师要来易县的消息，并且知道李士懋老师要出诊并且要讲课。我觉得，二十年前我就非常尊敬的李士懋老师这次来，对于我来说是一个非常难得的学习机会，就毅然放弃了去五台山的计划。事实证明，这次接触李士懋老师，是为以后再次结缘埋下了一个伏笔。

李士懋老师到了以后，刚刚安顿好住处，我就急切地向李士懋老师请教了两个问题，这两个问题，一直是我心里在想，而且想不清楚的，那就是：

什么是真正的中医？

中医的前途在哪里？

没有想到，这些问题也正是李士懋老师一直在思考的问题。他以一个前辈的口吻，以及带着对中医传承深深的使命感为我做了解答。

李士懋老师说："什么是真正的中医？什么是中医的核心和灵魂？这个问题关乎中医的生死存亡。目前中医界学术混乱，学术异化，这是中医最大的危机。一般都承认中医的思想灵魂是"辨证论治"，但是如何辨证论治，却出现了不同的学说。有人用方证相应，有人做体质辨证，有人说是五运六气辨证等，不一而足，那么我们究竟应该用什么来辨证呢？我们来看看古人，经典中是怎么说的。

在《伤寒论》里，仲景在每篇的题目里点明"辨某某病脉证并治"，这就是提醒我们，要"平脉辨证"。平脉辨证是中医辨证的灵魂和核心"。当时李士懋老师的一番话，使我心里的疑问一下子释然了，心中也看到了中医的前途是光明的。

后来，我向李士懋老师表达了如果有机会，想跟师学习的愿望，当时只是想了一下，觉得真的能够跟李士懋老师学习，毕竟是一件非常遥远的事。

第二章　续　缘

2012 年 5 月份，我看到了国家高徒招考通知，当时规定，师徒是双向选择，每位老师可以有四人报考，考试后择优录取两名，当时我就想报考李士懋老师，于是就让中医学院的同学帮我问了一下李士懋老师报名的情况，这时候才知道已经有六、七个人报名了，我当时感到非常失望，看来这次又没有机会考李士懋老师的徒弟了。

2012 年 5 月 11 日上午，也是就报名截止日期的最后一天，我院内科的王主任打电话给我，说李士懋老师问我想不想报他的高徒，如果想，就赶紧报名。当时听到这个消息，我感到喜出望外，没想到李士懋老师还记得当时我的那个愿望，并且在关键的时刻，还能想到通知我。于是我就在中午急匆匆地填好报名表，自己开车直奔石家庄。当我怀着忐忑的心情来到李士懋老师的家中，李士懋老师温和地对我说："我给你签字，同意你可以报考，但是，你回去以后，要自己好好看书，准备考试。"

李士懋老师签完字，我看了一下表，已是下午四点，我赶忙开车奔向省中医药管理局，终于赶在下班之前，也就是在报名截止之前，交上了表格，完成了考试前的报名程序。

等参加完省里组织的考试后，我就一直在忐忑中等待着结果。有一天，一个师弟打电话说，省中医局的网站上公布出来了录取的名单，我就在其中，而且是李士懋老师的高徒。当我从省中医药管理局的网站上证实这一消息后，兴奋的心情难以自禁，师从李士懋老师的愿望终于实现了。7 月 17 日河北省举行了盛大的拜师活动，从此，我就正式成为了李士懋老师的入室弟子。

在跟师学习的开始阶段，李士懋老师对我们的要求非常严格，拜师后，

跟师李士懋平脉辨证

我本来想再过一段时间，做一些准备再来，李士懋老师听到后，半开玩笑地对我说："你本周就来，如果不来，就扣银子。"在跟师过程中，有时因为工作上的事，耽误的多了一些，李士懋老师出完门诊，要回家的时候，又放下车窗，严肃地对我说："你不能总是这样，不能不来，你要保障学习时间。"李士懋老师的严格要求，使我再不敢松懈，抓紧这难得的机会，争取多跟李士懋老师学些东西。

师从李士懋老师后，我在各方面都有了进步，无论是理论还是临床。李士懋老师多次教导我们，传承是一个广泛的概念，既包括学术的传承，也包括医德、师德的传承，还包括治学方法的传承等。

在师从李士懋老师的期间，首先我学到的是李士懋老师的治学方法。

一、敢于质疑

"大疑大悟，小疑小悟，不疑不悟"，李士懋老师常引用禅宗中的这句话，来启发我们，让我们在平时的学习中要敢于发现问题，而且要善于发现问题。只有能发现问题，提出问题才能有进步。如李士懋老师对汗法的理解，使汗法不再仅仅应用于表证，还可以应用于里证，对开拓中医汗法的治疗范围，有着重大的贡献，对"在卫汗之可也"中的"汗"，提出自己的看法，认为是测汗法，也是对中医理论的一个贡献。

曾有一个学生说："如果中医有诺贝尔奖，那李士懋老师可以得两个，一个是对汗法的发挥，一个是对火郁的发挥。"此话虽然有玩笑之意，但是也可以从另外一方面反映出李士懋老师对中医理论向前发展，做出了很大的贡献。

二、敢于超越

李士懋老师在对待古代先贤及老师的方面，要求我们"以古为师，以古为友，以古为徒，以古为敌"，要"仰视，平视，俯视"。即要学习、探讨、超越，也要敢于质疑、敢于提出问题。李士懋老师从不迷信权威，也不盲从经典，而是在独立思考的基础上，提出自己的见解。如在对待温病的理论中、有没有伏邪的问题上，李士懋老师认为"只有伏气，没有伏邪"，使这个理论得到了圆满的解决。

三、敢于舍弃

在学习和从医的过程中，李士懋老师有自己的定位，故才能"有所为，有所不为"。李士懋老师认为，自己所长是中医临床，所以毅然放下了外语的学习。而李士懋老师之前曾为学习外语，花过四五年的时间。这样就为自己赢得了更多的学习中医的时间。对于其他的科目也如此，如对于西医，李士懋老师的观点是西医一定要参考，但是不必再学得高精尖，既了解西医，为自己的临床作参考，又不为其所牵制，达到为我所用的目的。通过适当的舍弃，李士懋老师把自己的精力就更多地放在专业的学习上，所以才会有现在的斐然的成绩。

四、善于计划

李士懋老师每月、每年都有计划，并严格按计划去做，几十年如一日，精勤不缀。正因为这样，李士懋老师才能在中医学上精通经典，旁通诸家，才能不断有自己的发现，有自己的创新。在李士懋老师的计划里，基本没有节假日，就在2004年春节期间，李士懋老师利用正月初一到初七的时间，又完成了两部著作的写作，其勤奋非一般人所能及。

五、勤于写作

李士懋老师在平时读书时，每有心得，便随手记下，故后来在六十岁后，其著作喷薄而出，这种现象是厚积薄发所产生的，绝非偶然。李士懋老师在研读《伤寒论》的过程中，光他写的读书笔记，就高可等身。

李士懋老师在医学上的理论和实践有许多自己独到的见解，他最主要的贡献，就是提出中医的本来面目是"平脉辨证"，认为这是中医的核心和灵魂，是区别于其他医学的根本所在。

在理论上，一是发挥了"火郁证"的理论，并由此提出温病本质是郁热。简化了温病的分类和治法。二是发挥了汗法理论，使汗法的应用，从只在外感寒邪，进而到里寒证。

跟师李士懋平脉辨证

在脉学上不仅提出了每部脉都要分虚实，而且简化了脉名，并创新了一些脉名，以便于更好的描述脉象。

在方剂上面李士懋老师对"乌梅丸""理阴煎""薛氏四号方"等，都有着自己独特的见解。

在对"阴火"的论述中，补充了李东垣自己都没有论述清楚的理论，使甘温除热的理论，第一次被清楚地讲述出来。

对少阳病和厥阴病的认识，均是发前人之未有，启后来之学人。

这些理论是李士懋老师在几十年的实践中逐渐形成的，我在短短的几年内不可能完全吃透，全面把握，现在就其中几个有一点体会的方面，写一下自己的认识。

其次是我对李士懋老师的脉法有了一个比较完整的认识，李士懋老师对脉法掌握之精微，以及用脉来定证指导临床的方法，在当代医家中独具特色。

脉法自《内经》始，至后代诸位先贤对其发展和论述，使诊脉成为中医重要的诊病方法之一。《内经》有云："切而知之谓之巧。"所谓"巧"，也就是说切脉是最方便，最能直接感知到疾病性质的一种方法。但是脉法却被人们认为是"心中了了，指下难明"，为什么会这样呢？是因为脉法纷繁复杂，诸位医家的论述又多有不同，所谓见仁见智，使后学的人们非常难以掌握其真谛。这就使得脉法虽然为医家和病家所重视，但是却使大多数人望而却步！跟师以来，首先李士懋老师教导我们，切脉要首分"虚实"，这种方法，就使我们对掌握脉法有了一个大纲，犹如在茫茫大海中的一个灯塔，使切脉有了一个方向。而虚实的确定，又以沉取有力无力来区分，使我们很容易就切入了脉法的关键，使繁杂的脉法，有了一个纲要，变得豁然明朗起来。李士懋老师作为现代的临床大家，以重视脉诊，并且用脉来指导临床而著称，笔者有幸师从李士懋老师，而对其脉诊理论有了更加真切的体会。

李士懋老师的脉学有着自己的特点，笔者试着对李士懋老师的脉诊加以总结，以窥李士懋老师脉学造诣之冰山一角。

第三章 个人对李士懋老师的脉诊的总结

一、持脉有道，虚静为宝

持脉有道，虚静为保，语出《素问·脉要精微论》，意思是在诊脉的时候，医者的心一定要虚，要静。虚也者，心中无物也；静也者，心无杂念也。这是对一个中医师，在诊脉时的基本要求。李士懋老师在诊脉的时候，心无旁骛，专心于脉象的体会，这种诊脉的态度，在今天已非常少见。可是也只有这样才能体会出脉里面细微的变化，这点从李士懋老师对脉的描述中也可以看出来，如对一个脉常常会有好几个象的描述，如：沉、弦、滑、减等，如果不是专注于诊脉，怎么会有如此细致的体会。

二、源出内难，脉法阴阳

《素问·阴阳应象大论篇》说："善诊者，察色按脉，先别阴阳。"但是，如何别阴阳呢？综观历代医家，却是较少论及到。那么李士懋老师是如何辨阴阳呢？

第一，首分虚实。脉学作为中医重要的诊法之一，为历代医家所重视，所以脉学的著作也比比皆是，但是由于在论述的时候没有纲要，使后学者在学习运用脉诊的时候，面对几十个脉象的名字，无从下手，所以就有了"心中了了，指下难名"的说法。李士懋老师对纷繁复杂的脉象，用"虚实"两个字来概括，使脉诊一下子有了一个纲领。张景岳在《景岳全书》中也指出分虚实的问题，但是没有说出怎么样分虚实。那么如何来分别虚实呢？李士懋老师有一个标准那就是：以重取时有力无力来分。有力为实，无力为虚。虽然看似这是很简单的一个区分，不仅使学习脉诊有了下手的地方，也避免了临床上常犯的"虚虚实实"之戒。

第二，脉分阴阳。李士懋老师把脉象分为阴阳，也就是阴脉，阳脉。这一分类，取自《伤寒论·辨脉法篇》，仲景所论述的脉法分阴阳的方法，《伤寒论·辨脉法篇》说："问曰：脉有阴阳何谓也？答曰：凡脉大、浮、数、动、滑，此名为阳也。脉沉、涩、弱、弦、微，此名阴也。"

第三，对应互比。李士懋老师在诊脉的时候，常常会左右对比，上下对比，这正是阴阳在诊脉中的具体应用，也是李士懋老师讲过的，古代脉的另外一种诊法，阴阳诊法。《脉经》中说："寸后尺前名曰关，阳出阴入，以关为界。"也就是说，关是阴阳的界限。李士懋老师诊脉的时候常常会以关为分界点，来对比寸和尺这两部脉，李士懋老师常说：此脉是阳微阴弦，彼脉是阳旺阴弱等，这正是别阴阳的一个具体体现。

李士懋老师对我们说："脉的阴阳诊法，在《内经》中就有，以后历代诸家也有发明，我们平时在临床上也常用，所以你们有机会把它整理出来。"

三、经典为体，濒湖为用

李士懋老师的脉法根于经典，常以《内经》《难经》《伤寒论》中的脉及理论为基础，以《濒湖脉学》中具体的论述为用。李士懋老师在讲脉理的时候，理论基础均来自经典，在临床上应用脉来诊病的时候，基本是以濒湖脉学中所描述的脉象为基础，体用明确。李士懋老师不只是简单的照搬，而是通过自己的分析，把濒湖脉学的二十七部脉，简化为二十二部，使之更加简明常用。

四、发皇古义，多出新知

李士懋老师对脉多有自己的认识，并且结合临床上的应用，创立了一些新的脉名。如李士懋老师对数脉的理解，对濡脉的理解多有新意，并适用于临床。李士懋老师结合经典，创立了拘脉、脉减、涌脉等，使脉象的描述更加准确实用。

五、法随脉变，方由法出

当诊得一种脉象的时候，李士懋老师会结合病人的症状，综合分析，会给出一个方，即所谓的平脉辨证。

当病人的脉象发生变化的时候，虽然病人的症状好转，但是李士懋老师仍然会根据情况，变换所有的方剂，而不是机械地"效不更方"。所谓证随脉定，法随证变，方由法出。

跟师李士懋平脉辨证

第四章　对李士懋老师一些理论的学习和应用

一、火郁发之

火郁发之，是李士懋老师对《内经》理论的一个发挥，通过这个理论阐释，不仅使我们对温病的分类和治疗理解起来更加简单明了，而且在治疗杂病的过程中，也打开了一个救生的法门。

我以前对于火郁证没有认识，对于这类疾病的治疗，也是处于没有理论指导的阶段，有时候治疗有效却不知道为什么，没有效果也不知道原因。后来学习了这一理论后，有了"柳暗花明有一村"的感觉，以下列举几个自己有心得的案例。

【案1】痤疮

李某，女性，26岁，2013年2月4日初诊，脉滑躁数，有力；舌尖红。痤疮多年，曾多处求治，效果不佳。

证属：火郁证。

法宜：火郁发之。

方宗：升降散加味

蝉衣6g，薄荷10g，大黄12g，姜黄12g，栀子12g，黄芩12g，柴胡12g，红花12g，天冬12g，炙甘草12g。

12剂，水煎服。

2013年2月20日二诊，上方后，痤疮大减，脉舌如前，原方继服7剂。

2013年2月27日三诊，上方后，痤疮基本消失，留有色素沉着，脉滑数比原来好转，仍有力，原方继服7剂，嘱其平时少吃辛辣及油炸食品，如果痤疮没有再起，可停药观察。

此病人曾治多年，一般的清热解毒、活血化瘀等方法也用过很多，经历的医生也很多，但是效果均不佳。由此看来，热有些可清，有些必须要透。

【案2】胃痞，多梦

苏某，女，29岁，2013年10月6日初诊，脉小、滑数、弦，舌可，多梦，胃中痞满嘈杂不适二个月。

证属：火郁证。

法宜：火郁发之。

方宗：升降散加味。

薄荷10g，蝉衣6g，大黄9g，姜黄12g，黄连12g，石膏30g，知母12g，胆南星6g，竹茹6g，炙甘草12g。

10剂，水煎服。

2013年2月18日二诊，诉服上方后，胃中痞满嘈杂大减，唯有多梦。

上方继服7剂。

2013年2月27日陪其父亲就诊，胃已无不适，唯多梦还有，嘱其停药，注意饮食休养。

此例病人在初诊时，脉小、滑数、弦，其实就是李士懋老师所说的"沉而躁数"，回过头来再看，此脉是在这个病人定证的时候，起了关键的作用，因辨证准确，所以疗效也较速。

【案3】风证（抽搐秽语综合症）

赵某，男，8岁，河北保定市人。2013年1月12日初诊，脉弦细数，舌可。不自主眨眼、挤眉、清嗓子四年余。四年前，家长发现孩子有不自主眨眼、挤眉，未引起重视，后症状渐重。曾去北京儿童医院、北京市儿童研究所等处就诊，诊断为：抽动秽语综合症。一直服中药治疗。近一年，患儿又出现不自主的清嗓子。自发病以来，患儿精神可，时有烦躁，脾气不好。纳可，大便调，晚上常有遗尿。

证属：动风，遗尿。

方宗：桂枝加龙骨牡蛎汤。

桂枝9g，白芍9g，炙甘草9g，生龙骨15g，生牡蛎15g，生姜12片，大枣 12 枚。

14 剂，水煎服，每日一剂。

2013 年 1 月 26 日二诊，患儿服药后无明显变化。脉弦滑数，有力。

证属：郁热。

方宗：升降散合桂枝加龙骨牡蛎汤。

蝉衣 6g，片姜黄 6g，大黄 6g，栀子 6g，僵蚕 6g，桂枝 9g，白芍 6g，炙甘草 6g，生龙骨 30g，生牡蛎 30g，生姜 3 片，大枣 3 枚，竹茹 3g，胆南星 3g。

14 剂，水煎服。

此方加减至 2013 年 6 月 1 日，患儿抽动基本消失，停药观察至今。

按：在此案，首诊中，对患儿的脉把握不准，而没有体会到火郁的脉象，二诊中及时改变了治法，改用"火郁发之"，因而在极为难治的疾病上，取得佳效！

对于火郁，李士懋老师有着详细的论述，在诊断方面更是有细致入微的描述：

典型的脉是沉而躁数。兼邪不同，亦可出现不同的变化。寒束热郁，沉紧而数；湿遏热郁者，沉而濡数；气滞而热郁者，当沉弦而躁数；兼阳虚者，沉而躁数，按之减，且伴虚寒之象；兼气虚者，沉而躁数，按之减，伴气虚之象；兼血虚者，脉躁数且细减，伴血虚不华之象；兼阴虚者，有阳亢的虚热之象。

舌红，轻者舌质可无改变，但必不淡；初起者，舌边尖红，或舌尖起粟点，重者红；再重则绛而少津，甚至绛紫干敛，或舌謇。色红而滞，有一种热邪拂郁不达的红而黯滞之感。

轻者心烦少寐，重则谵语、狂躁，甚至昏厥。

动风呈一派热象，遗尿呈一派寒象。

兼症：心经郁热，见烦躁不寐、谵狂错厥、斑疹疮疡、口舌生疮等；肺经郁热，见咽痛咳喘、胸闷胸痛等；肝经郁热，见头晕目眩、胸肋胀痛、烦躁易怒、抽搐瘛疭等；脾经郁热，见身热倦怠、呕吐下利、脘腹胀痛、牙痛龈肿等。

"火郁发之"的理论，是我在跟李士懋老师学习的头几个月里，首先学到的，我利用这种理论作为指导，在临床治疗的疾病还很多，如牛皮癣、外感发热、手足发冷等，均取得很好的疗效。随着对"火郁发之"理解的深入，觉得自己在治疗疾病的时候又多了一种有效的手段，有时候有种豁然开朗的感觉。

二、乌梅丸

李士懋老师对一些方剂，有着自己独特的认识，我在学习完李士懋老师的论述后，试着应用于临床，取得了一些很好的疗效，现举例如下：

【案1】

牛某，男，37岁。2012年8月20日初诊，脉体大略弦，按之减，舌略红

腹泻十余年，十余年前，患者出现大便次数增多，每天多时五、六次，便稀，遇情绪不好或劳累或饮酒后加重。在北京301医院诊为肠易激综合症。曾服中西药治疗，效果时好时坏。

证属：厥阴病下利。

法宜：温补肝阳。

方宗：乌梅丸加减．

乌梅15g，川椒12g，干姜15g，桂枝5g，炙附子15g，黄连15g，黄柏9g，炙甘草15g，当归15g，细辛15g。

7剂，水煎服，每日一剂。

上方加减服用21剂，患者诉现大便基本正常，就算少量的喝酒，也没有问题，患者非常高兴。

李士懋老师对乌梅丸有自己独到的见解，而且在应用的时候，也有具体的指征，那就是脉弦按之减，再加上肝阳虚的症状。李士懋老师认为厥阴病的本质是肝阳馁弱，治疗的关键，也是补馁弱的肝阳，李士懋老师还认为，乌梅丸为厥阴证的主方，这样就扩大了乌梅丸的治疗范围。用于治疗临床中那些以寒热错杂为特征的病，取得了良好的疗效，可用来治疗以寒热错杂为病机的疾病，为疾病的治疗开启了一个新的法门。

第五章 对一些理论认识的深化

一、对一些药物的特殊用法

前面说过，在大学时，李士懋老师讲过余老用蜈蚣治病的故事深深地影响了我，我在治疗一些疾病的时候，如果觉得方向没有错误，而疗效不佳的时候，会把药量逐渐加大，有时候会起到意想不到的效果。现仅举几例加以说明。

【案1】乳痈术后创口不收

于某，女，32岁，河北易县一中教师。2004年6月初诊，脉沉软，乳痈术后半年，创口不愈合。西医一直换药治疗，但是创面却没有新鲜的肉芽长出。望其体型较胖，面色苍白。西医诊断为急性化脓性乳腺炎术后。中医诊断为创口不收。

证属：气血虚弱。

法宜：补气养血。

方宗：十全大补汤加减。

党参12g，炒白术12g，炙甘草12g，炒白芍12g，云苓30g，当归12g，川芎9g，熟地黄15g，黄芪30g，陈皮3g。

上方服月余效果不明显，后考虑病人创面不收，色淡，体胖，为气血两虚之甚，于是把黄芪加到100g，病人无不适，后又加至300g，最后到500g，患者除轻微腹泻外，无其他不适，而此时创口转红，半月后创面逐渐愈合。

【案2】下焦积滞，气机不通之腰椎间盘突出案

笔者，40岁，腰椎间盘突出三次。2009年12月，在一次出门诊后，从椅子站立起来的时候，又突然腰疼，行走困难，腰椎CT示：腰4-5椎间盘膨出。自己诊脉，尺沉滑实异常，考虑下焦壅实，而致气机不通。

法宜：泻下积滞，通畅气机。

方宗：牛膝100g，大黄100g。

水煎频服。

服药后出现轻微腹泻，以黏液为主，三天后痛疼消失。后以补肾精之汤药以善其后，至今已有四年的时间未再复发。

【案3】胸水腹水案

张某，女，37岁，荆紫关镇高格庄村人。2009年11月2日初诊，喘息、胸痛一周，胸片示胸水位于第八肋间。脉弦，舌无异常。

法宜：病痰饮者，当以温药和之。

方宗：白芍50g，桂枝30g，麻黄10g，杏仁6g，葶苈子15g，栝楼15g，细辛15g，干姜30g，五味子6g，川楝子6g，延胡索10g，半夏9g。

5剂，水煎服。

2009年11月2日胸片示：胸水位于第9肋间。原方白芍、桂枝、干姜加量。

2009年11月12日胸片：肋膈角钝。上方再加量，白芍及桂枝加到100g。

2019年11月20日二诊，患者无不适感觉。

方宗：白芍50g，桂枝100g，麻黄5g，薏苡仁60g，葶苈子30g，干姜30g，炙甘草30g，川楝子6g。

5剂，水煎服。

一周后在我讲课时，患者打电话来要求再开药，我发短信告知，再用上方5剂。患者临床症状消失，病已痊愈。此例病人因家庭困难，没有做进一步的检查，以明确胸水的性质，是一遗憾。

在跟师学习后，我开始思考：为什么用重用一些药物，不但没有对患

跟师李士懋平脉辨证

者身体造成损害，反而使其疾病得以治愈呢？这使我想到一句话叫作"有故无殒，亦无殒也"。此语出自《素问·六元正纪大论》："黄帝问曰：妇人重身，毒之何如？岐伯曰：有故无殒，亦无殒也。帝曰：愿闻其故何谓也？岐伯曰：大积大聚，其可犯也，衰其大半而止，过者死。"经文是对孕妇患"积聚"病后的用药原则的阐述，"殒"是损伤的意思，指有大积大聚的病，治疗时指病邪减去其大半就要停药，若过用了，就能使人受伤而死亡，妊娠时如确有病邪存在，虽使用峻烈药物，也不会伤害母体，亦不会损伤胎儿。

在跟师期间，我治疗过一个阳虚所致的牛皮癣患者，史某，女性，28岁，邢台人，其方子中的生麻黄、炮附子均达到200g，细辛也在60g，经三个月的治疗，患者不仅没有出现不良反应，而且其疾病也得以治愈。

关于大剂量用药的记载，早在《内经》中就有记载，如治疗失眠的半夏秫米汤中的半夏，折合到现的用量就相当于30g，《伤寒论》中桂枝四两，相当于现代的54g左右，李东垣的黄芪芍药汤中，黄芪和白芍都是三两，王清任的补阳还五汤，黄芪是四两，张锡纯用石膏重者以斤计，现代常用的四妙勇安汤中银花、元参都是90g，当代"火神派"用附子，重者也达几百克。

但是在应用大剂量的药物时，也要注意以下事项：

1.适应症要准确：否则会出现两种结局，一是药重病轻，二是药轻病重。如细辛治疗风寒表证的剂量一般是3g，最多12g就可以了，而当用细辛治疗各类痛证时，量常常要大，有时候要过30g。如果风寒表证用大量，不仅无益，而且可能会有不良反应。相反如果要发挥细辛的镇痛作用，用常用量，显然是杯水车薪，于痛无济。

2.剂量递增原则，特别是经验不足的时候要注意这个原则，还有个体差异的问题。

3.严格炮制，制剂规范，煎煮合理，如先煎、久煎，以不麻口为度。

4.特异性的配伍。半夏配生姜甘草，马钱子配甘草，附子配麻黄。

5.了解中药毒性及解救措施。

另外也不要沉迷于重剂，而忘记"四两拨千斤"的古训。有些经方大家，在应用小剂量时也可取效，也是值得学习、研究的。总之在应用药物的时候，无论是大剂量还是小剂量，都要因时、因地、因人、因病制宜，还要辨证论治，而最终确定什么证，还要依靠"平脉辨证"。

二、对桂枝加龙骨牡蛎汤的进一步理解和应用

在李士懋老师的启发下，我对一些理论，有了一些自己的看法，虽然还是不太成熟，但是也是一个小小的进步，如对失精的理解。

《金匮要略·血痹虚劳病脉证并治第六》："夫失精家，少腹弦急，阴头寒，目眩（一作目眶痛），发落，脉极虚芤迟，为清谷，亡血失精。脉得诸芤微动微紧，男子失精，女子梦交。桂枝加龙骨牡蛎汤主之。"

仲景在此列出了一系列的症状，如：少腹弦急，阴头寒，目眩，发落，清谷，亡血，失精，男子失精，女子梦交等。这些只是一些概要，我们还要从精的概念入手，把失精家的范围进一步弄清楚，结合脉象，把此方应用的更为灵活。

首先来看看什么是精，《内经》说："天之在我者德也，地之在我者气也，德流气薄而生者也，故生之来谓之精，两精相搏谓之神。""两神相搏，合而成形，常先身生，是谓精。"结合这样的论述，我们可以认识到，精是一种先天的物质，可以化生出人体的其他精微物质，在人体的生命活动中，起着至关重要的作用。

那么什么是失精家呢？人们多注释遗精，未尝不可，但是我认为，凡是正常的人体的物质大量的损失，也是否也可称为失精呢？我认为也可以，人体后天物质的大量流失，也是对先天之精的消耗。而长久大量的消耗，也可以叫失精家。如此失精家的临床表现就非常多，如长期大量出汗，遗尿，数唾（大量吐口水），大量蛋白尿，长期血尿，大便带血，长期大量的白带等，不一而足。这样就可以扩大桂枝加龙骨牡蛎汤的治疗范围。

那么失精家如何治疗呢？李士懋老师认为，此时不能峻补，为何？"盖大虚久虚之人，不宜峻补，恐脾不能运，反生壅滞，过犹不及""极虚之人，五脏皆衰，何从着手？当取之于中，健后天之本"。

回想起多年前自己曾治一病人，平某，男性，70岁，食道癌术后呕吐

清水，余无它症，进食后加重，痛苦不堪，诊其脉大，重按芤，有弦紧之象，病人因进食不佳，亦出现虚弱之象。

首诊时，思病人吐清水，就想用常规的方法去通降，方取旋覆花代赭石汤，治疗半月有余，基本无效。后考虑病人体虚，把党参的量加大，也没有见效，后加上龙骨、牡蛎、锻瓦楞子等药，也没有明显的效果。由于病人的信任，自己却无法可用，自觉非常惭愧。

后反复思考，见其常吐清水，乃水饮之象，长期大量的吐清水，也是失精的表现，再加上病人术后体虚，脉大，芤，略弦，于是想起《金匮要略》里的桂枝加龙骨牡蛎汤，此病人结合脉症，可谓失精家了。于是用桂枝加龙骨牡蛎汤加茯苓、白术，当时是考虑化饮潜镇，师从李士懋老师以来，知道此方别有新意。此方一用，病人即刻见效，但是总是不能完全解决问题，于是就把药加量，桂枝的量渐至60g，病人也日渐好转。月余，病人自诉，有一天觉得病恍然若失，从此进食无碍。

现再举一小儿遗尿的病例。

【案1】

崔某，女，8岁，本院职工家属。2013年8月初诊，遗尿数年。曾服中药治疗无效，脉弦细软，略数。舌可。

证属：阴阳两虚，肾气不固。

法宜：平补阴阳，温肾收涩。

方宗：桂枝加龙骨牡蛎汤合缩泉丸。

桂枝9g，白芍9g，炙甘草9g，龙骨12g，牡蛎12g，益智仁6g，乌药3g。

5剂，水煎服。

后患者复诊，诉1剂后遗尿即止，后有一天曾反复。后又再服一周以巩固疗效，回访至今，未再复发。以后用此方治疗多名小儿遗尿，只要用之得当，效如桴鼓。当时对此方的理解，只是从化饮的角度来考虑，没有更深入的认识。现在结合李士懋老师的论述，"桂枝汤为轻补阴阳之剂"，使我对治疗该病的认识，得到了进一步的提升，本方以桂枝汤加龙骨牡蛎，实乃开源节流之法。枝枝汤调营卫，重在胃气，以使化源不竭，此即开源；龙骨、牡蛎敛涩精气，此即节流，实乃真知灼见也！

在跟李士懋老师学习以来，最大的体会是学到了平脉辨证的思想和方法，这是中医的核心和灵魂，是中医赖以生存和发展的基础。这几年，师从李士懋老师，对李士懋老师的治病经验，亲眼目睹，耳提面命，感触极多，李士懋老师的医学修养之所深，非聊聊数语可述，限于篇幅，尤有言不尽意之处。

古人云："师者，人生之大宝。"信然！

第九篇

跟师李士懋先生，步入中医经典之门

沧州中西医结合医院　扈有芹

第一章　从困惑彷徨到爱上中医

　　1992 年大学毕业至今已有 20 年，可以说，20 年来我一直在努力，希望提高自己的中医水平，成为一个好中医，实现毕业时的梦想——成为名中医。刚参加工作时，应用大学所学知识，治疗疾病时，大脑中浮现出来的是中医内科学上的辨证分型，有一些有疗效，有一些干脆无头绪，找不到合适的证型。当时认为是自己的经验太少，没见过那么多疾病。于是我开始学习，买来各种书籍，订阅了好几种杂志，搜集各种治疗疾病的方法，学习别人的经验来丰富自己的知识储备，提高自己。我买了整套的百年名中医临床丛书系列，希望从他们的经验中汲取营养。后来，我又买到了胡希恕先生的书，他的方证相应观点，给了我一定的启发。通过这些学习，自己诊病的疗效有所进步，但是，我对中医还是有一些困惑，治疗一些疾病时心里没底，虚实之间总感觉分辨不清晰。从 2006 年开始，我先后跟随多位名中医学习，能治好的疾病越来越多，门诊量也逐渐提高。但有些问题总让我很困惑，让我感到彷徨不安，总在动摇着我继续学习中医的信念。临床治病我们要四诊合参，各自占多大的权重？例如我在临床接诊的一些咽痛的患者，舌红，咽部鲜红，这应是热证，但用清热的药怎么也治不好。再如乏力的患者，明明各种症状都属虚，用补益药就是不见效。我总在思考虚实寒热怎么界定？舌能不能辨清寒热虚实？患者有很多症状，从上到下都很不难受，或者就有一个症状而无其他不适，我如何能判定病机？有时还会按西医诊断疾病，什么病用什么药，比如胰腺炎用大柴胡汤，阑尾炎用苇茎汤，肠梗阻用大承气汤等。这西医都会用！我们中医还有什么优势和特色可言？这使我感到茫然不知所措。

　　2013 年初我开始跟随李士懋老师学习，李士懋老师手把手地教诊脉，我侍诊其左右，聆听李士懋老师的教诲，独立诊病，李士懋老师批改，通过跟随李士懋老师学习，我真正明白了中医。

以前治疗疾病，心里没根，治好了，不知道怎么好的，治不好，不知道为什么不好。治疗疾病时心里总在敲鼓，因为心里没有准星，不知寒热虚实怎么来界定，眼睛只盯着疾病和症状，而不明中医的理。通过跟师李士懋老师学习，我学会了"思辨"，学会了治疗任何疾病都要把握全局，灵活分析；以脉诊为中心的四诊合参的辨证论治，以脉定虚实等，学会了这些，也就解决了从医20年来的疑惑，使我心中豁然开朗，中医是能治好病的。我会坚定地走中医道路，努力学好中医，我也会让孩子们学习中医，告诉他们，中医真的很好，很有潜力。

一、我学了什么

1. 把握全局，善于思辨，以脉解症。

所谓胸有全局，就是要对每一病证的病因、病机、临床表现、诊断要点、治则、治法、方药等，有一个全面的了解，临证方能把握全局，全面分析，不至于犯片面性的错误。中医的灵魂是"思辨"，思辨要围绕着脉，症进行，要以脉解症。

【案1】

王某，女，4岁，2014年4月19日初诊，脉数疾无力。发热，抽搐，便可，面色白，神识尚可，四肢略凉。西医诊断为病毒性脑炎。

证属：肝风（虚风内动）。

法宜：扶正息风。

方宗：可保利苏汤主之。

黄芪40g，白术6g，党参7g，桂枝7g，补骨脂3g，当归6g，炙甘草6g，炮附子8g（先煎），炒枣仁15g，白芍9g，肉苁蓉7g。

4剂，水煎服，一日三服。

2014年4月22日二诊，热已退，抽搐止，上方去桂枝、附子，改黄芪50g，炒枣仁30g。

2014年4月27日三诊，面现红润，多涎唾，舌可，脉略无力。上方加龙骨15g，牡蛎15g，益智仁6g。

2014年5月1日四诊：面色已红润，手指偶有蠕动，涎唾减少未净，可行走，寐可，便调。

生黄芪40g，当归6g，白术6g，炒白芍6g，生龙骨15g（先煎），生牡蛎15g（先煎），党参7g，山茱萸8g，全蝎6g，炙甘草6g，炒枣仁15g，蜈蚣5条，法半夏6g，益智仁5g。

4剂，水煎服。

2014年5月6日五诊，脉已转滑数，舌可。

证属：痰热。

法宜：清热化痰息风。

方宗：菖蒲郁金汤加羚羊角。

石菖蒲5g，连翘7g，钩藤7g，郁金5g，川贝母6g，僵蚕7g，黄连5g，法半夏4g，栝楼10g。

4剂，水煎服。

另：羚羊角丝7g。

水煎代茶饮。

2014年5月11日六诊，夜寐多汗，脾气略急，余无不适，舌偏红少苔，脉滑数。

证属：热盛津亏。

法宜：滋阴清热。

方宗：沙参麦冬饮加减。

沙参10g，玉竹9g，天花粉6g，生麦芽9g，麦冬9g，桑叶4g，石斛9g，生甘草5g，生龙骨12g（先煎），生牡蛎12g（先煎）。

4剂，水煎服。

按：中医发热，可以是体温升高，或体温不高而自觉全身或身体某一部分的燥热感觉。

那么，为什么会发热呢？《景岳全书》曰："寒热者，阴阳之化也。"故热者，阳也。既然有热，就说明有阳气存在。或阳气内郁，或阳气外浮，或阳气不归其位。从以上论述可以看出，虚可发热，实可发热；风寒暑湿燥火诸邪可引起发热，如何辨识发热是我们临床中需要解决的问题。李士懋老师总讲"大道至简"，道者，即阴阳也。遵循这个原则，我把发热的病机可以分为以下几种：

阳盛则热。

阳虚，虚阳浮越发热。（阳虚或气虚发热）

阴虚，阳气亢盛发热。（阴虚或血虚发热）

阴盛，郁而化热。

既然发热有阴虚、阳虚、阴盛、阳盛的不同，因此治疗发热要先别阴阳。《内经》中论述"察色按脉，先别阴阳"。李士懋老师的《溯本求源·平脉辨证》中说道："对于疾病性质的判断主要依据脉象来判断。""疾病的性质无非寒热虚实，都可以在脉象上得到反映。反过来，就可根据脉象以推断疾病的寒热虚实。就一般规律而言，证实脉实，证虚脉虚，热则脉数，寒则脉迟，这就是对疾病性质的判断。"因此对于发热，可以据脉分为几大类。

（1）脉沉取无力或浮大按之无力——气虚或阳虚——补中益气汤，可保利苏汤，桂枝汤，麻黄附子细辛汤，桂枝加附子汤，附子汤，理中汤，四逆汤，白通汤，白通加猪胆汁汤等。

（2）脉细数——犀角地黄汤，清营汤，青蒿鳖甲汤，理阴煎。

（3）脉沉取有力而数——麻黄汤，葛根汤，白虎汤，大承气汤，大柴胡汤，银翘散，升降散，黄连解毒汤，凉膈散，栀子豉汤，黄芩汤，葛根芩连汤，白头翁汤，导赤散，龙胆泻肝汤。

（4）脉涩或有瘀血指征——血府逐瘀汤，桃核承气汤，下瘀血汤。

（5）脉濡，滑数，舌苔腻——三仁汤，五苓散，达原饮，黄连温胆汤，甘露消毒丹。

此例患儿发热伴抽搐，脉数疾无力，无力属气虚，越虚越数，越数越虚，抽搐者肝风内动之象，李士懋老师选可保利苏汤治之。可保利苏汤出自《医林改错·下卷·论小儿抽风不是风》，"此方治疗小儿因伤寒、瘟疫，或痘疹、吐泻等证，病久气虚，四肢抽搐，项背后反，两目天吊，口流涎沫，昏沉不省人事，皆效"。该书还曾曰："殊不知项背反张，四肢抽搐，手足振掉，乃气虚不固肢体也；两目天吊，口噤不开，乃气虚不上升也；口流涎沫乃气虚不固津液也；咽喉往来痰声，非痰也，乃气虚不归原也。"明确论述了此抽搐的病机是气虚风动。重用黄芪补气息风，加入健脾益气、养血补肾之药，以治疗脾肾两虚之气血不足。故用药三天发热已退，抽搐止。五诊脉转滑数，表明气已足，而痰热生，转用清热化痰息风之法。最后一诊，夜寐多汗，脾气略急，舌偏红少苔，脉滑数。属热盛津亏，用滋阴清热之法。充分显示了李士懋老师用药的灵活性，一切都围绕脉症进行思辨。

2.动态辨证，知犯何逆，随证治之。

疾病的性质、病位、程度、病势是不断变化的，这其中有量变，也有质变。如何把握疾病的变化呢？《内经》中提出"谨守病机"，《伤寒论》指出"观其脉证，知犯何逆，随证治之"。李士懋老师在此基础上进一步指出，动态地辨证，脉变证亦变，据其所变，变法更方；脉未变，证未变，守前法前方治之，此即"谨守病机"之谓。

【案2】

刘某，男，46岁。2013年7月15日初诊，脑出血三个月，现舌强语言蹇涩，肢体功能恢复尚可。舌红苔腻，脉沉滑数。

证属：气滞痰热化风。

法宜：清热化痰息风。

方宗：黄连10g，石菖蒲10g，郁金10g，蜈蚣15条，清半夏10g，枳实10g，竹茹10g，全蝎10g，胆南星12g，茯苓15g，地龙15g。

14剂，水煎服，每日一剂。

前后诊治6次，语言功能逐渐好转，脉一直弦滑数，方一直未变。

【案3】

扈某，女，44岁，2014年4月11日初诊，咽痛，咳嗽两天。伴恶寒、发热，关节酸痛，咳嗽痰多，舌苔白腻，脉紧。

证属：外寒内饮。

法宜：散寒蠲饮。

方宗：麻黄 9g，桂枝 12g，白芍 10g，炙甘草 7g，干姜 7g，清半夏 12g，细辛 6g，五味子 6g，苦杏仁 10g。

2 剂，每次半剂，每日三次，取汗。

2014 年 4 月 12 日二诊，汗出，恶寒减轻大半，无发热，咽痛、咳嗽均减，痰仍较多，色黄稠，苔腻，大便偏干，脉弦滑数稍减。

证属：寒已化热，邪居半表半里。

法宜：和解少阳。

方宗：小柴胡汤加减。

柴胡 12g，黄芩 10g，清半夏 10g，党参 15g，生姜 10g，大枣 30g，栝楼 18g，桔梗 10g，炙甘草 6g，苦杏仁 10g。

5 剂，水煎服，每日 1 剂，分两次服。

服后咳愈，便畅。

按：案 2 前后诊治 6 次，脉未变，故一直守方，李士懋老师常以蒸馒头作比喻，馒头要蒸到一定的火候才能熟，这也是我们讲的从量变到质变。虽病情如前未见明显好转，而脉未变，证亦未变，故法不变，方不变。而所谓的"守方"并不等同于"效不更方"，守方是指在病机未变的前提下，无论病情有没有变化都要"守方"。如岳美中先生说："至于慢性病的治疗，不但有方，还需要有守。""一些慢性病，都是由渐而来，非一朝一夕之故，其形成往往是由不明显的量变而到达质变，则其消失也需要经过量变达到质变。"到底证变还是没变，我们如何判定？李士懋老师提出了脉未变，证亦未变，故法不变，方不变。为我们提出了守方的依据。

案 3 患者服小青龙汤 2 剂，症状缓解，二诊表证已解，邪已传变。脉由紧转为弦滑数减，脉发生了变化，证也随之变化，故有效而脉已变则证变，证变则法变、法变方亦变。正如《伤寒论》谓："脉若静者，为不传；颇欲吐，若躁烦，脉数急者，为传也。""伤寒二三日，阳明、少阳证不见者，为不传也。"此例病例脉弦滑数为已传变，那么传到哪呢？脉弦为邪已入少阳，大便干为邪入阳明，但无发热、口渴、腹满、脉大等阳明热证，故邪入阳明尚浅，邪结未甚。故李士懋老师以小柴胡汤和解少阳，以栝楼清热化痰解阳明之热；此即"效亦更方"。

李士懋老师提出"效亦更方，不效亦有守方"。并提出对脉要"明于理而不拘于迹，辨证地看待诸脉，守绳墨而废绳墨，通过对脉象的了解，从而能谨守病机，随证治之"。

3. 重视脉诊，强调阴阳脉诊法。

李士懋老师认为："脉的形成原理，一言以蔽之，气与血耳。""脉乃血脉，赖血以充盈，气以鼓荡。"《诊家枢要》亦云："得其理，则象可得而推矣，是脉也，求之阴阳对待统系之间，则启源而达流，由此而识破，无遗策矣。"血气盛者脉必盛，血气衰者脉必衰。李士懋老师遵《脉经》以寸关尺分主三焦，而不机械地将寸关尺与脏腑硬行搭配。寸脉盛，乃气血盛于上，或本部之气血盛，或中下焦气血攻于上；寸脉弱则气血不能升于上。尺脉盛者乃相火旺，尺脉弱者乃肾气虚。寸关尺三部脉中，"关"乃关隘之意。故诊脉重在诊寸、关及其之间的关系以判断气血盛衰及邪正关系。此即阴阳脉诊法。

历代医家对阴阳脉诊法都有论述，《素问·脉要精微论》曰："上竟上者，咽喉中事也；下竟下者，少腹腰股膝胫中事也。"

张景岳《景岳全书·脉神章》云："脉之形见上者候上，下者候下，此自然之理也。""察三部可知病之高下，如寸为阳，为上部，主头项以至心胸之分；关为阴阳之中，为中部，主脐腹肤胁之分；尺为阴，为下部，主腰足胫股之分也。"

《难经·二难》曰："脉有尺寸，何谓也？从关至尺是尺内，阴之所治也；从关至鱼际是寸口内，阳之所治也。故分寸为尺，分尺为寸。"

《难经·四难》曰："脉有阴阳之法，何谓也？然呼出心与肺，吸入肝与肾，呼吸之间，脾受谷味，其脉在中，浮者阳也，沉者阴也。心肺俱浮，何以别之？然浮大而散者心也。"

《难经·十四难》曰："上部有脉，下部无脉，其人当吐，不吐者死。上部无脉，下部有脉，虽困无能为害，人之有尺，譬如树之有根，枝叶虽枯槁，根本将自生，脉有根本，人有元气，故知不死。"

跟师李士懋平脉辨证

仲景脉法有很多论述关于阴阳脉法，如"寸脉微，名曰阳不足，阴气上入阳中，则洒淅恶寒也。尺脉弱，名曰阴不足，阳气下陷入阴中，则发热也。阳脉浮阴脉弱者，则血虚，血虚则筋急也""夫脉当取太过不及，阳微阴弦，即胸痹而痛，所以然者，责其极虚也。今阳虚知在上焦，所以胸痹，心痛者，以其阴弦故也"。

李士懋老师在学习古代医家脉法的基础上，进一步发展了阴阳脉诊法的理论，以沉取有力无力分虚实作为脉诊总纲，详细论述了阴阳脉诊法，现将李士懋老师临床常见阴阳脉总结如下。

阳旺有力脉

（1）阳脉数实有力，关尺数有力：此肝火犯肺（木火刑金）或肝火扰心，当清泻肝火，代表方剂为泻青丸。

（2）阳脉滑数有力，关尺滑数有力：此痰热上攻，当清热化痰，代表方剂如小陷胸汤，黄连温胆汤。

（3）阳脉数实有力，尺脉沉细躁数：此郁火上攻，法当清透郁火，代表方剂为升降散。

（4）阳脉数实有力，尺脉细数：此水亏火旺，当泻南补北，代表方剂为黄连阿胶鸡子黄汤。

（5）阳脉数实有力，尺脉沉细无力：此为上热而下虚寒，法当清上温下，方宜泻心汤合右归丸或金匮肾气丸加减。

（6）阳脉数实有力，尺脉沉弦紧：此为上热下寒，法宜清上热散下寒，方宗泻心汤合麻黄附子细辛汤。

（7）阳脉洪大，尺细数：此水亏而热势盛于上焦气分，当清上滋下，代表方剂为玉女煎。

阳脉旺，按之无力

（1）阳脉大然按之无力，尺细数：此阴虚不能内守，虚阳浮越于上，法当滋阴潜阳，代表方剂为三甲复脉汤。

（2）阳脉旺然按之无力，尺脉微细：此阴盛格阳，虚阳浮越而成格阳、戴阳，法当引火归原，使浮游之火下归于肾，代表方剂为白通加猪胆汁汤、通脉四逆汤等。

（3）阳脉虚大，尺细数按之不足：乃肾之阴阳两虚，虚阳浮越于上，法当双补肾之阴阳合以潜镇浮阳，代表方剂为三甲复脉汤合右归丸加减。

寸弱

（1）阳弱尺弦：此气（阳）虚，阴寒盛，法当益气温阳，方宜补中益气汤加附子、干姜或苓桂术甘汤加附子、桂枝人参汤等。

（2）阳弱尺滑或细数：此气（阳）虚，肾水亏，法当益气升阳滋肾水，方宜补中益气汤加熟地黄、山茱萸等。

（3）阳弱尺劲数或动数：此气虚清阳不升，阴亏阳亢，法当益气升阳合以滋肾水潜敛浮阳，方宜补中益气汤合大补阴丸加减。

（4）阳弱关尺滑数：此气虚相火旺，法当益气升阳兼泻相火，方宜补中益气汤加知母、黄柏或加栀子、黄芩、龙胆草之属。

（5）阳弱尺弱：此气虚清阳不升，肾气虚，法当益气升阳兼补肾气，方宜补中益气汤合右归丸加减。

阳脉弦

阳脉弦，尺脉弱：此阳气虚阴寒上乘，法当温阳益气散寒，方宜苓桂术甘汤加附子、干姜或四逆辈。

4. 用药灵活，章法有度。

重用黄芪息大风，轻用黄芪补中气：如脾胃虚弱，中气不足，李士懋老师用黄芪量一般比较小，防止大量黄芪壅滞脾胃，造成脾胃运化功能更差。例如补中益气汤、升阳益胃汤中黄芪用量在 12～15g；如中气下陷，气虚风动则用黄芪剂量较大，如在黄芪赤风汤、可保利苏汤中黄芪用量在 30～150g。经云"黄芪息大风"，息大风均重用黄芪。

重用附子回阳救逆。李士懋老师治疗阳气虚者，诊得脉沉细欲绝或脉微多使用大剂量附子，常用 30g 以上，曾治疗一肝癌腹水患者，附子用量达 90g。

重用熟地黄补肾益精血。对于有肾精亏虚症状，尺脉表现细数，或尺脉滑，或尺脉动数，或尺脉劲，或尺脉浮大者，熟地黄用量达 30～60g。

重用半夏安神、交通阴阳，轻用半夏化痰止咳、止呕。失眠，脉滑或伴舌苔厚腻者，李士懋老师用半夏 30～50g，以交通阴阳而安神，取《内经》半夏秫米汤之意。而止咳化痰止呕则常用9～12g，而软坚散结则用生半夏。

李士懋老师用方，少则一味，多则二三十味，大多十一二味。一味山茱萸敛汗；两味连苏饮止呕和胃、芍药甘草汤缓急止痛、半夏秫米汤安神等均是李士懋老师常用方剂，大方如强直性脊柱炎、哮喘、不孕不育等慢性疾病则常用十几到二十几味研粉或制成丸药常服。

药量大小，药味多寡，视病情而定，这就是中医灵活而不失法度之处。

二、我在临床的应用体会

1.脉无假象

李士懋老师认为，临床辨证虽曰四诊合参，但四诊的权重不同，脉诊是四诊之首，在疾病的诊断中起着决定性的作用。疾病的性质、病位、程度、病势均可据脉来判断，因此脉可以定证。并首次提出了"脉象并无假，关键在于是否识脉。任何一种脉象的出现，都有其生理、病理基础，都反映了一定的生理病理改变"。"脉断然无假，根本不存在什么舍证从脉、舍脉从证的问题"。脉反映了机体的生理病理改变，故可以脉解舌，以脉解症。我以此理论应用指导临床，深悟"脉无假象"是指导临床的真理。

【案1】

李某，女，57岁，2014年1月13日初诊，反复口疮，舌灼热疼痛已20余年，加重两年，口服多种中药未见明显效果，反呈逐渐加重之势。现口疮持续发作，鼻干，鼻出血。疲劳感，舌红，脉沉微。

证属：阳虚，虚阳上扰。

法宜：温肾阳，收敛浮阳。

方宗：附子15g（先煎），生晒参10g，干姜7g，炙甘草8g，山茱萸15g。

服药两周，口疮明显好转，但仍有舌及口唇小片溃疡面，鼻干痛，鼻少量出血。

上方附子改40g，生晒参12g，山茱萸30g。

上方前后服药两个月，口疮已无发作，鼻腔湿润舒服，无鼻出血现象。脉沉无力，继以上方巩固疗效。

【案2】

李某，男，46岁，2013年10月5日初诊，舌灼热疼痛两月，反复出现口疮，舌红苔腻，脉滑数。

证属：痰热上扰。

法宜：清热化痰。

方宗：黄连温胆汤加减。

黄连10g，竹茹10g，枳实9g，胆南星9g，清半夏10g，茯苓15g，陈皮6g，甘草7g，石菖蒲9g，茵陈15g。

服药一周，舌热、舌痛稍减，前后共服药一月余，舌痛、舌热已无。

按：案1和案2同样是舌灼热疼痛，却用了截然不同的治疗方法，原因何在？因其症虽相同而脉截然不同，以脉解症，案1脉沉细微，属少阴脉，此发热是由阳气虚，虚阳浮越于上，而致舌灼热疼痛。《景岳全书·传忠录·真寒假热》曰："假热者，水极似火也。""凡真热本发热，而假热亦发热，其证则亦为面赤躁烦，亦为大便不通，小便赤涩，或为气促，咽喉肿痛，或为发热，脉见紧数等证。昧者见之，便认为热，妄投寒凉，下咽必毙。不知身虽有热，而里寒格阳，或虚阳不敛者，多有此证。""凡假热之脉，必沉细迟弱，或虽浮大紧数而无力无神。此乃热在皮肤，寒在脏腑，所谓恶热非热，实阴证也。凡见此内颓内困等证，而但知攻邪，则无有不死。急当以四逆、八味、理阴煎、回阳饮之类，倍附子填补真阳，以引火归原，但使元气渐复，则热必退藏，而病自愈。"阳虚虚阳浮动，浮越于上则面赤、耳鸣、口舌生疮、口渴；浮越于外则五心烦热；内灼脏腑则心悸、心中灼热、咳嗽、胃脘灼热疼痛等；虚热下流走窜则大便秘，小便赤热，外阴灼热，肛门灼痛坠胀等。虚阳浮越之热亦很盛，热盛欲脱衣，欲饮冷，但脉必沉细无力或浮大数无力，与实热脉截然不同。案2是一个截然相反的病例，虽也是舌灼热疼痛，但脉滑数有力，此证为热为阳。虚实之辨首重于脉沉取之有力无力，李士懋老师强调"沉取有力无力以分虚实，因沉为根，沉为本，故有力无力以沉候为准"。当然，无论脉诊多么重要。它也不能代表中医的全部诊法，一定要望闻问切四诊合参，才能达到良好的疗效。

2. 阳极似阴当细辨

【案3】

李某，男，36岁，2013年12月30日初诊，发作性心悸头晕伴手颤一年。发作性心悸，头晕，重则突然晕倒，乏力，手颤抖，手足冰冷，手心汗出，精神倦怠，寐差，尿频，纳差，大便溏稀，小便黄赤。精神分裂症，一直口服奋乃静等西药。低血钾，口服氯化钾片。

面色黧黑，时而低头不语，时而躁动不安，坐卧不宁，心悸，头晕，手颤抖，纳呆，恶寒，手足冰冷，大便溏稀，小便黄赤，舌可，脉沉拘细数无力。

证属：脾肾阳虚，寒邪凝滞。

法宜：益气温阳散寒。

方宗：桂甘姜枣麻辛附汤加减。

桂枝12g，生姜10g，大枣30g，麻黄7g，附子12g（先煎），细辛6g，人参10g。

5剂，水煎服，每日一剂。

2014年1月5日二诊，服药后气力稍增，余症同前。脉沉伏细数，有躁动感。

证属：火郁。

法宜：透发郁火。

方宗：新加升降散。

蝉蜕7g，姜黄10g，僵蚕12g，大黄5g，淡豆豉10g，连翘15g，栀子12g。

7剂，水煎服，每日一剂

2014年1月12日三诊，手颤已无，心悸减轻，气力大增，纳食好转，大便有时成形，寐差，时心烦但已能安坐，脉沉滑数。以黄连温胆汤加减治之。

按：一诊时脉见沉细数无力，加之有心悸、气短、纳呆、乏力、手足冰冷、便溏等症状，辨为脾虚阳虚寒邪凝滞。二诊时症状减轻不明显，细辨其脉重按时反觉力度增，越按越有力，且有躁动之象，此乃火极似寒，阳郁不申之脉。郁火上攻故头晕；郁火扰心则心悸；火郁不发，经脉郁滞，故气短身乏力；郁火化风走窜经络则手颤抖；火郁不发则阳气不得外达，故手足冰冷；阳气郁不能养神则倦怠；郁火下迫则便溏。一诊诊断错误，实属误治也，应引以为戒。

李士懋老师对火郁证论述最详，并提出可在以下几个方面加以辨别：

（1）脉：典型的火郁脉为沉而躁数。若郁闭重者可见沉细、沉迟、沉涩、沉而促结，甚至脉伏、脉厥。脉虽细、迟、涩、结，但绝非阴脉，按之必有一种躁扰不宁之象。

（2）舌：火热郁闭，不得外达而上灼，其舌当红。

（3）神色：面色当红而滞，总有一种热邪拂郁不达的红而暗滞之感。

（4）神志：轻者心烦少寐，重则谵语、狂躁、甚至昏厥。

（5）症：内呈一派热象，如渴喜冷饮、口哕、气粗喘促、胸腹灼热，溲赤便结或下利臭秽等。外呈一派寒象，如恶寒肢厥、甚至通体皆厥，或脘腹冷、背冷等。

3.掌握脉证，桂枝汤可治肺炎

陈某，男，11岁，2014年3月12日初诊。发热咳嗽两天。发热，体温最高39℃，咳嗽，服解热药未退热，白细胞 $17×10^9$/L，左肺底干湿啰音。既往史：支气管扩张，左肺不张。患者自小反复发作肺炎，曾于北京儿童医院查气管镜，示支气管扩张，左肺不张。自两岁开始反复肺炎发热咳嗽，重时每年发作十多次，必输液治疗才可缓解，曾多次服清热解毒中药。

面色晦暗，手足冷，恶寒，头痛，咳嗽，纳差，舌淡白，脉浮数按之无力。

证属：气虚外感。

法宜：益气解表，调和营卫。

跟师李士懋平脉辨证

方宗：桂枝汤加减。

桂枝 10g，白芍 10g，生姜 10g，炙甘草 6g，大枣 25g，党参 12g，茯苓 12g，苦杏仁 10g。

4 剂，水煎服，每次半剂，日三服、夜二服，啜热粥，温覆取汗，直至汗出。汗出后，日服两次，不取汗。

2014 年 3 月 15 日二诊，服药两剂，汗出热减未全退，第二天患儿上学，未按时服药，体温又开始升高，咳嗽，肺部听诊为干湿啰音，舌淡白，脉浮数按之无力。

证未变，仍拟上方，每两小时服药一次，啜热粥，温覆取汗，直至汗出。嘱停学两日，在家休养。

2014 年 3 月 17 日三诊，按要求服药，发热已退，咳嗽减轻，仍左肺底湿啰音。脉缓无力。上方加白术 9g，麦芽 9g，柴胡 8g，黄芪 12g，紫菀 10g。

5 剂，水煎服。

2014 年 3 月 23 日四诊，热未作，已不咳嗽，仍左肺底湿啰音。脉缓无力，以补中益气汤加减善后。

按：此患者反复使用抗生素、激素、清热解毒中药等方法治疗，而疾病迁延不愈，病情不断发展，我们应该仔细思考一下医生用药的责任。小儿乃至阴至阳之体，用药本应轻灵，而医者一见肺炎即使用大剂量抗生素或妄用清热解毒之药，损害机体的阳气，造成各个脏腑功能减退，尤其克伐脾胃的运化功能，脾胃为后天之本，气血生化之源，小儿正处在生长发育之期，脾胃运化失常则气血乏源，百病丛生，因此明代著名医家万全首先提出小儿"脾常不足"，治疗疾病时要时常顾护脾胃，以免影响其生生之机。

此例病人虽发热 39℃，而面色晦暗，手足凉，脉数按之无力，一派阳气虚之象，而非实热可言。脉数不能断为有热，张景岳云："数而无力者，到底仍是阴证，只宜温中。"李士懋老师亦讲："病脉之疾，可因邪迫气血奔涌；亦可因正气虚衰，气血张皇，奋力鼓搏以自救，虚实当以沉取有力无力分之。"此患者脉数按之无力，自是虚脉，此发热乃虚人外感，营卫不和而生，故治以桂枝汤调和营卫，解肌发表。不可见发热咳喘且西医又诊断为肺炎，便断定应使用麻黄杏仁石膏甘草汤，把其当作治疗肺炎的圣药，一定要辨证论治，知犯何逆，随证治之。

此病例二诊时出现体温升高，病情反复，细问发现，服药未按要求"温覆，啜热粥，小促其间"，可见服药方法非常重要，《伤寒论》非常注意药物煎服法，在每一方后都载明了煎药时间、煎药用水量，剩余药量，服药次数，服药方法及注意事项，我们应好好学习研究《伤寒论》，从而指导临床应用。此病人二诊后每两个小时服药一次，啜热粥，温覆取汗，直至汗出热退而病愈。

桂枝汤可以治疗外感及内伤杂症，临床不必拘泥于是肺炎还是肝炎，是糖尿病还是冠心病，按照中医的理论辨证论治，由此脉证皆可用此方药。桂枝汤用于虚人有表证者，可发热汗出、恶风头痛；亦可应用于内伤杂症者，或乏力，或身痛，或寐差，或心悸，或咳嗽，或胃脘不适，或月经不调等，见上述一二症状，脉略细弱者即可使用桂枝汤。

三、我发挥了什么——阳虚证脉证辨析谈

一提到阳虚证，我们往往想到的是中医诊断所讲的畏寒肢冷，口淡不渴，或渴喜热饮，可有自汗，小便清长，浮肿，大便溏薄，面色白，舌淡胖，苔白滑，脉沉迟无力为常见证候。但我们临床所见病例不完全是这样的。

【案1】

张某，女，59岁，幼儿园老师，2014年1月15日初诊，反复口疮10余年，加重两年。反复口疮，久治未愈。开始应用抗生素、黄连解毒片、牛黄上清丸等有效。近两年则无效。口唇、舌边口疮如红小豆大小，疼痛难忍，鼻干，有血痂，口干喜凉饮，食凉饮则胃脘不适，大便干，面色红润，眼干，寐差，手足凉，舌红少苔，脉沉细无力。

证属：阳虚，虚阳浮越。

法宜：温阳，收敛浮阳。

方宗：附子理中汤加味。

炮附子 15g（先煎），生晒参 10g，炒白术 10g，炮姜 9g，炙甘草 9g，龙骨 25g（先煎），牡蛎 25g（先煎），肉桂 5g，茯苓 15g。

2014 年 1 月 29 日二诊：服药一周，口疮已减轻，继服一周，鼻出血已无，仍鼻干，自觉乏力明显，上方加黄芪 60g，防风 8g，赤芍 12g。

2014 年 2 月 6 日三诊：乏力好转，口疮微痛，无明显溃疡，鼻干甚，考虑黄芪升阳，故去之。

2014 年 3 月 3 日四诊：因与子女生气，口疮复发，但很轻微，寐差，鼻干，汗出较多，脉沉细无力。

方宗：桂枝加附子汤加味。

桂枝 10g，白芍 10g，炙甘草 6g，大枣 30g，干姜 7g，炮附子 15g（先煎），山茱萸 18g。

2014 年 3 月 10 日五诊，口疮减轻，出汗减少，仍鼻干，少量出血，偶寐差，便溏腹胀，摔伤左臂，脉右沉细，左脉沉滑。

方宗：附子理中汤加味。

炮附子 30g（先煎），生晒参 10g，干姜 9g，炒白术 10g，炙甘草 9g，三七粉 3g（分冲），鸡血藤 18g，龙骨 25g（先煎），牡蛎 25g（先煎）。

2014 年 3 月 17 日六诊，口疮偶发作，仅微痛而不见疮面，鼻干痛已愈，偶汗出。继服上方。

2014 年 3 月 24 日七诊，微鼻干，口疮微作，牙龈肿痛，右脉沉细微上。

方宗：炮附子改 50g（先煎）。

2014 年 4 月 7 日八诊，口疮愈，鼻干无，鼻出血无，精神佳，上方继服。

2014 年 4 月 14 日九诊，近两日生气后寐差，胸闷，心悸，脉沉细无力，舌红。

方宗：桂枝甘草汤合四逆汤。

桂枝 12g，炙甘草 10g，干姜 7g，炮附子 30g（先煎），人参 10g。

按：此例口疮患者服清热解毒药物反而加重致使疾病迁延不愈，今用理中汤、四逆汤、桂枝加附子汤之类温阳药，口疮得以痊愈。看此例病人之症状，无阳虚则寒的症状，反见口渴喜凉饮、鼻干鼻出血、大便干、面赤等一派热象，如何辨别阳虚证是值得我们思考的问题。

郑钦安在《医理真传辨认一切阳虚证》中说："凡阳虚之人，阴气自然必盛。外虽现一切火症，近似实火，俱当以此法辨之，万无一失。阳虚病，其人必面色唇口青白无神，目瞑倦卧，声低息短，少气懒言，身重畏寒，口吐清水，饮食无味，舌青滑，或黑润青白色，淡黄润滑色，满口津液，不思饮水，即饮水亦喜热汤，二便自利，脉浮空，细微无力，自汗肢冷，爪甲青，腹痛囊缩，种种病形，皆是阳虚的真面目。"

如果临床上单纯出现上述证候，阳虚的辨证并不为难，可是当阴盛之时，格阳于外或上的时候，而外现一些"火旺"的表现，使世医所不能辨识"阴证似阳"，寒盛逼热外出，阴极似火，临床上颇难识别。因此，郑氏又说"然又有近似实火之处，又当指陈。阳虚证，有面赤如朱而似实火者、有脉极大劲如石者、有身大热者、有满口齿缝流血者、有气喘促、咳嗽痰涌者、有大小便不利者。"这些症状，郑氏认为都是"阴盛格阳"的结果，应当仔细察验。

《医理真传》坎卦解释中说："一点真阳，含于二阴之中，居于至阴之地，乃人立命之根，真种子也……真阳二字，一名相火，一名命门火，一名龙雷火，一名无根火，一名阴火，一名虚火。发而为病，一名元气不纳，一名元阳外越，一名真火沸腾，一名肾气不纳，一名气不归源，一名孤阳上浮，一名虚火上冲，种种名目，皆指坎中之一阳出。"

《景岳全书·传忠录·真寒假热》曰："假热者，水极似火也。""凡真热本发热，而假热亦发热，其证则亦为面赤躁烦，亦为大便不通，小便赤涩，或为气促，咽喉肿痛，或为发热，脉见紧数等证。昧者见之，便认为热，妄投寒凉，下咽必毙。不知身虽有热，而里寒格阳，或虚阳不敛者，多有此证。""凡假热之脉，必沉细迟弱，或虽浮大紧数而无力无神。此乃热在皮肤，寒在脏腑，所谓恶热非热，实阴证也。凡见此内颓内困等证，而但知攻邪，则无有不死。急当以四逆、八味、理阴煎、回阳饮之类，倍附子填补真阳，以引火归原，但使元气渐复，则热必退藏，而病自愈。"

李士懋老师在《平脉辨证·经方时方案解》中论述："阴盛格阳或戴阳，

跟师李士懋平脉辨证

若脉沉细微者，可用通脉四逆汤回阳救逆，引火归原。若阴寒盛，格阳于外，脉亦浮，或浮大，按之沉细无力；或阳浮于上，阳脉浮大而虚，尺微细欲绝者，当于通脉四逆汤方中，加山茱萸以敛其真气，加生龙骨、生牡蛎以震摄浮阳，防止阴阳离决脉暴出而亡。"

阳虚虚阳浮动，浮越于上则面赤、耳鸣、口舌生疮，口渴；浮越于外则五心烦热；内灼脏腑则心悸，心烦不寐，心中灼热，咳嗽，胃脘灼热疼痛等；虚热下流走窜则大便秘，小便赤热，外阴灼热，肛门灼痛坠胀等。虚阳浮越之热亦很盛，热盛欲脱衣，欲饮冷，欲入井中。此例患者，阳虚，虚阳浮越于上则烘热，浮越于外则汗出，内灼于心则心烦寐差。此例患者并无任何阳虚的症状，而热象表现得非常明显。如何辨别是实热还是虚热呢？脉必沉细无力或浮大数无力，与实热脉截然不同。

故阳虚证，不能仅从症状上的寒热来辨识，应在见一二阳虚症状的基础上，从脉辨识。

（1）脉必无力

阳虚证是虚证，虚实之辨，首重在脉，以脉的沉取有力为实无力为虚。李士懋老师强调"沉取有力无力以分虚实，因沉为根，沉为本，故有力无力以沉候为准"。故阳虚证之脉无论其浮沉、迟数、大小，必沉取按之无力。

（2）脉的浮与沉

阳气虚本应无力鼓荡气血，脉应见沉。然阳虚阴寒盛，格阳于外，浮越之阳可鼓动气血，脉可见浮象，或浮大，按之沉细无力；或阳浮于上，阳脉浮大而虚，尺微细欲绝者，此时宜在温阳的基础上加敛真气之山茱萸或加龙骨、牡蛎以镇摄浮阳，防止阴阳离决而亡。

故阳虚证可见沉细脉、沉迟脉或浮脉、浮大脉，必按之无力。

（3）阳虚证脉的数与迟

阳虚证，阳虚无力鼓荡气血，脉应迟。然正气虚衰，气血张皇，奋力鼓搏以自救，脉亦可见数。

迟冷数热之说始自《难经》"数则为热，迟则为寒"，《内经》中并无以数脉言热者。

《内经》曰："诸急者多寒，缓者多热，滑者阳气盛，微有热。""粗大者，阳有余，为热中也。""缓而滑者曰热中。"

《景岳全书·脉神章》论数脉最详。数脉"为寒热，为虚劳，为外邪，为痈疡""滑数、洪数者多热，涩数、细数者多寒。暴数者多外邪，久数者必虚损""数脉有阴有阳"并提出"内热伏火等证，脉反不数，而惟洪滑有力""数而无力者，到底仍是阴证，只宜温中"。

故阳虚证脉可迟可数，然必按之无力。

（4）脉的细微与浮大

《伤寒论》曰："少阴之为病，脉微细，但欲寐也。"此阳虚证正脉，阳虚无力鼓荡故脉微细，然阳虚，虚阳浮越亦可见脉浮大，必按之不鼓。

阳虚证，脉可浮可沉，可大可小，可迟可数，然必按之无力。陶节庵曰："不论脉之浮沉大小，但指下无力，重按全无，便是阴证。"脉按之无力，再见一二阳虚症状，即可诊为阳虚证。而阳虚的症状，除有阳虚则寒的症状外，经常见气短乏力，精神疲惫，《内经》言："阳气者，精则养神，柔则养筋。"此其应也。

第十篇

李士懋老师对高血压平脉辨治

涉县中医院　牛广斌

高血压属多发病、常见病，可引发心、脑、肾等多种合并症，对人体健康危害极大。西医测手臂血压高于 140/90mmHg 则为高血压，据其脏器损伤的严重程度及血管危害程度，以及血脂、血糖、肥胖等情况分为三期。高血压又分为原发性高血压和继发性高血压。中医治疗此病有相当大的优势，可治本为主，或标本兼顾，不须终生服药，可使停药后血压长期稳定，症状消失，应属治愈。

第一章　经典启示

中医并无高血压一词，但高血压的主症为眩晕。虽眩晕非高血压独有，但从经典对眩晕的论述中，可得到很多启示。

一、《黄帝内经》

头为"诸阳之会"，赖清阳以充；"脑为髓之海"，赖肾精以养。若阳气虚或肾精亏，不能上达于头，则眩晕，此为虚；若邪阻而清阳、肾精不得上达而眩晕者，此为实。故眩晕当分虚实两大类，正如《素问·调经论》曰："百病之生，皆有虚实。"

（一）虚证

《灵枢·卫气》："上虚则眩。"

《灵枢·口问》："故上气不足，脑为之不满，耳为之若鸣，头为之苦倾，目为之眩。"

《素问·五脏生肝篇》："徇蒙招尤，目瞑，耳聋，下实上虚，过在足少阴、厥阴，甚则入肝。"

《灵枢·海论》："髓海不足，则脑转耳鸣，胫酸眩冒，目无所见，懈怠安卧。"

《灵枢·经脉》："五阴气俱绝，则目系转，转则目运。"

按：以上聊举数条，皆言因虚而致眩晕者。虚可分为阴阳气血之虚，阳气不充，阴血不养，皆可晕眩。阴阳气血之虚，又与五脏相关。《灵枢·五癃津液别》："五谷之精液合和而为膏者，内渗入骨空，补益脑髓。"《灵枢·大惑论》："五脏六腑之精气……上属于脑，后出项中。"五脏六腑之精气亏而致眩晕者，或肝之阳气馁弱而清阳不升，或肝之阴血不足而不能上华；或脾虚生化不足，或脾气虚馁而清阳不升；或心火弱、命火衰，阴霾蔽空；或肾之精血亏，随海失充，凡此皆可导致因虚而晕眩。施治大法当：虚者补之，或温阳，或滋阴，或养血，或益气。病位，或从肝治，或从心、肺、脾、肾治，方法纷呈，要在平脉辨证论治。

（二）实证

《素问·至真要大论》："诸风掉眩，皆属于肝。"

《素问·六元正纪大论》："木郁之发，甚则耳鸣眩转，目不识人，善暴僵仆。"

《素问·玉机真脏论》："春脉太过则令人善忘，忽忽眩冒而巅疾。"

《素问·气交变大论》："岁木太过，风气流行，民病甚则忽忽善怒，眩冒巅疾。"

《素问·至真要大论》："厥阴之胜，耳鸣头眩，愦愦欲吐。"

按：以上数条皆肝病致晕眩，肝风上扰清空而眩晕。然肝风分实肝风与虚肝风两类。实者，肝热、肝火，或肝经郁火上冲，或胆经郁火上扰，或肝胆湿热上蒸，或痰瘀搏结化热生风，或风寒入肝而循经上干。虚者，肝阴不足而阳亢生风，或肝阳虚、肝气虚而清阳不能上达，或肝虚相火郁而上干，或肝血虚清窍失养，皆可致晕眩。肝风，可因肝自病而生风，亦可因他脏之病传于肝而引发肝风。治疗大法为虚者补之，实者泻之。

《素问·风论》："风气循风府而上，则为脑风。"

《灵枢·大惑论》："故邪中于项，因逢其身之虚，其入深，则随眼系以入于脑，入于脑则脑转，脑转则引目系急，目系急则目眩以转矣。"

按：邪中而眩晕，非独风也，当泛指外邪而言，有邪，自当祛邪。

二、《伤寒论》《金匮要略》

（一）邪入而头眩

《伤寒论·263条》："少阳之为病，口苦咽干目眩也。"

《伤寒论·171条》："太阳少阳并病，心下硬，颈项强而眩者，当刺大椎、肺俞、肝俞，慎勿下之。"

按：邪入少阳，循经上扰清窍，故头目晕眩。治当和解少阳，主以小柴胡汤。171 条乃表邪夹饮阻于经脉而眩。

（二）阳明热盛头眩

《伤寒论·198 条》："阳明病，但头眩，不恶寒，故能食而咳，其人咽必痛。"

《伤寒论·242 条》："病人小便不利，大便乍难乍易，时有微热，喘冒不能卧者，有燥屎也，宜大承气汤。"

按：阳明里热盛，热邪不得下泄，郁蒸于上而冒眩。法宜：泻其浊热，以承气汤主之。

（三）湿热上熏头眩

《金匮要略·黄疸病篇》："风寒相搏，食谷即眩，谷气不消，胃中苦浊，浊气下流，小便不通，阴被其寒，热流膀胱，身体尽黄，名曰谷疸……谷疸之为病，寒热不食，食即头眩，心胸不安，久久发黄为谷疸，茵陈蒿汤主之。"

《金匮要略·中风历节病篇》："诸肢节疼痛，身体尪羸，脚肿如脱，头眩短气，温温欲吐，桂枝芍药知母汤主之。"

按：此寒湿化热上蒸而眩。

（四）痰饮内阻头眩

《金匮要略·痰饮病篇》："心下有支饮，其人苦冒眩，泽泻汤主之。""卒呕吐，心下痞，膈间有水，眩悸者，以半夏加茯苓汤主之。""假令瘦人脐下有悸，吐涎沫而癫眩，此水也，五苓散主之……心下有痰饮，胸胁支满，目眩，苓桂术甘汤主之。"

按：此痰饮内阻而眩，治当蠲饮。

（五）冲气上逆头眩

《金匮要略·痰饮咳嗽病篇》："青龙汤下已，多唾口燥，寸脉沉，尺脉微，手足厥逆，气从小腹上冲胸咽，手足痹，其面翕热如醉状，因复下流阴股，小便难，时复冒者，与茯苓桂枝五味甘草汤治其气冲。"

按：此与痰饮内停而眩晕者不同，彼为痰饮阻遏清阳，见心下痞、胸胁支满、呕吐涎沫、心悸等症；此则亦有饮邪，但兼下虚，服麻黄、细辛，动其冲气。冲气上逆而气从小腹上冲胸咽，面翕热如醉状，予苓桂味甘汤敛气平冲。

（六）妊娠水气头眩

《金匮要略·妇人妊娠病》："妊娠有水气，身重，小便不利，洒渐恶寒，起即头眩，葵子茯苓散主之。"

按：妊娠胎气阻遏膀胱气化，水气内停，遏蔽清阳而为眩。葵子茯苓散通窍利水。

（七）阳虚头眩

《伤寒论·82条》："太阳病发汗，汗出不解，其人仍发热，心下悸，头眩身𥆧动，振振欲擗地者，真武汤主之。"

按：此阳虚水泛，方宗真武汤温阳制水。

《伤寒论·297条》："少阴病，下利止而头眩，时时自冒者，死。"

按：此下竭上厥而冒眩。

《金匮要略·黄疸病》："阳明病，脉迟，食难用饱，饱则发烦头眩，小便必难，此欲作谷疸，虽下之腹满如故，所以然者，脉迟故也。"

按：此太阴虚寒，寒湿中阻，清阳不升而头眩，治当健脾温阳化湿。

（八）阴虚头眩

《金匮要略·百合病》："百合病者……若溺快然，但头眩者，二十日愈。"

按：百合病乃肺阴不足，虚阳上扰于头而为眩。

（九）阴阳两虚头眩

《金匮要略·血痹虚劳病》："夫失精家，少腹弦急，阴头寒，目眩发落，脉极虚芤迟，为清谷亡血失精。脉得诸芤动微紧，男子失精，女子梦交，桂枝龙骨牡蛎汤主之。"

按：此阴阳两虚，脑失养而眩。桂枝龙牡汤调阴阳、固摄真元。

通过温习经典可知，眩晕可大致分为虚实两大类。虚者，包括阴阳气血之虚衰，病位有五脏之分。实者，包括风寒外客、湿热内蕴、火热上灼、气机逆乱、瘀血阻遏、痰饮上泛、肝阳化风、肝火上冲等。治当散寒、化湿、清热、降逆、活血、蠲饮、平肝潜阳诸法。这些论述虽非特指高血压，但对平脉辨治高血压有重要启悟。

三、平脉辨证论治

西医判断高血压疗效标准，主要以血压为依据。而中医判断高血压的疗效亦有中医独特的标准。中医的标准是靠脉舌神色症综合判断，其中尤以脉为重。中医的特点之一是恒动观，病情不断变化，治则方药亦应随之而变。变与不变，脉诊无疑是重要依据。脉诊在疾病诊断中起决定性作用，若以数字来算，其权重约占 50% ～ 90%。

脉贵和缓，和缓是有胃气、有神、有根的反映，是阴阳调和的结果。所以，脉是否已然和缓，是中医判断病情转归的重要标志。仲景于《伤寒论》开篇即云："脉静者为不传。"脉静即脉和缓也。有时药后虽症减，血压平复，然若脉未平缓而静者，恐日后再复发。

脉诊虽纷纭繁杂，难于掌握，但关键在于脉之沉取有力无力。有力为实，无力为虚。《素问·调经论》云："百病之生，皆有虚实。"《景岳全书》云："千病万病不外虚实，治病之法无逾攻补。欲查虚实，无逾脉息。"又说："虚实之要，莫逃乎脉。"所以脉诊起着决定性作用。

《素问·至真要大论》曰："帝曰，脉从而病反者，其诊何为？歧伯曰，病至而从，按之不鼓，诸阳皆然。帝曰，诸阳之反，其脉何为？曰，脉至而从，按之鼓甚而盛也。"对这段经文，景岳阐述得很清楚。他说："脉至而从者，为阳证见阳脉，阴证见阴脉，是皆谓之从也。若阳证见阳脉，但按之不鼓，指下无力，则脉虽浮大，便非真阳之候，不可误为阳证，凡诸脉之似阳非阳者皆然也。或阴证虽见阴脉，但按之鼓甚而盛者，亦不得视为阴证。"这就明确指出，即使临床表现为一派阳证，浮取亦为浮大洪数的阳脉，但只要按之不鼓，指下无力，就是阴证、虚证。即使临床表现为一派阴证，脉亦见沉迟细涩等阴脉，但只要按之鼓甚，便是阳证、实证。《医宗金鉴》云："三因百病之脉，不论阴阳浮沉迟数，滑涩大小，凡有力皆为实，无力皆为虚。"《脉学辑要》："以脉来有力为阳证，脉来无力为阴证。"《医家四要》云："浮沉迟数各有虚实，无力为虚，有力为实。"沉取有力无力，是脉诊的关键所在，只要分清虚实，治疗就不会出格。但话又说回来，真正能分清虚实，却又非易事。典型的虚实好分，就依脉之沉取有力无力来断；

但不典型的虚实，就难以诊断。虚实之所以难断，主要见于两种脉象。

一是邪气郁遏较甚，而脉见沉细小涩迟者，甚至脉伏、脉厥，颇似虚脉、阴脉，但其中必有一种不肯宁静、奔冲激荡之感，此即为实。另一种是脉过于弦长实大搏指，反属正虚而真气外泄之候，不仅不是实脉，反倒是大虚之脉。这两种脉象，最易致惑，使虚实难辨，此时要结合神色舌症综合分析。如若仍然不清，就摸着石头过河，用试验疗法。少量多次服用，看看反应如何。仲景亦有此法，如 209 条，先用小承气汤，转失气者，此有燥屎也，乃可下之。

当然，现代毕竟不同于古代，努力借鉴西医的知识，对中医大有裨益。所以高血压，必测血压，进而分辨是原发病还是继发病，继发原因是什么，高血压程度为何，对中医认识疾病、判断疾病程度、转归、预后、疗效都大有裨益。李士懋老师在诊治高血压时，仍严格按中医的辨证论治体系来辨证、立法、处方，决不以西医理论来指导用中药，毕竟中医有中医的理论体系，抛开这一理论体系，充其量剩下一些药物及偏方、验方，严格来说，所剩的药物也不再是中药，脱离中医理论指导的药物，只能称自然药物，中医则荡然无存矣。

四、观其脉证，随证治之

（一）实证

1. 寒邪凝滞

脉沉紧而劲，乃寒痹而脉痉。痉证乃筋拘挛，痉脉乃脉拘挛，其理相通。高血压可因外周血管痉挛，外周阻力增高而引发，此与寒凝血脉收引凝泣，出现脉弦紧拘滞的痉脉，机理是相通的。寒主收引，寒主凝泣，寒客则气机凝滞，血脉不畅，故脉沉弦拘紧泣滞，此种脉象李士懋老师称之谓痉脉。见此脉，可断为寒邪凝痹，若见表证者，为寒闭肌表；若见里证者，为寒凝于里，皆当汗而解之。

治疗脉弦而紧滞有力者，可予五积散、小青龙汤、麻黄汤、葛根汤散寒解表。亦可予九味羌活汤，解表散寒。头痛甚者，治以川芎茶调散。治痉证，仲景有葛根汤法汗而解之；痉脉，亦可予葛根汤法，汗而解之。五积散虽治五般积，主要为外寒内湿者设。散外寒，法同葛根汤，加辅汗三法，故服后汗出，寒解紧除，血压亦有缓和。

汗法，皆谓治表证，表证当汗。其实表证非皆当汗，里证亦非皆禁汗。因寒痹于里，故汗之以祛邪。

《素问·缪刺论》云："夫邪之客于形也，必先舍于皮毛，留而不去，入舍于孙络；留而不去，入舍于络脉；留而不去，入舍于经脉，内连五脏，散于肠胃，阴阳俱感，五脏乃伤，此邪之从皮毛而入，极于五脏之次也。"这清楚说明，外邪可由皮毛、经络次第内传，舍于五脏。若正气虚者，外邪亦可直客胃肠，直入三阴。

用汗法治高血压，主要指征就是脉沉弦拘紧，即痉脉，这与西药的外周血管阻力增高而血压升高的机理有相通之处。故见此脉，即以散寒解痉法治之。

寒邪在表者，当汗；寒邪在里者，亦当汗。用汗法，恒加辅汗三法，即频服，啜粥，温覆。否则，虽用麻桂等辛温发汗剂，亦未必汗出。

散寒发汗，解除寒邪之凝泣，可由痉脉而转为舒缓，推想可降低外周血管阻力，从而降低血压。这种寒邪，可为新感，亦可为沉寒痼冷；可寒凝肌表，亦可寒痹于里，皆当辛散发越。见兼阳虚者，可温阳散寒；若见气虚者，可益气散寒；若兼阴血虚者，可补阴血而散寒；若兼痰饮者，可涤痰化饮散寒，若兼血瘀者，可活血化瘀散寒；若寒凝火郁者，可清透散寒，双解之；若寒凝腑实者，可通下散寒，视其兼夹之不同，而灵活化裁，把汗法用活了，而不囿于解表邪之一隅。

汗出的标准是正汗，即"遍身漐漐微似有汗者益佳，不可令如水流漓"。若虽见汗，然汗出不彻，且脉仍痉者，则再汗之。《伤寒论》曰："何以知汗出不彻，以脉涩故知之。"此涩，亦类于脉痉。若汗已彻，但脉仍痉者，仍用辛温发散之品，但不用辅汗三法，则不出汗，恐一汗再汗而伤阳或伤阴，但仍可起到散寒的功效。

若寒在里，兼阳虚、阴虚者，则扶正散寒，寒去而正不伤。脉沉弦拘紧，必辨其沉取有力无力。有力寒实，无力正虚。寒实散寒，正虚扶正，不可虚虚实实。

跟师李士懋平脉辨证

然固有阴虚而风寒外束者，未汗之前已有弦细而劲之象。温散寒邪时，当顾护阴津不足，以防阴虚化风。

汗法治高血压，关键在汗后的后续治疗，不可能一汗再汗。寒去显阳虚饮蓄之象者，转而用真武汤法；阳复化热，脉转滑数者，又宜清热化痰法。脉变证，治法方药亦随之变，皆遵谨守病机之旨。

脉若弦滞且畏寒、头痛，乃寒凝之象，颈脉动且痛，水饮上逆，为寒饮凝泣，血运不畅。治以温阳化饮，予小青龙汤。因寒凝而血行不畅，故舌暗，寒散血运自畅，故可不用活血之品，亦治本之谓。古云："见血休治血。"此言亦适用于血瘀者。血瘀？必有其因，针对致瘀之因治之即可。若加活血之品，亦不为错，标本兼治也。

2. 寒凝热郁

脉沉弦紧滞，乃寒凝，无恶寒发热、无汗、身痛等症，知此寒未在肌表，而是寒凝于里，且紧滞有力，当属寒实凝痹。脉沉小滑数，乃热邪郁伏之象。

脉滞与滑，乃相互对立之脉，寒阻，气血收引凝泣，气血不得畅达以鼓荡血脉，故脉沉弦紧滞；但又有火热内郁，热乃阳邪，主升、主动，热被寒束于内，必不肯宁静，奔冲激荡，故脉滑数。正如《医家心法》所云："拂郁之脉，大抵多弦涩迟滞，其来也必不能缓，其去也必不肯迟，先有一种似数非数躁动之象。"《寒温条辨》亦云："温病脉沉涩而小急，此伏热之毒，滞于少阴，断不可误为虚寒。"沉弦紧滞，与沉小滑数之脉确可并见，并不抵捂，恰恰反映了寒凝热郁之病机。

治当散寒清热，方选防风通圣，发汗泄热。大青龙汤亦可选用。

3. 气分热盛

脉滑数略大，乃气分热盛。

可选白虎汤，热盛耗气伤阴者可取白虎加人参汤或竹叶石膏汤，清热兼益气养阴。

4. 痰郁生风

脉弦滑，滑主痰，弦主风，为痰郁化风。脉弦劲，是指弦而张力高，弦而搏指，乏柔缓之象，这是肝风亢盛的表现。风痰上扰而头晕，风痰阻塞于胸而胸痛。

治以涤痰息风，予半夏天麻白术汤化裁。脉见劲象者，恒加息风解痉之品，常用者为僵蚕、蝉蜕、地龙、天麻、钩藤、蜈蚣、全蝎等，用量依劲象之张力大小而别。

脉弦硬而滑实者，乃痰实生风。予礞石滚痰丸逐痰。痰乃津液所化，下痰勿尽，连下一周即不敢再下。若脉已见敛，则邪势已挫，即停用。未尽之痰，继用涤痰汤类方除之。

5. 痰瘀化风

脉弦拘且滑，乃痰蕴化风；瘀血没有固定脉象，可脉滑，亦可脉涩，舌有瘀斑或舌暗，可为夹瘀之象，故为痰瘀化风。

治以化痰活血，息风止痉，可予半夏白术天麻汤合活血息风之品。若脉弦拘者，乃邪束之象，故可加风药以散邪解痉。痉除，血脉舒缓，肝风自熄；若脉弦而劲者，为肝阳亢逆，自当平肝潜阳。

若脉由沉滑而变数者，乃痰瘀郁而化热或痰热气滞，血行凝泣而为瘀之征。治以清热化痰、活血息风，予黄连温胆汤加化瘀之品。

若脉弦滑数实大搏指者，为痰瘀搏结，化热生风之象。治以清热涤痰，活血息风。方宗涤痰汤、礞石滚痰丸、镇肝熄风汤、血府逐瘀汤、黄连解毒汤数方相合，重剂连续祛邪；若其脉弦大搏指，已无和缓之象，则当滋肝肾，平肝潜阳息风。因脉贵和缓，无和缓之象乃肾气败，就不能重剂祛邪，反应扶正顾护胃气。

李士懋老师研发治疗痰瘀互结之动脉硬化及其并发症之软脉胶囊，由薛生白三甲散化裁而来。《湿热条辨》曰："湿热证，七八日，口不渴，声不出，与饮食亦不却，默默不语，神识昏迷，进辛开凉泄，芳香逐秽，俱不效。此邪入厥阴，主客浑受，宜仿吴又可三甲散，醉地鳖虫、醋炒鳖甲、土炒穿山甲（猪蹄甲代）、生僵蚕、柴胡、桃仁泥等味。"此阴阳交困，气钝血滞使然。

口不渴，声不出，默默不语，混然一派痴呆之象，妙在不却二字，真乃画龙点睛之笔。仿佛不知饥亦不知饱，不知香亦不知臭，只要喂就张口吃，饱亦吃，饥也吃，香亦吃，臭亦吃，呆痴之象，惟妙惟肖，跃然纸上。

痰瘀互结之高血压者，软脉胶囊因其破滞破瘀之性，可使血脉畅通，从而使血压得以复常。

6.瘀阻经络

瘀血阻遏，气不煦，血不濡，脉痉而弦，乃致血压升高。

治以活血祛瘀，气血畅，气可煦，血可濡，经脉自然舒缓而不痉，血压自可降低，方取身痛逐瘀汤化裁。

7.痰热化风

脉沉弦滑数，弦主风，滑主痰，数主热，沉主气，为痰热生风，气机郁滞。脉滑数实大者，乃痰热壅盛。痰热夹风上扰，则头晕头痛；扰于心而心悸、胸背痛；窜于经络则肢痛胀、腰髋酸。

经脉之舒缓，必气以煦之，血以濡之。若气虚或血虚，经脉失于温煦濡养，经脉必拘挛而弦为风，此为虚肝风；若因邪阻，气机不畅，气血不能温养经脉，亦可脉拘弦而为风，如痰热所生之风，属实肝风。

治以清化痰热，息风解郁。方可选黄连温胆汤、小陷胸汤或合以天麻钩藤饮化裁。痰盛者，常加苏子、白芥子、莱菔子、皂角子等，增其涤痰之力。

8.少阳枢机不利

脉沉涩弦小或沉涩滞，热入血室而寒热往来，小腹硬结，如见鬼状而血压高者，乃少阳枢机不利，瘀热邪阻。

主以小柴胡汤，疏达枢机，提取下陷之热邪，亦为逆流挽舟之法，佐以活血。加红花、茜草以活血化瘀。希冀不降压而血压为之降。

9.肝经郁火化风

脉沉弦躁数，或脉沉弦数而滞，是肝气郁结，火郁于内。郁火上攻而头憷胸痛，阳郁不达而足冷，郁火下迫而便溏。郁热生风，肝风上扰而头晕、血压高；肝风走窜经脉则臂麻、腿胀。

治疗当"火郁发之"，即祛除壅塞，展布气机，透热外达。方予升降散透达郁热，四逆散疏达肝郁。肝风眩晕重时，亦可取镇肝熄风汤加清肝热之品，如龙胆草、栀子等。

若脉沉滞而舌暗者，乃气血郁滞；沉而数乃热郁于内。可予升降散透达郁热，更增川楝子行气，水蛭、赤芍、牡丹皮活血破瘀，连翘散热结，栀子清热。

若脉弦兼缓细者，虚象已露，故当兼以当归、白芍、山茱萸益肝体，黄芪益肝气，天麻、钩藤等息风。

10. 痰饮停蓄

脉缓滑，眩晕耳堵，呕吐痰涎，不食下利，屡屡发作，乃痰饮内蓄所作。两关脉弦且劲，为肝风内旋。乃痰饮内泛，升降出入阻碍，肝失升发疏泄调达之性，此土侮木，肝中相火郁勃而发，上干清空而晕眩，夹胃气上逆而呕吐。其本在痰饮，故以涤痰蠲饮为主，以天麻、钩藤兼以息风。

法当涤痰蠲饮，予泽泻汤，效彰。泽泻可用至30～60g。可合以半夏白术天麻汤。

不得寐者，乃痰饮阻遏，阴阳不交。半夏化痰蠲饮，交通阴阳，痰饮除而寐自安。《内经》半夏秫米汤治不寐，因"厥气客于五脏六腑，则卫气独卫其外，行于阳，不得入于阴……阴虚，故目不瞑"。半夏秫米汤治不寐，适于痰饮阻膈而阴阳不交者，半夏用量应大，可30～60g。

若脉转沉滞减者，乃虚象已显，可予附子理中汤，培本以杜其生痰之源，兼半夏白术天麻汤及泽泻汤者，除其余邪。

（二）虚证

1. 脾虚水停

脉沉缓滑，脾虚水湿蕴阻者。阳气不布，清阳不升而头沉，清阳不实四肢而身困肢肿；水湿下注而为带下、下利。

血压高，亦可因水饮而作，苓桂术甘汤等化饮诸方皆可为法。此仲景已有明训。麻杏苡甘汤，发越阳气而利水湿；实脾饮健脾温阳利水，皆可酌情配用。

2. 气虚清阳不升

脉弦小无力，乃气虚之象。治以益气升清，方选升阳益胃汤化裁。

3. 阳虚虚风内动

脉弦无力或脉小弦拘按之减而血压高者，乃阳气馁弱，不得发越之故。经脉失于温煦而拘为弦，为阳虚气弱，肝风萌动。阳气虚，清阳不达于巅，虚风窃踞阳位故可头晕；闭塞于清旷之野则胸痛、气短；津液失于固护而汗多；窜于经络而肢麻；阳虚胃寒而上逆，致恶心欲吐；温煦不及，吸入之气亦觉凉。

治以温阳益气，佐以解痉息风。方宗黄芪桂枝五物汤、黄芪赤风汤或真武汤加桂枝、黄芪、人参、全蝎、蜈蚣等息风之品。黄芪可渐加至120～160g，为防大剂益气温阳，易致虚阳浮动，可佐以山茱萸30g，已致虚阳浮动者，再加龙骨、牡蛎敛摄浮阳，少量肉桂引火归元。

4. 脾肾虚寒

脉弦细缓无力，三阴经皆为虚寒。阳虚者，必阴寒内盛。虽为虚寒，亦主凝泣收引，血脉拘而为弦，血压乃高。

诸不足者，取之于中，故治以半夏泻心汤。干姜温脾，吴茱萸温肝，附子温肾，三阴兼顾。温阳健脾，阳复阴霾散。

5. 阳虚寒凝

脉沉拘滞按之减，阳虚阴寒内盛而脉拘，按之减乃阳气虚馁。治以温阳益气，息风止痉，以附子温阳，重用生黄芪益气升阳，且配以托举息风之品，上达巅顶，息风解痉。

沉而拘滞之脉，若按之有力者，李士懋老师即断为寒邪凝痹，不论寒邪在里或在表，皆予发汗散寒，待寒解后，再依其脉症变化而变。若拘滞按之无力者，即断为阳气虚衰，法宜温阳益气以解寒凝，因属虚寒证，故不可再汗。若确为阳虚而又有风寒袭表或犯内者，其脉当弦紧按之减，此时可温阳散寒。

脉沉弦紧，为寒邪凝滞。寒凝则气化不利，三焦不通，水湿下流，故下肢肿，小便淋痛频数，阴盛气化无权，水液不摄，小便数；寒则气不通而痛。治以温阳散寒，方宗寒痉汤。方中蜈蚣、全蝎二药为止痉散，治疗痉证。此方用以息风解痉，此痉非抽搐之痉证，乃指寒凝血脉痉挛之痉，二者病机相通。解痉，则血脉舒缓，血压自可降低。

夜半血压高者，缘于阴气盛也。本为阴寒凝滞，夜半阴寒更甚，寒则收引凝涩，经脉更拘，故血压最高。

6. 肝肾阴虚，肝风内动

脉弦硬，肝肾阴虚，阴虚不能制阳，阳亢化风。

脉弦数而涌，乃阴虚不制阳亢之脉。阳浮于上，则头晕耳鸣或盗汗如洗，或鼻中如火。

脉涌且阳旺，乃阳浮于上。从阳求阴，阳之浮，缘阴虚不制。

脉沉弦细或劲，细乃阴虚不柔，木失水涵；状如琴瑟弦，乃肝亢化风。

脉沉弦细数减，为肝肾不足，肝风内动。风旋于上而头晕，风阳扰心而心悸、寐不安、烦躁、胸痛，风阳升泄而汗出，走窜经络而足痛。

脉沉弦细小，细小乃阴气不足，脉弦而头耳热，乃阳气升动之兆。

治当滋阴潜阳，平肝息风，方宗三甲复脉汤化裁。风阳息，则血压会随之渐降，眩悸诸症渐缓。

7. 肾虚风动

尺脉沉弦细急，乃肾亏于下，可致腰痛，或足冷，下肢肿。

脉弦硬亦可为肾气虚惫之象，下虚者上必厥，厥气上逆，血脉失去阳之温煦，拘挛而脉弦劲或弦硬。厥气逆于上而脉弦硬。脉硬不柔，乃真气外泄之征，此非实脉，恰为虚脉。

当予地黄饮子双补肾之阴阳，息风止痉。用桂枝、附子者，一可阳生阴长，化源不竭；一可引浮游之火下归宅窟，火归水中，水生木，阳潜风宁。

8. 肾虚阳浮并见

脉弦数而涌，乃阴虚不制、阳亢之脉；尺脉沉弦细急，乃肾亏于下，呈上热下寒之势。

阴不制阳，久则阴损及阳，而尺脉弱者，应佐温阳之品，此即景岳所云："善补阴者，必于阳中求阴，则阴得阳升而泉源不竭。"景岳云："以精气分阴阳，则阴阳不可离；以寒热分阴阳，则阴阳不可混。""凡阳虚多寒者，宜补以甘温，而清凉之品非所宜；阴虚多热者，宜补以甘凉，而辛燥之类不可用。"

治以三甲复脉汤滋潜合河间地黄饮子益肾并用。

（三）虚实兼夹

凡虚证和实证并见者，可视其脉证，复合用药。

第二章 用药经验

李士懋老师平脉辨证论治高血压，坚持以中医理论为指导的辨证论治体系；坚持以脉诊为中心的辨证论治方法，方无定方，法无定法；临证平脉辨证首分虚实，谨守病机；胸有全局；崇尚经方；动态辨治。以仲景"观其脉证，知犯何逆，随证治之"为准绳，倡以脉解症，以脉解舌，能一脉贯之，理法方药清晰明了，疗效卓著。应用方药经验见于上述观其脉证，随证治之中，以下仅举应用全蝎、蜈蚣及黄芪经验。

李士懋老师用蜈蚣治高血压，学之于余冠吾先生治其母高血压一案。用治实肝风，用量应大，一般在 20～60 条之间；若用治虚肝风，量宜小，二三条足矣。

《本草纲目》谓蜈蚣治"小儿惊痫，抽搐脐风"。《医学衷中参西录》曰："蜈蚣之走窜之力最速，内而脏腑，外而经络，凡气血凝聚之处，皆能开之……其性尤善搜风，内治肝风萌动，癫痫眩晕，抽掣瘈疭，小儿脐风；外治经络中风，口眼歪斜，手足麻木。"

关于蜈蚣毒性问题，李士懋老师临床屡用，最多一剂 80 条，从未见毒性反应。正如张锡纯所云："其性原无大毒。"

关于用法问题，李士懋老师皆以蜈蚣、全蝎入药，不去头足，不炒不炙，生者为佳。如锡纯先生曰："愚凡用蜈蚣治病，必用全蜈蚣也。"

高血压确为气虚者，大量黄芪确能息大风，配蜈蚣治高血压，确有卓效。

第十一篇

民间中医之传承之路

王昇

能够成为李士懋、田淑霄两位名医的弟子，是我今生最大的荣幸。

第一章　笔者自述

我的童年体弱多病，多亏父亲用爱心坚守，撑起我生命的一片蓝天。父亲是一位民间中医，在我的记忆中，每一次病情加重时，都是家父用中医中药的方法，使我转危为安、化险为夷。病痛的煎熬与中医的神奇疗效，使我逐渐对中医产生了浓厚的兴趣。读中医方面的书籍，学父亲给病人看病，是我最大的人生乐趣。想成为中医是我人生的理想，当名医的愿望成为我一生的追求。20多年前，在父亲的支持和鼓励下，我求学于石家庄，曾聆听李士懋老师讲课，学到了专业知识，打下了坚实的基础。毕业后，成为一位基层医务工作者。

我出生在农村，成长于民间，继承家父一技之长，初识医道，善于尝试应用简单的偏方、验方治病，走进山野田间鉴别采集药材。我称自己为民间中医，但民间中医也有成为名医的梦想。在不断学习实践的过程中，不禁为博大精深的中医药文化而痴迷，更为解除病人疾苦、追求良好的中医疗效而苦苦探索。

近20年来，一直仰慕李士懋老师的中医学术，因我资历太浅，悟性不高，思维笨拙，难攀高枝。几年前，一个偶然的机会，拜读《相濡医集》，其中经验，验之临床，效果奇佳。为了进一步提高自己的临床水平，再也按捺不住想拜李士懋老师为师的夙愿，怀着忐忑的心情，千里奔赴石家庄拜师。经过一段时间的学习后，有幸成为李士懋老师的弟子。虽然得到李士懋老师的收纳，但我知道在中医的道路上才刚刚起步。

在跟师学习三年的日子里，通过李士懋老师的口传心授，言传身教，我的中医诊疗水平得到了很大的提高，都与恩师的付出是密不可分的。在学习的过程中师父高尚的人格魅力，良好的职业道德，全心全意为患者解

跟师李士懋平脉辨证

186

除痛苦的医德、医风和博学多才的大家风范，是我们学习的榜样！众所周知，中医文化博大精深，源远流长，横亘古今数千年，历代杏林学子绵绵不断的传承为其关键。李士懋老师既熟读经典，又勤修新知；既倡导继承传统中医，又不排斥西医诊疗技术的应用。在中医学的发展过程中起到了承前启后的作用。李士懋老师著书立说，都集成了毕生所学的思辨观点和临床成败的经验教训。教育学生呕心沥血，尤其在其支持下的中医学院扁鹊医学社，学生们深厚的基本功，让人叹为观止。李士懋老师对徒弟们更是爱护有加，在学习中，手把手地教我们诊脉，面对面地教我们思辨。在生活中，嘘寒问暖，关怀备至。李士懋老师一天的行程忙碌，上午诊治患者，帮我们修改病历，教大家临床经验。下午要和我们一起参加病例讨论，认真点评，纠正我们的错误观点，及时提出自己的辨证心悟，并阐明医方真谛。晚上还要给我们讲述中医经典，到第二节课的时候，我们都能感觉到李士懋老师疲惫的状态和沙哑的声音，大家都劝李士懋老师减少上课的时间，注意身体，李士懋老师总是婉言谢绝，依然忘我的工作。从李士懋老师的工作中，我们看到了前辈培养中医后人的责任心，以及殷切期望中医事业能够发扬光大的使命感！通过老师的努力，不仅使中医得以更好的延续，而且使中医在传承中有所发展。

　　不辜负师父的期望，是我们不二的选择。在学习的过程中李士懋老师不止一次问到，你们学到了什么？应用了什么？发扬了什么？三年了，我们学到您的医德医风，学到了您的临床经验，而且在您的经验与理论的基础上有了新的发展。虽然在李士懋老师所传授的知识的海洋中，我们只吸收了其中的一少部分，但斗胆从医德医风，临床感悟，继承应用三个方面总结如下。

第二章　医德医风

一、英雄肝胆，菩萨心肠

在李士懋老师门诊学习的过程中，疑难病症屡见不鲜。一部分病人，是久经现代医学治疗，被定为不治之症。还有一部分病人，是久经治疗，但屡治不好。我深知这样的病人，治疗风险极大，如果治疗失败，一则招来非议，甚则引来官司。李士懋老师面对病人，很少考虑自己的安危得失与责任风险，精心辨证，遣方用药，一心救人。李士懋老师用药很有自己的风格，尤其在蜈蚣方面，独具特色，在治疗肝风上，基本剂量为20～40条。为了体验蜈蚣的药性和毒性，1973年曾以10条为末，一次吞服。1975年，为体验蜈蚣对癌症的治疗作用以及蜈蚣对人体的毒副作用，李士懋老师以身试药，静脉滴注蜈蚣注射液三天。古往今来，中医的历史长河中，具有英雄肝胆的大夫很多，李士懋老师当是其中的一员。

李士懋老师仪表威严，性格耿直。他的徒弟、学生、部分求诊的病人，见到李士懋老师都有一种敬畏之感。可在李士懋老师威严的外表下，却有一个菩萨心肠。在河北中医学院，李士懋老师的事迹更是数不胜数，资助贫困学生，帮扶有困难的同学，支持扁鹊医学社，把多少莘莘学子，扶上了成才的道路，为多少患者，驱除了病痛的折磨。李士懋老师的门诊病人很多，我记得一位血液病的小女孩，由于多年的治疗，家庭经济困难，李士懋老师了解情况后，不仅免除了孩子的诊费，还免除了孩子的医药费，承诺今后在门诊的药费、诊金一律全免。还有一位肿瘤患者，由于经济困难，李士懋老师也给患者免除了诊费，药品按成本计价。李士懋老师不愧为中医学界之楷模，他的仁慈、博爱之心贯穿始终，即使诊务繁忙，他也

跟师李士懋平脉辨证

总是耐心仔细地诊治每一位病人。不论贫富贵贱，老幼妇孺，总是一视同仁。李士懋老师在行医的过程中，精于辨证，用药精当，尽量不开大方、贵药，以减轻患者的经济负担。由于疗效卓著，由此四面八方慕名求医的患者总是络绎不绝。李士懋老师古稀之年，我们也提过，限号看病，李士懋老师总是说：大家这么远来了，推出去于心不忍，只要我老头子身体还可以，尽量看吧！此种行医大善之举，令人感动之深，铭记于心。

二、好学不倦，持之以恒

李士懋老师的中医之路大概分为 4 个阶段。在北京为理论和临床的学习阶段，在大庆油田医院为李士懋老师临床实践阶段，在河北中医学院教学为理论与实践的升华阶段，退休后著书立说、临床诊治，是李士懋老师的黄金阶段。专心致志，钻研经典，勤于临床，注重实践，善于总结，笔耕不辍，贯穿了李士懋老师的名医之路。李士懋老师看过的书，满满一屋，写过书稿一米多高，历年的临床病历更是不计其数。李士懋老师一直坚持早睡早起，不断学习。大医精诚中讲，青衿之岁，高尚兹典，白首之年，未尝释卷。其精神实在令人佩服。一生作品颇多，有《相濡医集》《脉学心悟》《濒湖脉学解索》《火郁发之》《平脉辨证经方时方案解》《中医临证一得集》等，为中医学事业的发展做出了卓越的贡献。

三、溯本求源，平脉辨证

中医的历史长河中，代代有名医，每一位名医都有自己的诊疗特点。公元五世纪，著名医家扁鹊就擅长"切脉、望色、听声、写形、言病之所在"。《黄帝内经》不仅在诊断学上奠定了望闻问切的四诊基础，更重要的是提出诊断疾病必须集合致病的内外因素全面考虑。东汉张仲景在分析研究中著成了不朽之作——《伤寒杂病论》，确定了辨证论治理论，奠定了诊断基础。后来如金元四大家、刘河间诊病辨证重视病机，李东垣辨脉重视四诊合参，他认为"持脉有道，虚静为保，但可澄神静虑，调息宁心，神精明，察五色，听音声，问所苦，方始按尺寸别浮沉，以此参伍，决死生之分也，复观患人的身形长短肥瘦，老少男女性情缓急，类各不同。故曰形气相得者生，参伍不调者病"。朱丹溪诊病，主张从外知内，他指出"欲知其内者，当以关乎外。诊乎外者，斯以知其内，盖有诸内者形诸外苟不以相参，而断其病邪之顺逆不可的也"。张从正诊病，重视症状的鉴别诊断。李士懋老师经过半个世纪多对经典的学习、研究、临症探索，已经将脉学作为诊断疾病的纲领，形成了平脉辨证、以脉解证、以脉解舌、以脉定证的临床特点。李士懋老师看病并不是单纯地注重脉诊，而是认为脉象最能体现疾病之本质，因此，他在诊断的过程中将"脉"的比重提升。长久以来的临床实践，他逐渐形成了自己的风格，即"平脉辨证"的思辨模式。当然，这更是李士懋老师善于研究经典获得的感悟，并将其发扬光大，形成自己独特的"医风"，在全国中医界独具特色。

第三章 临床感悟

一、熟读经典为基础

【案1】

王某，女，2011年8月5日初诊，脉沉弱，舌淡苔白，全身关节痛三月余以双手关节疼痛为主，肢节红肿，活动障碍，时有烦热。多次服用中西药品，效果欠佳。

证属：寒痹热郁。

方宗：桂枝芍药知母汤主之。

桂枝12g，芍药9g，甘草6g，麻黄6g，白术10g，知母7g，防风7g，炮附子15g（先煎），细辛8g，炙川乌15g（先煎），蜈蚣10条。

4剂，水煎服，每日服两次。

2011年8月9日二诊：患者关节肿消痛减，喜不自禁，脉舌同上。

上方14剂，后未复诊。

按：学好理论是中医的基础，临床实践是中医进步的阶梯。李士懋老师屡次强调学习中医经典的重要性。这个病例的学习，发生在我拜师的第一年，也就刚学习不久，在跟师抄方阶段，对于经典的学习还很浅薄，更谈不上熟练应用。《金匮要略》中讲："诸肢节疼痛，身体尪羸，脚肿如脱，头眩短气，温温欲吐者，桂枝芍药知母汤主之。"本方中用桂枝汤去大枣调和营卫，防风祛风，白术健脾除湿，麻黄宣阳通痹而散寒湿，附子、川乌、细辛温经助阳，祛寒湿痹以止痛。佐以知母，引诸药而达病所，合芍药清热养阴，利溺散肿。另加蜈蚣解毒散结，通络止痛。故取效迅捷。通过病例学习，我对经典的学习产生了浓厚的兴趣。

【案 2】

郝某，男，49 岁，无极县人，2013 年 10 月 18 日初诊，脉弦滑数，舌胖大淡暗，边有齿痕，苔白腻滑，右侧胸憋，胸背痛伴气短，咳嗽，干哕 3 月余。患者 3 月前出现上述症状，后入和平医院诊断为右侧淋巴癌。半月前 γ 刀治疗，5 天前抽胸水约 400mL，现症状减轻。饮食少，睡眠、二便正常。为进一步提高治疗效果，经李士懋老师学生推荐前来治疗。现未用化疗药。

证属：痰瘀互阻，水停脏腑。

法宜：化瘀消痰，利水通脉。

方宗：己椒苈黄丸合千金苇茎汤。

防己 15g，椒目 15g（捣），葶苈子 30g，酒大黄 10g，姜黄 12g，桃仁 12g，水蛭 10g。

7 剂，水煎服。

六神丸三盒，每次服 10 粒，每日二次。

2013 年 10 月 25 日二诊，脉滑弦数，双寸沉，舌胖大淡暗，边有齿痕，苔白腻滑。

患者服用上方后，自觉右侧胸憋减轻 8/10，但仍有胸背痛，颈部僵硬不适，咳嗽夜间甚，影响睡眠，每次咳嗽痰不多，但质腻，颜色黄白相间，有时痰中夹有血丝，痰咳出后，咳嗽缓解。

方宗：防己 15g，椒目 15g，葶苈子 30g，酒大黄 10g，姜黄 12g，桃仁 12g，红花 12g，水蛭 10g，丹参 30g，紫菀 30g，杏仁 10g，川贝母 3g，仙鹤草 30g，黄芩 12g，炙桑皮 15g。

7 剂，水煎服，每日一剂。

六神丸 3 合，每服 10 粒，每日服两次。

2013 年 11 月 8 日三诊：脉弦滑数减，舌暗红胖大苔白。

患者服用上方后，症状进一步好转，仍有胸憋（右侧），痰中夹有血丝，上方加三七粉 3g，石膏 18g。

7剂，水煎服。

后抄方在本地治疗，具体情况不详。

按：该肿瘤患者的治疗过程，是我跟师学习的第二阶段，即独立应诊，李士懋老师修改阶段。经过跟师临床和经典理论学习，自觉有了很大的提高。众所周知，癌性胸水，顽固难治。己椒苈黄丸出自《金匮要略·痰饮咳嗽病脉证并治第十二》，方由防己、椒目、葶苈子、大黄组成。原文"腹满，口舌干燥，此肠间有水气，己椒苈黄丸主之"。叙证简要，局限于"肠间有水气"，个人根据肺与大肠相表里的中医理论，用其治疗癌性胸水，鉴于水瘀互有影响，"血不利即为水""瘀阻可使水道更阻，瘀散可使水随气行"。用水蛭、桃仁、姜黄活血化瘀，辅佐心脉营行，以利水饮运化。后加千金苇茎汤化瘀排痰利肺，诊治中李士懋老师多次修改，使方药更加药证相符，故取得了良好的临床效果。

二、辨证论治为关键

【案1】

何某，女，23岁。2013年10月11日初诊，脉浮而无力，舌淡红苔白，感冒近一月，曾经输液，口服西药等好转而未愈，现恶寒发热，神疲乏力，咳嗽鼻塞，自汗，咽中不利。

证属：气虚外感。

法宜：益气解表，宣肺止咳。

方宗：补中益气汤加味。

黄芪15g，党参15g，白术15g，当归15g，柴胡10g，升麻6g，陈皮6g，炙甘草6g，防风6g，桔梗10g，紫菀15g，前胡10g。

7剂，水煎服，每日一剂。

2014年1月15日二诊，患者自诉服用中药，效果非常好，这次感冒没有输液，想直接服用上次中药。脉弦数减，询之，口苦，寒热往来，恶心，纳呆乏力。

证属：少阳枢机不利。

方宗：小柴胡汤主之。

柴胡 18g，黄芩 10g，半夏 10g，党参 15g，炙甘草 3g，生姜 3 片，大枣 3 枚。

5 剂，水煎服，日一剂。

2014 年 3 月 19 日三诊，患者自诉，中药管事，上次服用中药后病愈。现又感冒，主要为恶寒发热咳嗽频发，痰黏色黄，口干口渴，鼻塞涕黄，脉浮数，右寸甚，舌红苔薄黄。

证属：风温袭肺，肺失清肃。

方宗：桑菊饮加味。

桑叶 12g，菊花 10g，桔梗 10g，连翘 10g，杏仁 10g，甘草 3g，薄荷 4g，芦根 30g，鱼腥草 15g，金荞麦 10g，辛荑 10g，牛蒡子 10g，栝楼 15g，黄芩 10g。

5 剂，水煎服，日一剂。

后电话联系，感冒已愈。

按：外感为临床中的常见病、多发病。外感病的治疗一般选西医治疗的比较多。而中医所治的外感病大部分是西医治疗效果不好的。或者是一部分曾经服用中药，并感到疗效比较好的老年人。这位患者就诊，有一个特点，简单讲就是三个电话：

2013 年 10 月 11 日第一个电话："王大夫，我感冒长时间不好，给我开点中药吧，我不过去了，下午去取，一块给钱。"我拒绝了病人的要求。随后病人来到诊所，根据脉诊及临床症状，我诊断为气虚外感，用补中益气汤加味治愈。

2014 年 1 月 15 日第二个电话："王大夫，我又感冒了，好几天了，老不好，上次的中药效果挺好，这次不输液了，给我再煎三剂中药。"其后我再次拒绝患者的要求。面诊后，根据脉弦数减，及临床症状，以小柴胡汤治愈。

2014 年 3 月 19 日第三个电话："王大夫，身体不行了，又感冒了，我一会就过去了。"根据其脉象及临床症状，以桑菊饮加减治疗而康复。

在和李士懋老师学习的过程中，经常听到李士懋老师提到辨证论治，是中医的核心问题，一个病，在不同的时间地点个体等条件下，治疗也有

跟师李士懋平脉辨证

所不同。

【案2】

赵某，男，40岁，2014年3月15日初诊，脉沉弦，舌可苔白唇黯。阳痿3个月，心烦易怒，睡眠易醒，大便不畅。

证属：气滞血瘀，肝脉不畅。

方宗：血府逐瘀汤治之。

柴胡10g，赤芍10g，当归10g，炙甘草3g，生地黄10g，桃仁10g，红花10g，枳壳10g，川芎10g，桔梗10g，牛膝10g，蜈蚣2条（冲），合欢花30，夜交藤30。

7剂，水煎服，每日一剂。

2014年3月25日二诊，患者自诉症状好转，有晨勃现象。既效，继服上方7剂，水煎服。

2014年4月3日三诊，患者面带愁容，自诉这次服药阳痿非但没有好转，晨勃现象也没有了。后仔细摸脉，发现脉在沉弦之中有滑数之象，细询之早年喜好烟酒，平时阴囊潮湿，小便色黄味重，考虑为肝胆湿热证，用龙胆泻肝丸20袋，一次一袋，日服2次。半月后复诊。阳痿改善十之六七，后调整为龙胆泻肝丸，一次半代，一日一次。后未再复诊。

按：传统中医对阳痿治疗有丰富的经验。在临床中我经常使用血府逐瘀汤加减治疗阳痿的病人，一部分疗效肯定。该患者的治疗，我犯了经验主义的错误。辨证论治是关键，如何去体现辨证论治？除望闻问诊外，脉诊的检查尤为重要。我进一步从患者的脉中，感悟其体内的病理变化，诊断为肝胆湿热证，改变治疗方案后，取得了满意疗效。

三、经验用药很重要

【案1】

李某，女，47岁，2012年5月7日初诊，脉弦缓无力，舌淡苔白，面部黄褐斑一年余，满脸黯褐，没有光泽。与孩子上学陪读，心情不好有关。平时性格内向，不善言谈，食欲不振，睡眠不实。

证属：肝郁脾虚，阳明失养。

方宗：逍遥散加味。

柴胡 12g，白芍 10g，茯苓 15g，白术 15g，当归 10g，炙甘草 3g，麻黄 6g，白芥子 10g，僵蚕 10g，薏苡仁 30g，鸡内金 10g，焦山楂 10g，焦神曲 10g，焦麦芽 10g，附子 10g，党参 10g，大枣 6g 枚，生姜 6 片。

7 剂，水煎服，日一剂。

2012 年 5 月 15 日二诊，患者面色呈黑白相间的花状，有光泽感。其他症状也逐渐减轻。后此方加减治疗一月余，亲朋好友评价患者年轻了 10 岁。后通过该女生介绍的长有黄褐斑的女性，经常来就诊。

按：黄褐斑是妇女常见的一种临床病证，未跟师前，虽然经常治疗，但是疗效让人汗颜。在随田李士懋老师出诊的过程中，发现李士懋老师治疗这个病，疗程短，见效快。我慢慢发现，李士懋老师在辨证论治的基础上，经常使用 4 味药：麻黄，白芥子，僵蚕，薏苡仁。我称之为：田淑霄李士懋老师美白 4 味。经我多次临床验证，比单纯地用成方，疗效要好得多。

【案 2】

王某，女，19 岁，学生，2014 年 4 月 3 日初诊，脉弦细数，舌红苔薄黄。发现附件囊肿 3 月余就诊，该患者一年前因右少腹疼痛在医院经 B 超确诊为附件囊肿，经手术治疗而痊愈。3 月前因少腹痛检查，再次发现附件囊肿约 3.0×2.5cm。拒绝手术，经人介绍前来就诊。现经前 3 天，口苦，烦躁，腹痛。

证属：肝郁化火，瘀阻胞宫。

方宗：宣郁通经汤加味。

柴胡 10g，白芍 10g，当归 10g，牡丹皮 10g，炒栀子 10g，白芥子 10g，黄芩 6g，郁金 6g，延胡索 15g，乌药 15g，蒲黄 10g，五灵脂 10g，益母草 15g，炙甘草 3g。

7 剂，水煎服，日一剂。

2014 年 4 月 11 日二诊，患者服药后症状减轻，自述此次为自初潮后第一个痛苦比较小的经期。现月经净，要求治疗附件囊肿。脉弦细略数，舌可苔白。

证属：肝郁化火，经脉不通。

方宗：丹栀逍遥散加味。

牡丹皮 10g，炒栀子 10g，柴胡 12g，白芍 10g，白术 10g，当归尾 10g，炙甘草 3g，白芥子 12g，王不留行 30g，泽兰 15g，泽泻 10g，皂角刺 15g，路路通 15g，桃仁 6g，红花 6g，土鳖虫 10g。

14 剂，水煎服，每日一剂。

2014 年 4 月 26 日三诊，患者药后复查 B 超，提示：未发现附件囊肿，经期将至，诊脉后以 4 月 3 日方，7 剂，水煎服，后未复诊。

按：该患者的治疗，我应用了李士懋老师两个经验：其一，就是痛经的治疗。痛经是妇科的常见病、多发病。在跟师的过程中，每一次出诊，痛经的患者大概占 1/5。其二，就是附件囊肿的治疗，在求诊的患者中也占很大比例。李士懋老师在临床辨证论治的基础上，痛经经常加：蒲黄，五灵脂，延胡索，乌药，益母草。附件囊肿一般用：皂角刺，王不留行，泽兰，泽泻，路路通，白芥子。我称为痛经五味，囊肿六味。临床验证，疗效肯定。

四、继承发扬

（一）脉诊与子午流注

【案 1】

陈某，男，46 岁，2014 年 4 月 6 日初诊，脉沉弦，舌暗苔白。夜间 2～3 点咳嗽 10 余天，无外感症状，颈椎不适。

证属：肝郁血瘀，肺气不宣。

方宗：血府逐瘀汤主之。

当归 10g，生地黄 10g，桃仁 10g，红花 10g，赤芍 10g，枳壳 10g，柴胡 10g，川芎 10g，桔梗 10g，牛膝 10g，炙甘草 6g，葛根 30g，丹参 15g，天麻 15g，红景天 15g，太子参 15g，合欢皮 15g，紫菀 15g。

7 剂，水煎服，每日一剂。

2014年5月18日二诊，患者症状消失，为防止复发，要求再服7剂。脉和缓略弦，舌变红润，上方7剂，水煎服。后散步相遇，病已痊愈。

【案2】

吕某，女，24岁，2013年3月6日初诊：脉沉弱，舌淡苔白。

确诊过敏性鼻炎一年余，加重3月。屡经治疗，效果不佳，曾在北京打工，现已因病告假，无法工作。现鼻流清水，喷嚏频作，每日上午8～12点症状尤为严重，而且伴有食欲不振，疲乏无力，畏寒怕冷，自汗畏风，饭后思睡。

证属：脾肺气虚，清阳不升。

方宗：补中益气汤合桂枝加附子汤。

党参30g，黄芪30g，当归10g，白术15g，柴胡10g，升麻6g，陈皮6g，炙甘草6g，桂枝10g，白芍10g，炮附子10g（先煎），防风6g，生姜7片，大枣7枚。

7剂，水煎服，日一剂。

2013年3月15日二诊，患者精神状态明显好转，自诉，以前老是西医治疗，没有想得中药能有如此效果。后以此方加减治疗30多天，治愈。能正常参加工作，后其母来看病，问起其女儿之病，病愈，已经育有一子。

按：在继承和应用李士懋老师平脉辨证思想的同时，也想是否有其他的诊断方法辅助脉学诊断，在我掌握脉学还不全面的时候，能进一步抓住疾病的本质问题。在学习的过程中，了解到子午流注是中医圣贤发现的一种规律，即每日的12个时辰是对应人体12条经脉的。由于时辰在变，因而不同的经脉在不同的时辰也有兴有衰。脏腑功能的正常与否，必然要影响到其正常的运行。如果在其所主的时辰内出现病理表现，那么相应的脏腑一定出现了问题。

案1的患者咳嗽发生在夜间2～3点，此时为丑时（1：00～3：00），肝经最旺。"肝主藏血""肝主疏泄"，如果由于肝气不舒，气血瘀滞，运行及代谢障碍，也就影响到寅时（3：00～5：00）肺的宣肺发肃降，故而咳嗽。方以血府逐瘀汤舒肝理气，活血化瘀。桔梗、紫菀宣发肺气，太子参、合欢皮调畅宗气故效果肯定。

案2患者的发病时间上午加重，辰时（7：00～9：00）此时胃经最旺。巳时（9：00～11：00）此时脾经最旺。患者此时发病，说明脾的升清、生气功能已经出现问题，脾胃为后天之本，气血生化之源。如果其功能出现问题，则气血生化乏源，气的防御、固摄、推动、温煦、滋养功能，血的濡润等功能出现异常，导致机体功能下降，出现一派气血亏虚、阳气不足的症状。我们通过健脾益气，升举清阳，调和营卫的办法，取得良好的疗效，说明脉学结合子午流注学说进行辨证论治在临床有很好的运用价值。

（二）脉诊与西医输液

【案1】

杨某，男，58岁，2012年初诊，患者心肌供血不足病史3年，每年秋末冬初，冬末春初都要输7～10天疏通血管的药品。今年由于患者自感胸闷，胸痛间断性发作而就诊，给予血塞通、丹参液输液治疗一周后，胸闷、胸痛没有再发作，但出现气短、乏力症状，脉诊后，发现其脉沉弱，考虑心气不足。但患者拒绝服中药。于是给予黄芪注射液40mL，丹参液10mL，加5%葡萄糖液250mL静点，一日一次。5天后，诸症愈。

【案2】

张某，女，60岁，2014年7月20日初诊，患者因头晕头痛在医院诊断为脑供血不足，这次发病后，从医院开药后在家中输液治疗，3天后症状没有减轻，出现心烦，以前的口燥咽干、五心烦热的症状逐步加重。细查所用之药，是奥扎格雷钠与川芎嗪等。对药物也无过敏。脉沉细数，舌红少苔。考虑为阴虚血瘀，输液改为脉络宁、天麻注射液治疗，7天后临床症状缓解。改坤宝丸3盒，口服，一日二次。

按：西医输液治疗心脑血管病是临床常见的治疗手段，今年在临床中发现脉诊对指导心脑血管病的输液治疗方案有指导意义，一般心脑血管病以梗死为主，中医理论讲血脉的通畅需要心气充沛，血管通畅，血液充盈，要维持正常的血液运行，缺一不可，案1输液后出现气短乏力症状，根据脉象给予黄芪注射液，益气健脾，达到心气充沛，血脉通畅之意。案2患者经西药治疗后，效果欠佳，因其脉沉细数，并结合其阴虚症状，给予脉络宁，包括玄参、石斛、牛膝、金银花、红花、穿山甲（猪蹄甲代）等药物，天麻注射液，以补充阴液以达到血液充盈，脉络通畅的目的，故病人恢复良好。

（三）脉诊与西医体检

【案1】

乔某，男，57岁，2013年3月6日初诊，患者因心肌梗死住院治疗，现病情稳定，欲以中药调理。此次就诊原因是3月前的一次脉诊，当时其陪客人看病，因好奇中医脉学之深奥，要求诊脉。当时其两寸脉涩，关尺脉减，虑其将有心脉瘀阻之患。建议中药调理，其以体检正常而拒绝。不想3月后，因心肌梗死而住院。治疗期间，想起三月前之事。故病情稳定后急来就诊。根据脉象，给予抗心梗合剂加减治疗一月余，配合锻炼，及控制饮食，身体状况强于发病前。

【案2】

田某，女，39岁，2013年5月9日初诊，闭经，腰膝酸软2月而就诊。其半年前，月经量少而就诊。当时脉细略数尺无力。根据脉象考虑其肾阴不足，建议其及早补肾。其以药苦、体检正常为由，不愿服中药治疗。闭经后服用西药，因副作用大而停服。脉细数，尺无力。舌红少苔。以左归丸改为汤剂加减治疗三月余，月经来潮。脉象明显好转，改为丸药，巩固疗效。

按：医院体检一般以西医为主，体检的目的就是发现疾病，能够及时治疗，西医体检一些器质性的病变容易发现，而功能性的病变也就是亚健康状态则不易有好的诊断和治疗方法，而中医四诊古往今来在众多中医前辈的应用下能够及早发现疾病，从而利于早期治疗，我通过运用李士懋老师的脉学，结合临床症状，能够提前发现病之所在，遗憾的是病人相信西医诊断而忽视中医检查，而导致延误病情，不能及早治疗，从而使病情加重。

中医脉学有几千年的历史，是历史的结晶，精华的总结，李士懋老师在总结前人脉学理论的基础上，对脉学有更高的理解和感悟，从脉可以判断病势、病性、病程、病位，本人仔细参悟古人和李士懋老师的脉学后，发现通过脉学的诊查，对早期发现疾病有良好的临床意义。

第四章　回顾与总结

　　在学习的过程中，恩师的点点滴滴，我都记在心中，李士懋老师说过："小王，来，坐在我的身边。""小王从这么远来，我没有教好王昇，就觉得对不起王昇。"这些话语一直在我的耳边萦绕，一生相伴，一世难忘，更是成为激励我在中医的道路上前进的动力。在历史的长河中，三年只是历史短短的瞬间。期间我重新学习了中医基础，四大经典，《医林改错》，《医学心悟》等，学习古人的典籍，拜读了李士懋老师出版的全部著作，感悟了李士懋老师的脉学思想，思辨模式，临床经验，虽然只是学到了李士懋老师全部知识的冰山一角，但学习的收获却是以往任何一个时期不可能比拟的。李士懋老师的医德医风、临床经验、诊治模式等方方面面，必将在我今后的人生道路和中医临床中产生深远的影响！更将在中国中医发展史上留下深深的脚印，引导后者，启迪未来！

第一章　结缘恩师

跟李士懋老师结缘，起源于李士懋老师对我疾病的治疗。六年前我手、足、小腿冰凉，睡一晚亦不温，且喜食凉。自己怎么也算在临床中工作两年的医生了，金匮肾气丸、当归四逆汤也服用过，可是吃完以后不但没减轻反而出现心悸，体内更热了。后求治于李士懋老师，当时记得李士懋老师摸完脉对跟诊的学生说："你们都摸摸他的脉，这是典型的郁火。"后李士懋老师用新加升降散清透郁热。当时也不知道升降散是什么功效，看了看药方这几个药跟手足凉好像没一点关系？

大概一个多月后，在晚上临睡前，感觉从脚趾开始先微微有点麻，然后发热，热气渐渐经足背至脚踝，停一下后热继续往上走，至膝关节，又停一下，然后至髋关节。用手一摸，腿和脚出了一层细汗，热乎乎的，当时喜极而泣。现在回想起来仍历历在目，当时深深地被中医所震撼，被李士懋老师的医术所折服，自此为我的人生确立了目标，就是拜李士懋老师为师学习中医。于是买来《相濡医集》从此办公桌上就留下了那一本书。学习李士懋老师的《温病求索》《脉学心悟》《濒湖脉学求索》和《火郁发之》等书里的论文汇总。尤其李士懋老师的脉学，我将平脉辨证奉为圭臬。

我拜李士懋老师为师的过程，在这批师兄弟里是最难的一个，我在第六次找李士懋老师的时候，李士懋老师正在出门诊，我进屋后，先深深地鞠了一躬，然后说道："李士懋老师，我想学中医，跟您学中医。您是我的偶像。"由于我非常紧张的关系，说话声音有一些发颤。李士懋老师看我态度非常的诚恳。才笑了笑说："你两个月以后再来吧！现在没坐的地方！"我说："李士懋老师，有个地儿，能站着就成。"李士懋老师笑了笑。说下星期你来吧！我又深深的鞠躬，退了出来。

第二章　得见中医本来面目

相信，很多中医大夫和我一样，都有过同样的想法，如果时光能倒流，让我们去看看前贤是如何诊治疾病的？显然这只能是个幻想。我们在这个时代只能从先辈留下的著作中去学习、去体悟、去还原古人诊治疾病的过程了！然而在跟师之后，才发现李士懋老师已经给我们点亮了一盏明灯！

我们学中医，我们要学纯粹的中医，我们要把自己培养成一个铁杆中医！我们都知道中医的特点是整体观念和辨证论治，那么整体观念如何体现？前贤又是如何辨证论治的？既然要学习辨证论治，那首先要知道辨证论治体系是如何创立的？

东汉末年医圣张仲景"勤求古训，博采众方，撰用《素问》，《九卷》，《八十一难》，《阴阳大论》，《胎胪药录》，并《平脉辨证》，为《伤寒杂病论》"。《汉书·艺文志》是将成书以前的中医分为医经和经方两大体系，一是"有法无方"，如《黄帝内经》也只载有13方，当然还有扁鹊之《上经》《下经》等。一是经方派"有方无法"，是以《神农本草经》为基础，由商之贤相伊尹发展的《汤液经法》为代表的经方派。先师是通过《平脉辨证》一书的引入，通过脉来定证，以证来派方遣药；以脉为枢纽，使医经和经方水乳交融，把外感病与内伤杂病有机地结合到了一起。使中医变成了我们现在学习的"有法有方"的状态。这应该才是中医的本来面目。

仲景在序中有言："并《平脉辨证》，为《伤寒杂病论》。"可见《平脉辨证》一书古已有之，平者，凭也。李士懋老师遵先师之旨，倡平脉辨证，由此可知其理论之源是仲景的辨证论治体系。

第三章　循　迹

李士懋老师曾说道脉诊在疾病的诊断中起着决定性的作用，比例可占到 50%～90%，甚至在一些病人没有任何症状和体征的情况之下，脉诊的比重可达 100%。老师重脉，并非摒弃其它三诊，而是在望闻问的基础上进而诊脉，以脉定证，以脉解证，以脉解舌，再依证论治、立法、处方。

师父在临证的过程当中又总结出了拘、痉、涌、动数、减等脉。李士懋老师常说："只要脉摸对了，证法方药就不会出现大的方向性的问题，如果脉摸错了，后面是一连串的错误，疗效就更无从说起了。"所以说脉的重要性排在第一位，而且是要下大功夫去体会、摸索的。下面就拘脉和紧脉总结一下自己的体会和应用心得。

一、拘脉的体会和应用的心得

拘：师父形容拘脉是一种收引、不舒缓的感觉。经云："卧出而风吹之，凝于脉者为泣。"风寒外袭，血凝于脉，脉道涩滞。我以为脉道涩、滞、拘象不同，其意同。经云："寒气客于脉外则脉寒，脉寒则缩踡，缩踡则脉细急。"此言伤寒后则脉缩踡、拘急。就如同天冷时，人体缩踡，脉也蜷缩，都是收引之象。

（一）拘脉有以下特点

1. 脉体：初感寒邪，气血未见亏虚之时，脉体清晰，与皮肉有明显分界，但必有收引之象。

2. 振幅小：阳虚寒凝可见脉体上下起伏小。此多见于阳虚寒从内生。伤寒有何以知之，脉涩故也。此涩同师解之涩脉。涩脉主瘀血，组织气血不能充盈脉道，所以振幅较小。此脉涩是寒性收引而致脉体欲鼓荡血脉而无力起伏。此象如同气球被压制于下。寒象愈重，下压的力量就愈大，气球被压愈扁一样。

（二）拘与紧如何鉴别

两种脉都可主寒。两种脉象在临床上也是经常同时出现。紧脉的特点有"如绳转索""左右弹指"等。对于左右弹指，我认为不光是左右弹指，有很多紧脉弹指的点是不固定的。有时脉在收引到很细的时候，如同用外科的缝合线打上结以后，在手指下左右拉动一样。有甚者，手指下会有些发痒的感觉。

既然拘与紧都有不同的脉象，那么在临床上主病有什么不同？我考虑到以下两点

1.寒之轻重：如果在阳气相同的情况之下，寒气重的表现为拘，轻则为紧。

2.阳气虚的程度：在寒气相同的情况之下。气血虚甚的是拘象，气血亏虚不甚的是紧象。为什么这样说？比如，人被绳子捆住，力量小的，如同虚甚的，被捆得无法动弹。力量大一些的，虚不甚的，不甘被束缚，左右突兀，试图挣脱束缚，所以说拘象的脉是阳气虚，且寒象重。紧脉则要轻一些！

举两个案例，两个病案都是由寒而作，一是高血压，二是咽痛。

【案1】

赵某，女，27岁，赵县，2012年4月23日，脉弦细拘徐无力，舌可。

胸闷，偶胸痛，舌头麻，手足凉，下午双手麻，前额头晕，即刻血压150/100mmHg，自孕后至今已五年，未服降压药。经可，便秘一周一次便不干。

证属：阳虚寒痹。

法宜：温阳散寒。

方宗：寒痉汤加味。

炮附子12g（先煎），麻黄7g，炙甘草9g，大枣5枚，红参12g，仙灵脾10g，全蝎10g，地龙10g，桂枝12g，细辛6g，生姜7片，黄芪12g，

仙茅 12g，白芷 6g，蜈蚣 5 条，干姜 7g。

7 剂，水煎服。

仍胸闷，胸痛，舌麻、双手麻，乃气血不通之症，何以致其不通，血瘀，痰阻，阳虚，血虚？凭症状很难予其定证。何以知其病之根本，惟脉，得脉弦细徐无力乃阳气虚也，气无力鼓荡之，脉拘乃寒客痹阻血脉。阳虚可见四肢厥冷。阳虚无力推动，致大便七日一行。《素问·举痛论》"寒气客于脉外，则脉寒，脉寒则蜷缩，蜷缩则脉绌急，绌急则外引小络，故猝然而痛"，手少阴心经之阳气痹阻，故胸闷、胸痛。气血不通舌麻。午后阳气渐衰，故双手麻，头晕。故此案证为阳虚寒痹。故方宗寒痉汤。寒痉汤是桂甘姜枣麻辛附汤合入止痉散。桂甘姜枣麻辛附汤上振心阳，下温肾阳；止痉散搜剔入络，取其解痉，与证相合。又合入生黄芪、红参补其气。仙茅、仙灵脾温补肾阳，前额头晕又合入引经药白芷。

李士懋老师诊后加入干姜 7g，愚揣之取四逆汤之意。

2012 年 4 月 30 日二诊，脉沉弦滑无力，尚不舒缓。舌稍红苔可。

手、舌未见麻木，走路胸亦不憋、不痛。头晕减轻，头已不憋胀。大便已可，每日一次。手足尚凉。即刻血压 130/80mmHg。

脉仍不舒缓，故上方继服 7 剂。

上症大减，血压随之亦降。为何西医的理化指标会有变化？血压升高，西医判断为外周压力增大所致，与中医之脉绌急理相通也。中医之脉拘挛缓解，血压下降必然也。

2012 年 5 月 7 日三诊，脉左弦细拘无力，右缓滑无力。舌红苔白。稍头晕，手足凉减，其它无不适。即刻血压 110/70mmHg。

李士懋老师批改：上方去蜈蚣、全蝎、地龙，改麻黄 5g。

虽李士懋老师未对徒弟脉诊进行修改，但从方药的变动之中，知其脉已不拘，已不需解痉。又减小麻黄用量，知其取振奋阳气之效。

2012 年 5 月 14 日四诊，脉沉弦细滑无力，舌淡齿痕苔白。头晕除，自觉手心已热，手冷大减，吾触之仍凉。上方去白芷，加当归 15g，白芍 10g。7 剂，水煎服。

余：它症除，触之手凉。遂合入当归、白芍取当归四逆汤之意。

李士懋老师批改：已无明显不适，同意并服用上方后停药。

【案2】

张某，男，48岁，石家庄市人。2013年6月28日初诊，脉阳减无力，尺弦紧，舌可苔黄，咽痛五六日，食热则咽痒而致咳，夜咳致不寐，输液两日未见好转，平素腰痛。

证属：土虚，下焦阴寒上攻。

法宜：崇土，以制下焦阴寒。

方宗：麻黄附子细辛汤合四君子汤。

麻黄7g，炮附子12g（先煎），党参12g，茯苓12g，细辛7g，生黄芪12g，白术10g，炙甘草7g。

3剂，水煎服。

2013年7月1日二诊，脉阳减尺弦紧减，舌可，苔略黄。

咽疼缓解，咳减50%，咽痒，咽部肿胀不舒，吸热气则咽难受、咳嗽。腰疼如前。

上方加炒杜仲15g，干姜7g。

7剂，水煎服。

按：此案患者男性，急性起病，主要症状是咽痛，咳嗽，夜间咳嗽加重，经输液治疗未见好转。从症状上分析只有咽痛，咳嗽，未见其他外感症状，没有发热，恶寒等症状。咽痛，寒、热、痰、瘀血、阴阳两虚等都能引起。此案是何原因引起的呢？从脉象上分析，阳脉无力，寸和关脉都是虚脉，而两尺脉见弦紧之象。《金匮要略》云："阳微阴弦，即胸痹而痛。所以然者，责其极虚也。今阳虚知在上焦，所以胸痹、心痛者，以其阴弦故也。"虽是以此脉解胸痹，然其理一也。皆因上焦虚，上不制下，阴寒上乘，循经而作痹。土虚不能制水，水可上泛，同样肾中的阴寒亦能上冲。能痹阻于心脉则猝然心痛。必能痹阻于咽喉则咽痛。且足少阴肾经"其直者，从肾上贯肝膈，入肺中，循喉咙，挟舌本"。所以下焦阴寒循经上冲痹于喉而咽痛。法宜：培土，以制下焦阴寒。方宗：四君子汤合麻黄附子细辛汤。麻黄附子细辛汤温肾散下焦阴寒。患者平素腰痛，夜间咳嗽加重佐证了阳气不足，阴寒较重。舌苔黄可因阳气虚后，虚阳上越解。3剂药后，咽痛、咳均减50%，脉象阳减尺弦紧减，脉症均向愈。某位学员加入炒杜仲温肾阳，强腰膝。师取四逆汤之意，又加入干姜7g，加强温中之效。这样温里散寒之效大增。7剂药后病人未再复诊。后电话随访，咽痛、咳嗽皆除，腰痛大减。

此两病案皆非常法，此是我在李士懋老师处学习应用法无定法、方无定方的一点经验。

第四章　明　理

一、五脏六腑皆令人不寐

跟师临证之时，常有一些病人未诉其寐差，治疗未加那些所谓的"安眠药"。药后病人对此改变甚是欣慰，对此我也有了一些深入的思考。现遵内经之旨试以营卫二气论之。经有云："五脏六腑皆能令人咳，非独肺也。"所以总结出了五脏六腑皆令人不寐。

《灵枢·口问》云："阳气尽，阴气盛，则目瞑；阴气尽而阳气盛，则寤矣。"《灵枢·大惑论》："夫卫气者，昼日常行于阳，夜行于阴，故阳气尽则卧，阴气尽则寤。"又云："黄帝曰：病而不得卧者，何气使然？岐伯曰：卫气不得入于阴，常留于阳。留于阳则阳气满，阳气满则阳跷盛，不得入于阴则阴气虚，故目不瞑矣。"

何为营卫？《灵枢·营卫生会篇》云："人受气于谷，谷入于胃，以传于肺，五脏六腑皆以受气，其清者为营，浊者为卫。"营卫二气来源于脾胃运化的水谷精气。

营气如何运行？《灵枢·营气》云："营气之道，内谷为宝。谷入于胃，乃传之肺，流溢于中，布散于外，精专者，行于经隧，常营无已，终而复始。"此处又言脾胃，必须纳谷、消化，这是非常宝贵和重要的。由脾和肺，使气布散到内脏、皮毛。其醇厚部分，也就是营气，则行于经隧，周而复始循环。

卫气如何运行？一是"营行脉中，卫行脉外"营气与卫气并行，脉内之营可以外出护外，卫气可以入脉内以濡养，此阴阳相贯也。二是卫气不循脉而散行，即通过三焦弥散而行，分布于皮肤腠理、分肉、肓膜、胸腹四肢等处。如《素问·痹论》："卫者，水谷之悍气也，其气慓疾滑利，不能入于脉也，故循皮肤之中，分肉之间，熏于盲膜，散于胸腹。"《灵枢·邪客》云："出其悍气之慓疾，而先行于四末分肉皮肤之间，而不休者也。"《灵枢·本藏》曰："卫气者，所以温分肉，充皮肤，肥腠理，司开合。"三是《灵枢·卫气行》云："故卫气之行，一日一夜五十周于身，昼日行于阳二十五周，夜行于阴二十五周，周于五脏。"营气与卫气分开运行，卫气昼行于阳，夜行于阴。《卫气行篇》云："阴跷阳跷，阴阳相交，阳入阴，阴出阳，交于目锐眦。"要想通过阳跷脉，只有先通过阳明，才能入阴而瞑目。所以说从失眠而论，影响营卫出入最关键的部位则是阳明肠胃。

以下以胃为例，阐述脾胃对不寐产生的机理。

《素问·逆调论》云："阳明者，胃脉也，胃者六腑之海，其气亦下行，阳明逆不得从其道，故不得卧也。"《下经》曰："胃不和则卧不安，此之谓也。"张琦注云："卫气昼行于经则寤，夜行于藏则寐，而卫气之出入依乎胃气，阳明逆则诸气则逆，不得入于阴，故不得卧。"虽然本句是以论胃中气逆而不寐者，但依张琦之意，实乃胃气上逆致卫阳不得入于营阴也。

阳明为三阳之长，阳明胃者，其气以下为顺。张介宾云："足之三阳皆下行，亦天气下降之意，故阳明上行者为逆。"又云："寐本乎阴，神其主也，神安则寐，神不安则不寐，所以不安者，一由邪气之扰，一由营气不足耳。"

上句以阳明气逆论不寐，但点睛之句是《内经》引《下经》"胃不和则卧不安。"胃不和多以实证论之，余以为脾胃虚则营卫不足也应属胃不和的范畴。《灵枢·邪客篇》："帝曰：治之奈何？补其不足，泻其有余，调其虚实，以通其道而去邪，饮以半夏汤一剂，阴阳已通，其卧立至。"阳明脉虚，则气血生化无源，卫虚则无力入阴，营虚则卫气不敛，均可致不寐。阳明脉实，邪气阻滞经络，卫气被格不能入阴，亦致不寐，所以此胃不和当从虚实两方面论之。胃不和之虚实可以是胃本脏之病变，亦可为它脏腑病变干于胃所致。临证时当平脉四诊合参细审以决之。脾胃不和在不寐中虽然占的比例很大，但也有它脏引起失眠者。失眠的机理总属"阳不入阴"。

营卫二气通过经络循行于五脏六腑。尚有"五神脏"之说，卫气日行于六腑，夜行于五脏，五脏藏五志，五脏营卫不调，皆能使五志不能藏。"五神脏"其根本亦与营卫有关。所以卫气昼行于六腑时亦可引起五脏不藏神，而不寐。

失眠的病机不外虚实两端：一是正虚，人体无非气血、阳气虚，可无力入阴，又可阴气相对偏盛拒阳入阴，阳浮于外，出现不寐。营血虚，则阳不敛。二是邪阻，外感、气、血、痰、湿、饮食，皆能郁而堵塞经络，而致阳不能入阴，出现不寐。

二、病案

王某，女，40岁，2012年9月8日初诊，失眠，每晚只能睡4～5个小时，多梦，且易惊醒。脉弦减，两寸无力。

方宗：桂枝甘草汤。

桂枝12g，炙甘草9g。

3剂，水煎服。

2012年9月11日二诊：自述睡眠质量见好，睡眠时间亦增加，现晚上有些困意，哈欠连连。脉沉弦减并见拘紧之象，且尺脉不足。

证属：阳虚水泛经络。

方宗：真武汤。

炮附子12g，茯苓12g，白术10g，白芍10g，生姜5片。

7剂，水煎服。

2012年9月18日三诊：晚上已能睡7个小时，亦不做梦，早晨自然醒。虽睡眠渐增，但觉身乏力。诊其脉弦濡滑减，舌淡苔白。

证属：气虚湿阻。

方宗：升阳益胃汤。

生黄芪12g，党参10g，白术10g，茯苓12g，泽泻10g，陈皮7g，清半夏9g，羌活6g，独活6g，柴胡8g，白芍9g，黄连5g。

7剂，水煎服。

因常见面，问起时，言未再作。

按：此病案未加所谓治失眠的要药，但其效亦可，皆因辨证而论之。此案三诊，脉三变。理法方药亦三变，这是遵从李士懋老师"平脉辨证，以脉定证"的学术思想之下学得些皮毛。辨证要首分虚实，"脉实则证实，脉虚则证虚"。所以虚实之辨，当从脉之沉取有力无力。李士懋老师常训示要："明其理，不拘其迹。"治疗失眠的方子很多，但究竟这些方子在失眠时如何用？我觉得这才是关键。都知道中医要"辨证论治"，然而怎么辨？重要的是思辨的过程，只要明白其中的道理，才不至于在纷杂的症状中迷失方向。

一诊脉减，李士懋老师谓之，脉力属于有力无力之间。两寸无力，当是阳气不足之象，阳虚无力不能入阴而为不寐。桂枝甘草辛甘化阳，阳气足则易入阴。仲景在桂枝甘草汤条中之意是，汗为心之液，发汗过多，而导致心阳虚的心下悸。后人亦有"奉心而化赤"之说，心阳不足，血无以化，神无所依而为不寐。如果说"桂枝甘草汤"只补心阳，则有失偏颇，反问"桂枝汤"中的桂枝甘草也只是补心阳吗？所以尤怡在解桂枝汤条中说："桂枝甘草，辛甘相合，乃生阳化气之良剂。"

二诊脉沉，乃阳虚，弦主水饮，尺脉不足，乃肾阳虚，温煦不及遂定证阳虚水泛，经络不通，此案有正虚又有邪阻经络，予真武汤温阳以制水饮。"阳气者精则养神"，即言阳虚当精力不济，当但欲寐，为何反见不寐？此应是阳气虚，阴气内盛，阳被格于外，不得入阴，阴阳不得相交，故不寐。

三诊脉濡滑主痰湿，弦主气滞，脉力减则是气虚，此是气虚，痰湿阻滞，气机不畅之证。《素问·太阴阳明论》云："今脾病不能为胃行其津液，四肢不得禀水谷气。"脾虚气弱，湿邪乃生，阻清阳而不能升。此处虽用以治其身乏力，但如若证对，仍不失为一失眠良方。

在临证过程中，有些病人并未诉寐差之苦，用药之时，如同上三方，未加所谓的治"失眠的药"，病人服药后，说睡眠见好，所以临证之时不能着眼于某一症，而失去中医的灵魂："整体观念，辨证论治。"

三、从燥识白疕

《诸病源候论》最早记载："干癣，但有匡郭，枯索，痒，挠之白屑出也。皆因风湿邪气客于腠理复值寒湿，与血气相搏所生。若其风毒偏胜，湿气少，故风沉入深，则无汗，则干癣也。"

《外科大成》称白疕。又名蛇虱、疕风、松皮癣。多因风寒外袭，营卫失调，或由风热阻于皮肤，郁久化燥，使肌肤失养所致。

两家皆以燥论牛皮癣，且牛皮癣是以出现白色干燥鳞屑为主要特征，全身亦是以干燥为主要特征，此类病人多有一个共同特点就是不出汗，如果出汗，其癣处必是无汗的。于经旨"燥盛则干"相合。故试从燥论。

上两家以风寒湿热致津液不能外充肌肤而为癣。治病求本，如若不明于理，囿于其说，则不能为明医。

何为燥？刘完素云："诸涩枯涸，干劲皴揭，皆属于燥。"口干，目涩，皮皴等津液不荣之象为燥。此津液不荣何也？津液不至也。原因有二。其一：津亏，津液亏虚，濡润不及。其二：邪阻津停，津液上潮之路被邪拥塞，津液不能上达濡润。邪可为内生五邪，外感六淫，七情内伤等。

至真大要论曰："燥者濡之。"补其泉源，畅其通路。须对津液之生成，道路之走行有所了解。

《素问·经脉别论》云："饮入于胃，游溢精气，上输于脾，脾气散精，上归于肺，通调水道，下输膀胱，水精四布，五经并行，合于四时，五脏阴阳，揆度以为常也。"水入于胃，凭借胃的腐熟，经过脾的运化，再由脾散精输布，起到濡润全身，上输于肺，通过肺的宣发向外输布，以达全身、皮毛。其肃降之水归于膀胱，膀胱通过肾的气化使水精上归于肺。所以说脾气散精是水液代谢的始发环节，肾的气化、肺的宣发输布是水液正常运行的关键。也只有全身功能正常之时才能完成正常的水液代谢。

四、治疗寻常型牛皮癣

谷某，男，65岁，2014年1月4日初诊，脉弦细劲，按之阳减，两尺如刃，舌淡苔白。大便干如球，无便意，全身牛皮癣，痒甚，双手双足干裂，双手带橡胶手套以缓不适。足冷，小便可。

证属：气虚于上，肾阴亏虚。

法宜：滋阴温阳化气。

方宗：理阴煎。

熟地黄 50g，干姜 10g，肉桂 6g，当归 15g，炙甘草 9g，山茱萸 18g。

3 剂，水煎服。

2014 年 1 月 8 日二诊，右脉同上，左尺浮弦，舌同上，药后大便得下，稍干。昨日大便畅下尺余，癣仍痒甚。

上方加生黄芪 15g，五味子 7g。

4 剂，水煎服。

2014 年 1 月 12 日三诊，脉右，阳减尺刃，左弦细劲，尺浮弦，舌淡红少苔。大便可，两日大便时稍干硬。脚已不冷，上肢牛皮癣开始脱落，底色由红转浅变成正常肤色，痒如前。

上方加生白芍 30g。

4 剂，水煎服。

2014 年 1 月 16 日四诊，脉阳减阴弦，右刃象除，左尺浮弦，癣好转，痒减半。足癣已愈。大便尚可，偶干。一日一行，只有一次两日一行。

上方 4 剂，水煎服。

2014 年 1 月 20 日五诊，脉同四诊，见缓象。癣由红转白（脱落部位），仍痒。大便 1 ～ 2 日一次。已不干。

上方改肉桂 8g，加麦冬 20g。

6 剂，水煎服。

2014 年 1 月 26 日六诊：脉弦无力，尺弦细。

上症继减。

上方加党参 15g。

10 剂，水煎服。

2014 年 2 月 6 日七诊，脉同上。

癣见好转，小腹胀，视物不清。

上方继服 10 剂。

2014年2月26日八诊，脉弦细数，尺如刃，舌稍红苔白。癣好转，基本不痒。大便可，目疼，视物不清。

上方加生地黄40g。

7剂，水煎服。

2014年3月6日九诊，脉右弦减，尺细数。左寸弦稍浮，关沉，尺细数。舌裂少苔。

痒未作，肩背部癣已脱。腰背部癣亦落，完全进入消退期。目仍不适。

上方10剂，水煎服。

按：此案初诊脉弦细劲，按之阳脉减，两尺如刃。弦细劲乃阴虚脉失柔之象。沉取阳脉减，阳减是上焦气虚为本，两尺如刃，是肾阴亏。由此可断，应是阴虚不能气化。大便干如球，全身牛皮癣，是内有"燥结"导致大便干，外有"燥结"导致干癣，内外一身燥象。无便意乃是气虚无力推动，痒甚是阴虚不能濡润肌表燥而化风作痒。故诊为阴血亏虚，气化无源，阴液不能敷布于内外故而内外皆燥。

经有"阳化气，阴成形"，阴得阳而能温、能化、能散，无阳则阴无以化，故而成形。现阴虚兼有阳不足，故阴亦不得化，生燥而成形。为何此"燥结"表现在皮毛呢？肺主皮毛，也就是为何表现在肺？津液的输布亦是通过肺的宣发和肃降，此案身中阴亏，阳无以化，津液不足，肺无以宣发肃降，故而内外皆燥。"燥者濡之"是治疗的大法，津液至是目的。平脉辨证，此案是阴虚，阳不足津液不能气化，本是化源不足，只需温补为宜。故选方用理阴煎，景岳归理阴煎于热阵之中，谓其为理中汤之变方也，云其温补阴分，治真阴不足，或素多劳倦之辈，因而忽感寒邪，不能解散，或发热，或头身疼痛，但见脉无力者，知是假热之证，宜用此汤加减以温补阴分，托散表邪，使阴气渐充，则汗从阴达，而寒邪不攻自散。二诊得效后，左尺脉浮弦，故加入五味子以收敛其真气，阳脉有不足之象故又合入黄芪以补脾气。三诊左脉有劲象，此劲乃是阴血亏虚而致脉失和柔，故上方中又取芍药甘草汤之意加白芍以缓其急。五诊之中脉见缓象，是为向愈之象，故又在上方基础之上增加肉桂用量，又加入了麦冬以补其阴液。六诊之时寸关脉弦而无力，故又加入了党参以补其气。八诊时症状好转但脉有加重之象，且目痛，视物不清皆阴血不足，清窍失养而作。故又加入生地黄以填补真阴。后病人复诊时说没有明显不适，癣未复发，想停药观察。我告诉他每月复诊一次，已复诊两次，四肢皮损脱落处已转成正常肤色，唯腰背部色仍红。本案治疗过程中未加一味治标之药，大便干、癣、痒的恢复出乎了我个人的预料。

恩师常常告诫："要明其理，不循其迹，病好了，你应该知道为什么？病不好，你们更要好好想想为什么？你们要做明白道理的中医。"先生的话，已铭刻于心。

第十三篇 提升疗效的三年跟师记

于海

国医大师李士懋老师在五十年的临床实践求索中，形成了"溯本求源，平脉辨证"的思辨体系，并加以具体化后，形成了自己的一套思辨方法，共六点：①以中医理论为指导；②从整体观出发；③以虚实为纲；④以脉定证；⑤动态辨证；⑥崇尚经方。

我自跟师学习以来，始终依照李士懋老师的六点临床辨证论治方法来学习实践，但自感知之尚浅，我的学习是经历了一个从学方到学法的阶段，二老给我们的起点是很高的，如果让我们从某药治某病、某方治某病学起，恐怕一辈子也学不出个所以然来。

第一章 对"溯本求源平脉辨证"思辨体系的认识

恩师的六点思辨方法，紧密联系临床实践，是我们学习中医之法的源泉，是前贯经典、后启临床的桥梁。根据此六点，我浅述一下自己的认识

一、以中医药理论为指导

中医经典是古人通过对自然界、人体的深入观察和大量的实践，并结合当时的各家思想学说而逐步形成的一整套认识人体、调节人体的医学体系。有很高的原创性及强大的生命力，经久不衰，虽历经数千年，仍然可以指导我们今天的临床实践。而且历代医家都能从中获得重要的启迪，并结合自己的实际情况进行发挥，创立了各家学说，对经典进行了发扬。所以宗法经典，以经典为指导也就成为理所当然之事。师父经常要求我们读经典，并指导我们对待经典要有三种态度：一是仰视，要尊重经典，从中汲取有用的营养；二是平视，要本着对话的态度与经典进行交流；三是俯视，要敢于用批判的眼光对待经典中的错误。师傅所言中医药理论均指经典古籍而言，如《内经》《难经》《伤寒论》等。若论临床辨证论治体系当以仲景为圭臬。恩师认为是仲景通过逐层分类、冠名的方法创立了辨证论治体系，逐层分类的目的是确定证，确定证的依据是脉。恩师认为仲景之辨证论治体系涵盖外感内伤所有疾病，诸病皆以阴阳进退、转化为纲，尤重视阳气的盛衰、转化，总不离《内经》所云"阳生阴长，阳杀阴藏"之理，盖阴阳互涵之故也。阳为主导，显象于外；阴为根柢，静守于内。二者实为一气，合二为一，为太极之象；分而为二，为两仪之象，二而三，则化生万象。

故应当从阳的一面能看到阴的一面；从生的一面看到藏的一面。阳进

则生、升；阳退则收、藏。阴阳之气合为人体之正气，充满五脏六腑、四肢百骸。

恩师认为伤寒之六经辨证实为六病辨证。是仲景将疾病分为六大类别，并以此总领十二经及所属脏腑的生理、病理变化。所谓六大类别，即将阴阳细分为三，阳分为太阳、阳明、少阳之病；阴分为太阴、少阴、厥阴之病。

太阳为阳盛，我认为一者指生理之太阳地界，阳气隆盛，且布于周身之表，营卫之气行于一身之表。太阳地界最大，故为大阳也，非隆盛之阳不能满布，"阳卫外而为固也，阴藏精而起亟也"，阳气稍微不足则太阳不足，导致抗邪之力不足，门户不要，易被外邪所凑之。二者从病理上，邪凑太阳，壅遏表阳而恶寒，阳气奋起抗邪，亦表现为阳盛之象，阳气鼓动，发热以抗之。太阳阳盛则外邪终不能入里，在外汗出而解，脉静身凉，如脉虚软和缓，则正气暂虚。

期间若误下、误汗、误吐，或汗出过多则病不解，或是传变于内，或是出现坏病，自当观其脉证，随证治之。盖因太阳统属范围广大，主一身之表，同时受内外因素波动之影响，故期间变化相当复杂，令人往往迷惑于当下，失其纲要。一旦思维陷入其中，为太阳病之众多复杂病理变化所迷惑，而不知所措，故当精研伤寒原文，时时把握太阳之纲要。

师傅说根据《伤寒论》条文"太阳之为病，脉浮，头项强痛而恶寒""太阳病，或已发热，或未发热，必恶寒"提示，太阳表证必有恶寒，是其特征，便于我们掌握太阳表证。太阳之邪可随里虚的不同状况，分别传变为至阳明、少阳、太阴、少阴、厥阴。

外邪致病，首犯太阳，（亦可直入三阴）可随正气的不同状况内传阳明、少阳、太阴、少阴、厥阴。体现人与自然能否和谐之状况。经云"正气存内，邪不可干，邪之所凑，其气必虚"，故虚在哪里即易传到哪里。人与自然和谐即正气存内，人不与自然和谐则邪之所凑。

观太阳之阳盛、阳明之阳极，总归阳气尚足，太阳、阳明之阳足，则太阴、少阴之内涵之阳亦足。方可"起亟"以供太阳、阳明之用。故言太阳、阳明之阳，足亦言太阴、少阴；言太阴、少阴之阳不足，亦言太阳、阳明之阳不足。

至于少阳则为小阳，阳气已经馁弱，邪将入太阴矣，进而入于少阴，一派阳气回缩之象。至于厥阴是为阴极，如不能回转，则为死阴。然阴极必阳是自然之理，此时人体将自动动员其储备之阳气进行"绝地反击"，以现"阳复"之象，因是本能，犹困兽之斗，故其势凶猛，大有不可遏制之象。"背水一战"或可阳复邪却，阳气又复周流于全身。如果由厥阴→少阴→太阴→少阳→阳明→太阳，则是有序恢复，并无风险。否则，厥阴阳复太过则易有险症出现，须观其脉证，知犯何逆，随证治之。期间夹有火邪、痰饮、瘀血及阴虚阳亢之类，另当别论。但当首先把握阴阳盈缩进退之纲，再与诊断施治也。纲要之握以脉诊为中心。

伤寒温病均伤阴阳之气，且壅遏气机，故治当扶阳益阴、宣畅气机为大法。至于阴虚不能敛阳或虚阳浮动之证，首当潜敛浮阳为要。

二、从整体观出发

一个人的健康状况与自然界、社会生活、父母、家庭是息息相关的，虽然这些都是我们需要了解的，重要的病因类因素，属于大的整体观部分，难以决定具体的辨证论治。恩师的"从整体观出发"涉及的是临床具体辨证论治的整体观。首先是从人的整体把握气血阴阳的变化，中医看病有时就像看中国画一样，好的中国画是作者一气贯通之作，故我们看画要先从无形看起，看画的整体气势是否连贯、有美感，再看有形的整体布局，阴阳是否平衡，由远而近，逐步观察到具体的画面。由整体到局部，再由局部到整体，这个欣赏过程给人以美的享受。

一个和谐的人同样是一个整体，阴阳平衡，色脉调和，没有症状，我们从色脉两大方面既可以对人进行整体的观察。当人有病的时候就如同一幅完整的画有了瑕疵一样，对人的整体就产生了影响，气血阴阳就要发生变化，在色脉上就要有所体现，故《内经》云："切脉动静，而视精明，察五色，视五脏有余不足，六腑强弱，形之盛衰，以此参伍，决死生之分。"这是从生理上进行整体把握。

辨证论治中的整体观不仅要在生理上对气血阴阳进行全局整体把握，

跟师李士懋平脉辨证

还要对每个具体病症的病因、病机、临床表现、诊断要点、治则、治法、方药等有一个全面的了解，临证时方能真正把握全局，全面分析，不致于犯片面性错误。例如在病因上分内因、外因、不内外因，内因包括七情，及内生五邪，外因包括六淫、饮食。病机主要分虚实、虚实夹杂；再进行从理论到临床的多次认识、反复实践，方能渐入化境，故胸有全局在于明理，明理在于明阴阳，明阴阳在于明阴阳之虚实变化。这里虚实为纲同样是关键。李士懋老师在《溯本求源·平脉辨证》一书中通过具体实例，深入浅出地讲述是对"胸有全局"最好的诠释。

三、首分虚实

这也是整体观的一种体现，理论只有与实践相结合才能体现其价值，恩师认为，从临床的普适性，实用性出发，当以虚实为辨证之纲，阴阳分类虽然看似有比虚实分类更高的概括性，但过于笼统，不太适用于具体的临床实践，而虚实分类既有很强的概括性，又贴近临床实际，容易把握，在辨证过程中分虚实乃是分清阴阳的具体操作，虚实分辨出来，虚实夹杂也就分辨出来了，分清虚实的标准是以脉的沉取有力无力来判断。

虚实是关键环节，分出虚实也就能分出阴阳，分出真虚真实，也能分出真阴假阴、真阳假阳、真寒真热、假寒假热，以及真表证假表证、真里证假里证。例如：病人身大寒，四肢厥逆，但是脉象沉而躁数有力，则是假外寒真里热，乃火郁之证；如身大热，但是脉浮大按之无力，乃是阳气浮动的虚热；又如，病人脉象涌动搏指，一派有力之象，却非大实之证，而是假实真虚，乃真阴不足，不能制阳，真阳浮动之象。此皆是通过虚实这一跳板分出阴阳、表里、寒热。

四、以脉定证

脉诊所判断者，主要是阴阳之气进退、转化，阴中有阳才是真阴，阳中有阴才是真阳。

师傅的辨证论治方法是以脉诊为中心，因为脉能直接反应气血阴阳的盈缩变化，且是动态的，而其他如舌诊、望诊、问诊等，与脉诊相比较，是相对静止的信息。无论何种诊法所观察到的不外气血阴阳的状况，那么脉象是最动态的。在动态中才能把握事物的本质，其实就连西医也要把心跳、脉搏作为最基本的生命体征观察。在诊查阴阳气血盈缩的基础上，脉象亦可以了解外感、内伤及邪实的变化，以及气血的关系，从而发现病机，指导辨证用药。所以脉诊水平的高低直接影响辨证用药的水平，它提供最基础，最直观的气血阴阳状况的资料，是最可靠。

五、脉诊的重要性

李士懋老师认为，脉诊在疾病诊断中起着决定性的作用，占权重的50%～90%，一个证的完整诊断有四个要素：病性，病位，程度，病势，概括为"四定"，即定性，定位，定量，定势。定性定的是阴阳，寒热，虚实；定位定的是表里，阴阳，半阴半阳，半表半里，表里并存，及脏腑，经络，孔窍等；定量定的是各种病变的轻重程度，孰多孰少，师父说这是一个既模糊又清楚的概念，故需要在临床多体验，不能纸上谈兵；定势定的是疾病发展变化的趋势，师父分为三种情况：一是逐渐好转；二是邪正相持；三是恶化，病情加重，传变，直至死亡，均可根据脉象判断。如脉从无力转为有力，可有阴阳两种情况：一是正气见复，此当兼见缓滑之象；一是邪气更胜或向里传变，此当兼见躁急之象。脉从有力转为无力，亦有阴阳两种情况：一是邪去正虚，此当兼见虚软和缓之象；二是正衰无以抗邪，此当兼见浮细而散或按之细小欲无。脉象不变当是邪正相持。师父认为脉诊对疾病的定性、定位、定量、定势均有决定作用。

六、脉诊的纲要及舍脉从证等

师父结合经典理论及历代医家的论述，明确指出不论脉分 27 种还是 34 种，皆当以虚实为纲。脉的虚实，当以沉取有力无力为辨。沉取有力无力，才真正反映脉的虚实。我理解从浮沉看，沉取是阴脉，浮取是阳脉，阴脉是根，阳脉是末，阴脉决定阳脉。老子云："重为轻根，静为躁君。"是其意也。另外《内经》云"阴在内，阳之守也；阳在外，阴之使也""阴者，藏精而起亟也；阳者，卫外而为固也"，亦说明真正的虚实在阴脉，阴脉有力

跟师李士懋平脉辨证

才是真有力。俗语云："树根不动，树叶白摇。"形象地说明了沉取之脉为树根，浮取之脉为树梢，中取之脉为树干，如果树根动摇，树梢势必大动，在脉象上可现强劲搏指之脉，当急急收敛潜藏之。

沉取之阳才是真阳，沉取之阴才是真阴。故沉取之脉不但要有力，还要和缓，方是稳定之象，稳定是大局，稳定才能发展。

另外，反对脉象有假的问题，对于"假脉""舍脉从证"之说，师傅认为，脉无假，只是存在对脉象的认识问题，关键在于是否识脉。如阳证见阴脉，阳热亢极，反见脉象沉伏细小等似阴之脉，此为火热闭伏气机之象，反映的正是火热郁伏很深。

还有人根据"望闻问切"四字的排序提出脉诊居于四诊之末，不是最重要的，这也是对四诊的理解问题，望闻问切应当是进行临床四诊的顺序，而不是重要性的依此递减。恰恰相反，脉诊居于最后，起到的是一种决定性的作用，如同最高决策层的最后拍板，以后的处方用药乃是一个执行过程。以脉定证后，可以据证之病机，以中医理论为指导，去解释症、解释舌。例如脉是阳虚，为什么会手心热？为什么会舌暗红？当阳虚而虚阳浮动之时可以出现五心烦热。另外阳虚可以导致血行不畅，故而出现舌暗。

七、脉诊的原理，动态变化等观点

关于脉诊的原理，师父谓气与血尔，气血亦阴阳也，气血相并，故阴阳相并。师父说气血是脉象产生和变化的基础（是阴阳盈缩变化的外现，介于形而下、形而上之间），不同脉象之间的转化是存在有机联系的，是一种病机动态发展的不同阶段、不同程度时所呈现的不同脉象。气血或由于虚馁，或由于邪阻而对脉道失于鼓荡、濡润、温煦而出现各种变化的脉象。

脉象的动态变化是复杂多端的，既可以马上改变，又可以长时间稳定不变，脉象可以时刻体现病机的变与不变，但变是绝对的，不变是相对的。强调要以动态的观点辨脉，才能达到守绳墨而废绳墨的境界。

师傅提出脉象的七个要素，包括脉位，脉体，脉力，脉率，脉律，脉幅，脉形，这与简单实用、确切结合部位症状进行判断的脏腑分布法，均为我们正确分析脉象的内涵提供了支持，非常有助于我们对临床各种复杂脉象的掌握。

对一些有分歧的脉象，如涩脉、濡脉、数脉、缓脉、代脉等提出了自己的独立见解。如李士懋老师认为："数脉重在脉象，而不重在至数。脉来去皆快，即为数脉。至于至数，可一息六至，亦可一息五至、七至。"迟脉、缓脉的鉴别亦是同理。又如"涩脉的判断标准是脉搏的振幅小，往来亦艰难"；濡脉与微脉难以区分，"二者可视为一脉"，且提出软脉的概念；关于代脉的概念，提出"以止有定数描述代脉不确切。代脉当为脉无定候，更变不常，出现疏数、强弱、歇止交替的脉象"等。还通过分析真脏脉以指出真虚假实的脉象是为更深一层的认识，是窥透阴阳变化的真知灼见。

无论是古代还是现代，对脉学的论述非常之多，但所论述的脉象种类还是有限的，但是临床所见到的脉象是复杂多变的，如何以有限的脉象去驾驭临床无限的变化呢？恩师从哲学的高度提出对脉学认识要"明于理而不拘于迹"，既要从气血变化的角度去认识脉象的本质，又要牢牢把握虚实之纲，即"不逾矩"之谓。

李士懋老师明确了以虚实为纲，提出了"以沉取有力无力"为分辨虚实病机的不二法门。这一方法的提出，一下子就把纷繁复杂的脉学体系进行了最佳的分类，一虚一实，即一阴一阳。而且在此基础上，又把每一个具体脉象，用"沉取有力无力"的法则实施了进一步的虚实分类，使脉学体系变得更加清晰。通过脉象的虚实分类，恰好解释临床上证候的虚实两面性。以虚实进行脉象分类，使零散的脉学体系可以像一棵树一样展开，变得有根、有干、有枝、有叶；脉诊的原理，阴阳气血是根；脉诊的纲要，以沉取有力无力分虚实，虚实是干，七要素和脏腑分布是枝，诸具体之27部脉为叶。又像一把雨伞，可开可合。合上是气血阴阳虚实，打开是诸脉。具有无限的延展性、包容性，使脉学理论不再是玄虚而不可触及的，寻其"沉取有力无力辨虚实"之道路，在学习的沿途，皆可见美景。

判断虚实的标准是"沉取有力无力"。李士懋老师的这一观点的提出是对经典脉学学习和掌握的一大贡献，解答了脉学难以学习、领会、掌握的难题，而且可重复，可验之于临床，任何人都可以应用，李氏脉学更有妙不可言之处，在于其有无限的可扩展性，我等寻其虚实为纲的道路，可以

跟师李士懋平脉辨证

根据个人的不同经验、见识、理解、学识，而进行各方面的完善和拓展，甚至可以自成一派，达到"一花开五叶，结果自然成"的境界。老子云：执大象，天下往。虚实之象即是脉的大象，吾辈当执之。

第二章　动态的辨证论治

　　祖国医学认为，人的生命活动处于不停地运动状态之中，而升降出入又是人体生命运动的基本形式。在正常的生理状态下，人体无时无刻不在进行升降出入运动，清气上升，浊气下降，吐故纳新，维持气血循行不息，才能使脏腑功能健旺，生机蓬勃。《易经》云：天行健，君子以自强不息。是说明宇宙自然是动态的，人作为自然之子，动是最自然、最具有生命力的现象，无论是人的生理、病理状态都是动态的，治疗的过程同样是动态的，就连西医的血压监护、心电监护等也是追求把握病人的动态变化。在我们中医方面，动态变化是落实在气血阴阳的变化上，只有把握气血阴阳的动态变化，才能把握疾病的性质、病位、程度、病势的动态变化，既有量变，又有质变，如此才能领悟"效不更方"与"效可更方"的矛盾关系，都是在讲病机的变化与否、脉的变化与否，是变与不变的关键。《内经》云："成败倚伏生乎动，动而不已，则变作矣。""出入废则神机化灭，升降息则气立孤危。"所以我们在辨证论治的过程中要进行动态的把握，其要在脉，气血阴阳的变化是无常的，但是有迹可寻的，脉象是最能反映气血阴阳的动态变化的，师傅在《溯本求源·平脉辨证》书中对温病各期脉象变化的讲解，生动地说明了动态辨证的重要性。

第三章　崇尚经方

　　中医理论的价值在于临床实践，方剂则是临床实践的具体体现。师云：仲景之学是汲取古代医经、经方家之成就。并创立了辨证论治体系，《伤寒杂病论》之经方，则是与仲景之体系相配套的一个组成部分，虽属其末，但却是临床具体运用之关键，属足球场之"临门一脚"，其强大的功效已历两千余年，数以亿万计的临床验证其是高效的，既是我们济世救人的方法，也是我们理解和验证仲景思辨方法最好的途径，要深入研究，经常运用才能掌握。经方一旦用好，则其效如神，效果特别可靠。历代医家无不推崇经方之效，有的甚至到了不可改剂量、不可更一药的地步，足见经方魅力所在。

第四章　临床医案

恩师通过 50 余年的临床与教学，提出一些学术观点，不仅对临床有很高的指导作用，而且对我们理解和运用经典理论提供了方法，指明了方向。师傅常说："中医要继承发扬，继承是基础，发扬是目的，中医任何一个学术思想的发扬创新，都必须具备四点：一是有理论渊源，必须在中医经典基础上发展，离开了中医经典，就是无根之木、无源之水；二是要理法方药完备，形成一个完整体系；三是能够指导实践，经得起实践检验；四是要能够传承，要经得起他人的重复验证。"

通过下面我的一些临床医案，简单介绍恩师的一些学术思想，详细可读恩师之系列著作，必有收益，所谓仁者见仁。

【案 1】火郁证

林某，女，42 岁。2012 年 10 月 8 日初诊，间断起皮疹一年，加重一周，粟粒样，色红，痒，进食海鲜加重，甚至进饭店就起，屡治不愈，纳可，寐差，便可，舌淡红，苔薄，脉沉弦数。

证属：火热内郁营分。

法宜：宣透热郁，佐以凉血清热。

方宗：升降散加减。

僵蚕 10g，蝉蜕 6g，姜黄 10g，大黄 3g，栀子 10g，淡豆豉 10g，连翘 12g，大蓟 30g。

3 剂，水煎服。

2012 年 10 月 11 日二诊，痒减，未起新疹，寐亦略好，舌脉同上。

继服上方，7 剂。

此方连服月余，疹消，寐安，至今未发。

按：患者脉沉弦数，沉主里，弦主气，数主热，故断为火郁于里，气机不畅，热邪不得透达，故时起红疹，欲透热于皮外；心主血脉，郁火扰心则心神不宁，寐差；经云"火郁发之"，故治以宣畅气机，透热凉血解毒；与升降散加减以使郁热即透于外，又清于里。

关于火郁证，恩师在著名医家赵绍琴老先生的影响下，历经数十年临床摸索，已有较成熟的心得，并著书《火郁发之》，书中尽述火郁证之概念、分类、病因、病机、传变、临床特点、治则、转归，以及临床常用方剂，是对火郁证的全面总结与拓展。李士懋老师提出火郁证可见于外感六淫、内伤七情、内生五邪、正气虚馁；其传变可上灼、下迫、扰中、内窜，并衍生出壮火食气、煎灼阴液、燥液成痰、损伤阳气、闭阻气机、热极生风等病变。在火郁的范畴中尤有拓展，既符合医理，又切合临床实用，例如，恩师创造性地提出温病的本质属郁热："只要有热邪存在，不论新感、伏气、瘟疫、湿热等各种温病，还是卫气营血、正局变局、三焦等各个传变阶段，本质概属郁热。"《伤寒论》中亦有很多郁热，不仅是三阳经病属郁热，三阴经亦有郁热存在，其郁热产生的机理，一是三阳热化成郁热证，如少阴病三急下证；一是阳虚，馁弱之阳郁而化热，形成寒热错杂，如乌梅丸证、半夏泻心汤证；另外李士懋老师指出，内伤杂病之郁热不仅多见，且更复杂。恩师之论大大拓展了火郁证，证明"火郁证非一病之专名，而是外感内伤、内外妇儿各科共有之病机，所以涵盖甚广"。

恩师总结出以脉为主的火郁证临床特点，包括舌、面、神、志、症五大方面。并遵赵绍琴老师提出的"祛其壅塞，展布气机"为火郁证的治则；依照脉、舌、面色、神、症、汗的变化作为判断郁热转归标准。在治疗火郁证的方剂中首推升降散，为标准火郁证之方，根据恩师对火郁证范畴的拓展，又提出四逆散、小柴胡汤、乌梅丸、补中益气汤、半夏泻心汤、连苏饮、防风通圣散等作为治疗火郁常用方。师傅"火郁发之"的学术思想，具有前面所述发扬创新的四个特点，有非常高的临床价值。恩师经历数十年的学习、实践、总结，终于将火郁证体系完善，并有所拓展。真是苦苦求索，得之不易，他却毫无保留地将其传给后学，李士懋老师之胸怀宽广，故能成大事也。"火郁发之"仅是诸多学术思想之一隅。李士懋老师之思辨能力才是源头活水。恩师无时不在努力把这一套思辨能力传给我们，这是一种无私的奉献，足为后学楷模。

【案2】小柴胡汤证

张某，女，22岁，石家庄市人，2012年11月20日初诊，低热一周，体温波动在37～37.5℃，早上最低，下午最高，下午先微恶寒继而微热。右胁隐隐胀痛月余，纳可，便可，月经正常。脉弦数按之略减，舌红苔白。西医诊为桥本甲状腺炎。

证属：少阳病。

法宜：和解少阳。

方宗：小柴胡汤加减。

柴胡12g，黄芩8g，半夏12g，炙甘草8g，党参10g，生姜4片，大枣4枚，郁金10g。

2剂，水煎服。

患者未再复诊，后因其亲属来看病，方知药后病愈。

按：患者既有下午潮热，又有寒热往来，何以诊为少阳病，缘于其脉弦数略减，弦数乃少阳郁结之脉，"减"乃血弱气尽之象，故断为少阳病，处以小柴胡汤以和解少阳，西医诊断仅做参考。小柴胡汤应该是大多数中医人都熟悉而经常使用之经方，治疗广泛，疗效神奇，甚至有人一生看病都用此方加减，被称为"小柴胡汤大夫"。少阳病的本质是什么，小柴胡汤应用的指征标准是什么，确有不少争议。李士懋老师通过自己的独立思考，为我们阐述了他的观点，恩师认为：少阳病本质是半阴半阳或半虚半实证，是个病理概念，而不是病位概念，少阳并非位于太阳阳明之间，而是位于阴阳交接之处，位于太阳、阳明之后，三阴之前。少阳病也不是单纯的热证，少阳病是由少阳郁结与太阴脾虚两部分组成。有寒化、热化两途。阳气转盛则热化，外传三阳；阳气转衰则寒化，内传三阴，因而兼证甚多，变化繁杂。弦脉是少阳病的主脉。通过对小柴胡汤诸证机制分析，提出诊断小柴胡汤证的依据有二：一是脉弦，可兼沉、拘紧、数、按之减；二是

跟师李士懋平脉辨证

在胸胁苦满、往来寒热、口苦、心烦喜呕、目眩、嘿嘿不欲饮食、咽干七症中，但见一证。恩师这一一观点的提出使我们对《伤寒论》少阳病篇的理解不再模糊不清，同样对于全面理解《伤寒论》六经病的内涵有重大价值，起到"一以贯之"的重要作用，同样对于理解调肝调脾（也包括调胆调胃）有重大价值。相当多的疾病都是由于肝胆脾胃功能失调引起，进而影响人体气机的升降出入。以小柴胡汤为中心进行加减，临床有多方面的应用，甚至可以一方"包治天下"。

【案 3】肝阳虚证

明某，男，48 岁，2012 年 9 月 14 日初诊，间断左下腹疼痛 2 年，加重月余，伴头痛，站立时身体晃动感，右胁隐痛，易困，纳寐便可。脉弦无力，舌可。

证属：肝阳虚馁。

法宜：温补肝阳。

方宗：乌梅丸加减。

乌梅 12g，桂枝 10g，炮附子 12g（先煎），当归 12g，党参 12g，川椒 5g，干姜 5g，细辛 5g，黄连 5g，生黄芪 12g，柴胡 6g，吴茱萸 6g，乌药 10g。

7 剂，水煎服。

2012 年 9 月 21 日二诊，诸症明显减轻，舌脉如前。

上方继服 7 剂，水煎服。

按：患者系寺院主管后勤的法师，既要主管寺中庞杂事物，又要长期打坐，所谓劳心则伤神，久坐伤气，证在左下腹侧为肝经所过之处，脉弦无力，弦主肝气不畅，无力是肝阳虚馁；夫肝主疏泄，肝阳虚馁，疏泄无力，则左腹、左胁郁而作痛；厥阴肝与少阳胆互为表里，肝虚则一阳不升而头痛、困、自觉身形晃动。治当温补肝阳，方用乌梅丸。

《伤寒论》最难理解的就是厥阴病篇，乌梅丸一方出自《伤寒论》厥阴病篇，乃厥阴主方，因条文中讲的是治疗蛔厥、主久利，遂被后世认为是驱蛔、止泻之方，惜哉。恩师精研伤寒，读书临床颇能发煌古意，李士懋老师认为厥阴的生理特点为，"肝主春，乃阴尽阳生之脏，寒乍退，阳始生，犹春之寒乍尽，阳始萌。阳气虽萌而未盛，乃小阳、弱阳。若春寒料峭，则春之阳气被戕而不升，生机萧索；若人将养失宜，或寒凉克伐，或药物伤害，皆可戕伤肝始萌之阳而形成肝寒。肝寒则相火内郁，于是形成寒热错杂。"并有寒化、热化两途；寒热进退、阴阳转化是特点。温病学说补充其不足，提出肝阴虚、肝风内动、肝火旺盛。恩师提出伤寒论中"厥阴病的实质是肝阳馁弱，形成寒热错杂之证，肝阳馁弱，则肝用不及，失其生发、疏泄、调达之性，因而产生广泛的病证"的论断，不仅为当代通篇理解《伤寒论》的精义做出贡献，亦大大开拓了乌梅丸的临床使用范围。在乌梅丸的使用上，总结了肝主疏泄的十方面功能，提出执简御繁的乌梅丸应用指征。①脉弦按之减，此即肝馁弱之脉。弦脉亦可兼濡、缓、滑、数、细等，只要弦而按之无力，统为肝之阳气馁弱之脉。②症见由肝阳虚所引发的症状，只要有一、二症即可。我等在临床依法使用，治愈很多疑难怪病。

李士懋老师不仅为乌梅丸提出了使用指征，也为很多《伤寒论》《金匮要略》的方子提出了使用指征，这为中医临床实用标准化建设做出了不可磨灭的贡献。李士懋老师认为《伤寒论》中讲了很多标准的问题，如能从标准的角度去认识伤寒论，是非常有益的。尤以脉证为主，特别是脉，仲景在篇名上都冠以"辨某病脉证并治"既是此意，继承和发扬仲景的学术思想，就是要掌握张仲景以脉诊为中心的辨证论治方法，这是从古至今中医的旗帜。

【案4】寒邪痹郁证

史某，女，60岁，2013年31日初诊，近三月来头晕，目眩，咽堵，腿沉（根据药后叙述应是水肿），早起黄痰，纳可，寐可，便可，舌淡苔薄，脉弦拘。即刻血压135/90mmHg。

证属：寒邪痹郁。

法宜：辛温散寒。

方宗：寒痉汤。

麻黄 7g，桂枝 12g，炙甘草 6g，细辛 6g，生姜 7 片，大枣 6 枚，炮附子 10g（先煎），蜈蚣 10 条，全蝎 10g，蝉蜕 6g。

4 剂，辅汗三法，取汗。

2012 年 4 月 6 日二诊，第二剂药后汗出较多，头晕、目眩除，头略沉，痰减，腿仍略肿，舌可脉弦徐拘。

上方加云苓 12g，泽泻 10g。

6 剂，水煎服。

2013 年 4 月 12 日三诊，药后身热，舌干不欲饮，腿不肿略胀，足心不再怕凉。舌可脉沉弦拘，寒邪未尽。

上方 7 剂，水煎服，加辅汗三法，再汗．

2013 年 4 月 17 日四诊，汗出一次，全身轻松。舌可，脉弦滑。滑为阳气来复。

按：患者脉弦拘，故断为寒邪痹郁，以脉解症，寒邪痹郁于上，清阳不升，肺气不宣，故头晕，目眩，黄痰；寒邪痹郁于下，则水液不行而腿肿；寒主收引，故血脉拘紧，血压升高。方用寒痉汤以温阳散寒解痉，佐以辅汗三法，即连服、温覆、啜粥，药后汗出寒解，清阳得升、血脉得舒而取效。寒痉汤由桂枝去芍药加麻黄附子细辛汤、止痉散组成，恩师经常合用以温阳散寒解痉，故名之为寒痉汤，疗效甚好。

中医疗病有八法，汗法为攻法之首，在古代一直被广泛运用，其理论源于《内经》，在仲景之《伤寒杂病论》的辨证论治体系中多被应用，后世亦多有发展。近年随着中医学术思想的异化，治法由丰富多彩而逐渐趋于平庸，汗法亦逐渐萎缩。恩师敏而好学，精于思辨，临证多年对传统汗法有所体悟，更有发展，遂著《汗法临证发微》，从汗法的概念、分类、禁忌、辨证要点及应用范围、汗的本质及分类、汗出机制、测汗法、汗后转归等方面进行了详细的论述。提出正汗的本质是人体的精气，是阴阳充盛调和的结果。"阳加于阴谓之汗"是汗出的根本机制，是理解生理之汗、邪汗、正汗、发汗法、测汗法的理论渊源。恩师又将三焦、经络、血脉的作用联系到一起，创造性地提出"纹理网络系统"的概念，将三焦、经络、血脉构成的"纹理网络系统"称之为阴阳气血升降出入的通道。寒性收引凝涩使血脉痉挛，纹理网络系统不通，是引发阴阳气血运行障碍的一个重要原因，因而运用发汗法解除寒邪的收引凝涩，从而改善阴阳气血的循环，有重要意义，可用于广泛的疾病。邪汗的特点有四：一是大汗或汗出不彻，或无汗，而非遍身染染微似有汗；二是局部出汗，而非遍身皆见；三是阵汗或汗出不止，非持续微汗；四是汗出而脉不静，身不凉，非随汗出而脉静身凉。与邪汗相对应的是正汗，其特点亦有四：一是微微汗出，而非大汗或无汗；二是遍身皆见，而非局部汗出；三是持续不断。四是随汗出，脉静身凉，阴阳调和而愈。

李士懋老师还明确提出根据正汗以判断病情转归的测汗法及"必使正汗出"之辅汗三法。均源于仲景《伤寒论》之桂枝汤将息法。测汗法亦见于《吴医汇讲·温热论治》，但未详述。恩师将测汗法从理论到临床的发展过程挖掘出来，加以系统整理，作为一个普遍法则运用于外感病的各个阶段，亦运用于部分内伤杂病而汗出异常者；辅汗三法即连服、啜粥、温覆，用于狭义汗法，具有三大作用：一是助其发散之力，促使汗出；一是调节汗出的程度，防其汗出不彻或过汗；三是益胃气，顾护正气。发汗剂得此三法之助，必可汗出。甚至辛凉宣通剂，辛凉发散剂等得此亦可变成发汗剂。临床上我们经常见到恩师用小柴胡汤、升降散、人参败毒散、吴茱萸汤等方剂，加辅汗三法而取汗获效。

广义发汗法是指运用汗吐下和温清消补八法，令阴阳调和可使正汗出者。恩师强调，一是八法皆可令人汗的"可"字，可者可致汗出而非必然汗出；二是强调正汗，而不是邪汗。其机制是阴阳充盛，且升降出入道路通畅。

狭义发汗法是指经服发汗剂或针熨灸熏等法治之后，必令其正汗出的一种方法，称狭义发汗法。在此恩师又强调两点，一是必令其正汗出的"必"字，二是"正汗"两字。即必须发出正汗而使邪乃散，机制同于广义发汗法。

汗法是通过发汗以驱逐外邪的方法，狭义发汗法主要针对外因之中的阴邪，主要是寒邪，或寒湿之邪。李士懋老师总结出寒邪袭人的三条辨证要点，可以很好地指导临床。一是脉沉弦拘紧，恩师将此脉称之为痉脉；二是疼痛；三是恶寒。依其在辨证中的权重划分，脉占80%，疼痛占10%，

跟师李士懋平脉辨证

恶寒占5%，其他舌征、体征、症状，可占5%。此乃约略言之而已。

通常的发汗法一般多停留在"外感表证""汗法可以解表"之范围，是小视其用，恩师通过对汗的本质、汗出机制、汗法应用等的剖析，极大地扩展了汗法的应用范围，提出表证、里证、虚实相兼证及阳虚阴凝者，皆可用汗法，并对应用指证予以明确。

1.用于里证，寒邪入里，干于脏腑，损伤阳气，痹阻气血，升降出入之路闭塞，当务之急是驱邪外出。所以寒邪入里者，当汗而解之。即使为多年痼疾，沉寒痼冷伏于里者，亦当断然汗解，不以时日为限。汗之之时亦要兼顾正气及兼邪。这里须强调此处以汗法所治之寒，是客寒，而非阳虚阴盛的内生之寒，临床中，凡西医诊为咳喘、阻塞性肺病、高血压、冠心病、肾病、胃肠病、干燥综合征、脑中风、类风湿等，只要具备脉痉且寒、痛三个特征，发汗法概可用之，不以西医诊断所束缚。

2.用于虚实相兼证：此时要扶正祛邪，当视其轻重缓急而权衡之。阳虚者，温阳发汗；阴气虚者，滋阴发汗；阴阳两虚者，阴阳双补发汗，气血两虚者，益气补血发汗；若有兼邪者，则当相兼而治。仲景虽讲正虚禁汗，是指单纯用汗法者，而非偶方之汗法，只要经过适当配伍，又恰当地掌握发汗的度，则发汗法可照用，并不局限于仲景所设的汗禁。

3.用于阳虚阴凝证：此证并无外邪所客，纯为阳虚所致。由于阳虚阴盛而阴寒凝泣收引，其脉当沉弦细无力且拘紧。此时用麻黄、桂枝、细辛并非发汗，乃激发鼓舞阳气之布散。

因汗法在近年有逐渐萎缩之势，故临床医师很少使用汗法，不知道发汗后会出现什么情况而不敢使用，尤其怕服麻黄后会大汗亡阳伤人，致使应汗者不汗，贻误病机，恩师提出四种汗后转归：①汗出而愈；②汗出不彻，所谓汗出不彻，就是俗话所说的汗未出透。什么样才算汗出透了呢？标准就是正汗；③汗后阳盛，若汗后脉转滑、数、大、渐起有力者，乃热邪已盛，当转予清透热邪；④汗后正虚，发汗太过，可伤阴，亦可伤阳，出现正气虚馁之象。若汗后邪除，则当转而扶正，视其阴阳气血之虚而调补之。亦观其脉证，知犯何逆，随证治之。

【案5】冠心病

许某，男，64岁，2012年8月28日初诊，间断胸中憋闷半年，加重2个月，心中憋闷早上出现，持续1～2小时，脉间歇；每天下午头蒙，吃降压药即轻，头出汗，纳可，寐可，二便可，阴囊潮湿。舌可苔白，脉弦拘滑数。高血压最高190/110mmHg，药物控制后维持在160/85mmHg，有冠心病史。中医诊断为胸痹，西医诊断为冠心病、高血压、心律失常。

证属：寒邪痹于外，痰热蕴于内。

法宜；外散解寒痹，内清利湿热。

方宗：小续命汤合栝楼薤白白酒汤加减。

麻黄4g，桂枝12g，当归10g，石膏15g，川芎7g，炙甘草4g，生姜4片，薤白12g，栝楼10g。

7剂，水煎服。

2012年9月3日二诊，左脉弦拘数，右弦濡数，沉紧，舌淡唇暗。心憋闷未作，头蒙加重，血压升至190/102mmHg，（当时停降压药），阴囊不潮，自感脉间歇。

上方去白术、薏苡仁、云苓、泽泻、苍术、白蔻仁、羌活。加蝉蜕6g，僵蚕10g，威灵仙15g，钩藤15g（后下）。

3剂，水煎服。

2012年9月6日三诊，脉拘濡略数，舌淡苔白。昨天血压170/90mmHg，心间歇，今天服降压药，自感比过去强，降压药后血压120/80mmHg。脉象较前改善，证减40%～50%。上方加杏仁10g，云苓12g，白蔻仁7g，改石膏12g。

4剂，水煎服。

2012年9月10日四诊，脉沉弦略拘，左减，不数，舌嫩苔腻。感觉舒服，血压稳定在100mmHg，纳呆，食后胀，已1年多，早起心不憋闷，仅略有叹息，近2日头不蒙，脉间歇不多，即刻血压145/90mmHg。

寒痹略缓解，阳复已现，左脉较前无力，上方改当归15g，加白术10g，近2日药后汗多，故去麻黄。

2012年9月13日五诊，脉弦滑数，振指，仍略拘，舌苔腻。胸略闷，下午头不蒙，眼略感不适，药后出汗。

云苓 15g，桂枝 12g，薤白 12g，枳实 10g，白术 12g，栝楼 15g，半夏 15g，蝉蜕 6g，僵蚕 8g，川芎 7g，当归 12g，钩藤 10g，黄芩 6g，桃仁 10g。

4 剂，水煎服。

2012 年 9 月 17 日六诊：弦滑略数，舌淡苔白。偶有间歇，目眩月余，药后汗减。

证属：痰热内蕴。

方宗：温胆汤。

茯苓 15g，半夏 12g，黄芩 6g，钩藤 15g，白术 12g，栝楼 10g，陈皮 6g，僵蚕 8g，枳实 10g，黄连 6g，胆南星 10g，蝉蜕 6g。

3 剂，水煎服。

2012 年 9 月 20 日七诊，脉弦滑，左略沉拘，舌淡苔白，胸不闷，头略憎，眼略不适，汗多。

上方加竹茹 10g，改黄芩 8g。

2012 年 9 月 24 日八诊，脉弦拘滑数减，舌淡。近日后头痛，长出气，胃食不下，头不晕，胸不闷。

麻黄 4g，党参 12g，炙甘草 6g，薤白 12g，蝉蜕 6g，云苓 12g，桂枝 12g，石膏 15g，川芎 7g，威灵仙 15g，僵蚕 8g，白术 10g，当归 15g，干姜 6g，栝楼 12g，半夏 15g，杏仁 10g，葛根 12g。

7 剂，水煎服。

2012 年 9 月 29 日九诊，左脉滑减，尺弦，右脉拘滑减，舌嫩红苔白，头不痛，心跳略快，与服药后无关，食仍不易下，心憋闷已除，后头不痛。

上方加桃仁 10g，焦山楂 10g，焦神曲 10g，焦麦芽 10g，去葛根。

后患者未再诊，一年后随访疗效满意。

按：此例患者开始从症状上不易判断是寒是热、是虚是实，从脉来看，就清晰了，脉弦拘滑数，弦主气机不畅，拘主寒邪痹郁，滑数为痰热内蕴，故断为寒邪痹于外，痰热蕴于内。仿恩师使用小续命汤治疗中风的方意，合栝楼薤白白酒汤，治疗寒痹热郁，佐以利湿胜湿之品。学李士懋老师之方，当活用，我们学的是李士懋老师的思辨方法，方法有了，才能灵活运用，齐白石言"学我者生，似我者死"，即是此意。理解李士懋老师的脉诊是关键，脉诊是通向恩师思辨之路的桥梁。二诊虽然患者胸闷未作，但头懵加重，脉弦拘滑数，寒痹未尽解，痰热在内，湿象不著，故去上行之风药、渗利之品，加辛平解痉之品，不用全蝎、蜈蚣主要因价格贵，且内有痰热不宜过温燥。三诊又见濡脉，则佐以宣肺利湿化浊之品，以脉定证，法从证出。四诊脉沉脉弦略拘，左减，不数，舌嫩苔腻，脉显无力，一可能是发散太过，二可能是邪去正虚，显效之象。五诊脉主要表现为弦滑数，有振指感，且药后出汗，故去辛温发散之品。六诊、七诊脉弦滑略数，寒痹已除，证现痰热，恩师说寒邪痹郁之人，多兼热化，或因辛温发散之品鼓荡阳气所致，或因原有痰热内伏，开始我是不理解的，等到想通亦自觉甚是浅陋鲁钝，非要恩师"久化方悟"。八诊症现头痛，脉又弦拘而滑数，又与小续命加减，或是偶感风寒所致。

　　此患者素有冠心病史，冠心病的病因是冠状动脉粥样硬化造成的。但为什么会出现冠状动脉粥样硬化？却是原因不明。而中医经典中指出的六淫、七情、内生五邪、虚、五脏相干等病因，即能指导中医实践，对西医学病因的认识也具有指导作用。正是这些内外因素的相互作用，导致了动脉粥样硬化产生。另外，就冠心病的直接原因而言，中医的气血不通与西医的供血不足是一致的，治疗上疏通气血和改善供血的目的也是一致的。中医治疗冠心病卓有成效，中西医是可以沟通的。

　　在当今社会，人们的思维、语境是现代科学熏陶的模式，西医学作为现代医学的代表，其理念亦早已深入人心。中医这门上古流传下来的医学是很难摆脱现代社会之影响，如何才能保持其根本特性的前提下，适应这种环境呢，恩师在《冠心病中医辨证求真》一书中对这种适应提供了方法与指导。书中采取西医病名及诊断标准，以证作为切入点，引述经典理论，并运用中医辨证诊治的观点，展示了中医治疗冠心病的临床思路及疗法优势，并为中西医理论和临床的沟通交流、对话搭建了桥梁，开创了道路。

　　凡事当具体问题具体分析，或许在治疗个体化的层面，中西医之间更有话说。李士懋老师认为，个体化研究的核心是证。证反映疾病的本质、病位、程度、病势，证是可重复的。中医诊治疾病的着眼点应在"证"的确定上。

"证是可重复的"，可重复的证是主要通过脉来表现，以脉定证的权重达 50% ~ 90%，脉可以确定证。经方名方的使用标准也是依靠证确定的。

所以，我们搞中医科研，要使用中医自己的标准——证，证在中医特色标准的确定中起着举足轻重的作用，而证的确定主要凭脉，这就回归了传统中医，如《伤寒论》辨某病脉证并治的系统中。抓住了脉，也就抓住了证；抓住了脉的虚实纲要，也就抓住了证的虚实。这样治疗的大方向也由此确定。经方名方的使用标准也就基本确定了。

李士懋老师在临床中很多地方对证及经方运用都确定了自己的标准，如栝楼薤白剂的使用标准为脉沉滑、沉弦滑，又有胸痹症状者；郁热型冠心病，典型者脉沉而燥滑，热郁重者，脉可滑伏，可细小迟涩，但其中必有一种奔冲激荡、不肯宁静之感，当以清透之法，主方为栀子豉汤和升降散；寒痹之脉所致冠心病，脉当沉拘而紧，主方以麻黄、桂枝剂，若兼阳虚则脉为沉拘而紧，按之无力。这不仅有利于临床治疗，更提示我们走中医特色科研道路的方向、方法。太重要了，这是一条振兴中医之路，李士懋老师是先行者、开拓者！

恩师常说"冠心病的治疗难以用一方一法统治所有患者，更不是一个活血化瘀就可以包治天下"，从李士懋老师对自己治疗冠心病的分类来看，其证型相当多，且多数是兼夹的，而且寒盛火热的证型最多，单纯血瘀型的却不多，这也符合中医内科疾病的证型规律。当然，因为心主血脉，所以有以下论述：①各种证型最后可以落实到对血脉的影响，进而影响到心的功能；②各种证型也较多地兼夹了瘀血。此外，对于心衰的治疗，李士懋老师认为虚实热均有，热盛而心衰者并不罕见，对一见心衰就用参附回阳的做法提出了批评。"中医重点辨证，治则、诊治是在辨证之后。因证而定，岂能未经辨证就得出亡阳的结论，而妄予温热回阳"。

李士懋老师对冠心病的研究，为中西医临床合作乃至结合做出了贡献，当代正规中医院各科医生若能以证为着眼点，对西医各系统疾病，都运用传统辨证论治的方法，去施加真正中医的影响；而不是"或执一方包治天下，或设几型，固定的几个方子，形成僵死的套路"；再者就是跟在西医的后面跑，以中医作为可有可无的辅助疗法，那么中医道路岂不越走越窄？

【案 6】咳嗽（知常达变）

符某，女，38岁，2012年9月11月初诊，咳嗽咳痰月余，伴鼻塞、眼痒、喷嚏，夜甚，纳寐可，二便如常。服抗生素、止咳药、输液均不见效。此证每年秋季发作，历时难愈，故转中医治疗，刻下见：面红，咳声频作，喷嚏时起，舌红，苔薄，脉沉弦滑数。此证每年秋季发作。

证属：诊为肝火犯肺，夹痰。

法宜：清肝泄热，宣肺化痰。

方宗：龙胆泻肝汤合泻白散加减。

龙胆草 6g，生甘草 6g，赤芍 12g，栝楼 12g，杏仁 10g，麦冬 12g，竹茹 10g，黄芩 10g，桑白皮 10g，枳壳 10g，黄连 10g，胆南星 10g，桔梗 8g，夏枯草 15g。

7剂，水煎服。

2011年9月26日二诊，证减30%，鼻塞、眼痒已止，仍咳嗽、咳痰、舌红，脉沉弦滑仍数，考虑脉沉乃热郁于里，仅靠清泄尚不足快速治愈，当透发其热，故上方加蝉蜕 6g，僵蚕 10g，栀子 10g，豆豉 10g。

10剂，水煎服。

又触诊发现肺腧穴处皮温较高，且捏痛明显，考虑肺火内郁较盛，给予肺腧穴及附近捏脊治疗15分钟，手法结束后，患者即感咽喉清爽无比。

2011年10月6日三诊，证减80%，仅夜偶咳，肺腧穴处已不热。患者述上次诊后当夜咳嗽即大减，且刚开始服药时，很好喝，而近几次服药，感到药很苦，且药后胃脘略不适，舌稍红苔白，脉沉弦滑略数。考虑患者火热之势已挫，药已显得过于苦寒，故去龙胆草改黄芩、黄连各 6g，加生地黄 10g，云苓 12g，炙甘草 8g，以养阴健脾，一以除火灼之阴，二以绝生痰之源。

7剂，随访已愈。

按：患者为壮年女性，自述此证每年秋季都发作，历时三、四个月而难愈。此次一个月前先只是打喷嚏，流清涕，逐渐演变为咳嗽，而且愈来愈重。且舌红脉沉弦滑数，弦乃肝脉，舌红脉数主热，滑主痰，咳乃肺部之疾，故诊为肝火犯肺夹痰，咳嗽、喷嚏、鼻塞乃肺气宣降失常，眼痒乃肝火内炽，上犯于目，治以清肝泄热、宣肺化痰。方拟龙胆泻肝汤合泻白散、升降散加减获效。

对本证的诊断，虽有症状、体征、节令、病史等因素，但起决定作用的是脉诊，舌诊起辅助作用。脉诊在疾病诊断的权重中占 50～90%。在治疗过程中疾病的变化也靠脉的变化来调整治疗方案，判断预后。

《内经》曰"火郁发之，木郁达之"。二诊时患者虽有所缓解但不明显，根据脉沉而数判断，火郁于内，光清热是不够的，必须将热透散开，如开窗散热更能使郁热迅速消散于无形，李士懋老师力主"火郁发之"，据杨栗山之升降散创新加升降散，发散郁热之效甚佳，故采用之，果然其效不同凡响。涉及到中医切诊的另一方面，腧穴切诊或病变部位的切诊，亦对疾病的诊断和治疗是有帮助的。本例采用捏脊疗法散其肺热，当夜咳嗽明显减轻，说明外治得当，可以事半功倍。更有意义的是，利用捏脊法散肺热，我在临床中经常使用此法，对于肺热、外寒内热均有明显疗效，轻者不用服药，捏一次就好，这是对"火郁发之"治法的拓展，也是一种活学活用吧。

【案7】月经不调（知常达变）

殷某，女，45 岁，2013 年 8 月 21 日初诊，月经两月未至，伴小腹轻度憋胀隐痛；偶胸闷，胃胀，纳可，多梦，便时干时稀。舌可，脉弦滑，关大，诊断为月经不调。

证属：痰阻中焦，土失疏泄，木气不达。

法宜：辛开苦降，佐以疏肝。

方宗：半夏泻心汤加减。

栝楼 12g，黄连 8g，枳壳 10g，半夏 15g，黄芩 6g，干姜 6g，炙甘草 6g，郁金 10g。

7 剂，水煎服。

2013 年 9 月 22 日二诊，称药后即来月经，此次来看腿胀。

按：此例患者月经两月未至，伴小腹轻度憋胀隐痛；偶胸闷、胃胀，纳可，多梦，便时干时稀。舌可，脉弦滑，关大，若从主诉来看，病应在下焦胞宫，归肝所主，然察其脉弦滑，弦主气，滑主痰，应是痰气阻遏，尤以关脉独大提示病证的具体部位，所谓"独处藏奸"，《素问·三部九候论》云："何以知病之所在？歧伯曰：'察九候独小者病，独大者病，独疾者病，独迟者病，独热者病，独寒者病，独陷下者病。'"论中所讲之"独"，概指特殊突出之脉象而言，对疾病的诊断有重大意义。《景岳全书·脉神章》云："详此独字，即医学精一之义，诊家纲领，莫切于此。""脉义之见于诸家，六经有序也，脉象有位也，三部九候有别也，昭然若此，非不既详理备矣。及临证用之，则犹如望洋莫测，其孰为要津，孰为彼岸……孰察其故，及知临歧之羊，患在不得其独耳。"

故诊为痰气阻遏中焦，致使土不疏泄，进而影响肝气的畅达，导致月经不行，胸闷、胃胀、便时干时稀亦是中焦气机升降不利之果，肝气不畅可致小腹不适，故治以辛开苦降，佐以疏肝，此亦《素问·五常政大论》所云"土疏泄，苍气达"之义也。

临床中恩师经常强调，看问题不能只看一面，例如：土能制水乃人所共知，然土亦能治相火，却少有人论及，师傅受尤在泾之"土厚阴火自伏"启发，提出"土既能制水又能制相火"的概念，李东垣之补中益气汤即有补土制火之义，在教学中李士懋老师更重视对学生临床思辨能力的培养，特别是对脉学的领悟，引导大家要明于理而不拘于迹，正是基于李士懋老师的这种思辨方法，使我在以脉解症时，做到不拘疏肝、补肝调月经之常法，肝脾的关系密切多见于肝木克土，其实还有相反的一面，脾土壅滞，中焦气机升降失常，亦能令肝木疏泄失常，而致月经不行。

中医关于脉象的著作甚多，所论脉象的种类也就几十种，但是在复杂的临床中，这几十种不过是最基础的，由它们进行排列组合即可以化为千百万种，是很能迷惑人的，如何才能明心见脉，而不被迷惑呢？（禅宗讲要明心见性），师傅给出了"明于理而不拘于迹"的治学与临证方法，强调脉象虽然千变万化，无非是气血的变化，无非是阴阳消长盈缩，无非是虚实两端，若能明于此理，再把握住虚实之纲，则容易理解脉象、证象的复杂变化，不必拘于迹也。非脉象如此，治则、治法莫不如此。

跟师李士懋平脉辨证

第五章　师带徒医案（启发式教学法）

恩师认为中医传授有三个层次，即中医的思辨、学术思想、具体经验。三者皆很重要，但有上中下之分，其中尤以建立中医思辨能力为重，此即授之以渔。为了让弟子更好、更快地掌握他的思辨方法，李士懋老师对传统中医的传承方式进行了前所未有的创新，采用启发式教学，主动传承，通过"老师考学生，患者考老师"的教学模式，让徒弟学员参与老师临床诊疗的全过程，效果奇好，跟师学员能较快地掌握李士懋老师传授的辨证论治方法，进行独立诊疗。最后举一例李士懋老师临床带教医案，既让读者了解李士懋老师之启发式教学法，又可见李士懋老师是如何治疗疑难病的。

【案1】

潘某，女，56岁，新乐县人，2013年11月4日初诊，脉弦细躁数，寸旺，舌嫩红，高烧，37～42℃，乏力，用抗生素后起皮疹，持续一个月，颈部淋巴结肿大，在省二院住院17天，白细胞17.7～8.8×10/L，中性粒细胞由95.71～74.1%，（补述：肝功能异常，具体不详）皮疹，身痒，夜寐差，稍头晕，口苦。

证属：肝经郁热，火郁于内。

法宜：清肝热，散郁火。

方宗：泻清丸合升降散加减。

龙胆草6g，滑石12g，地肤子12g，当归15g，大黄6g，栀子12g，僵蚕15g，姜黄12g，蝉蜕12g，地肤子12g，蛇床子12g，苦参12g，连翘12g。

7剂，水煎服。

李士懋老师诊治批改：先寒战，厚被三床亦战，持续一小时，高热约三四小时，至一日反复二三次，脉弦濡两尺弦细劲，左尺如刃，舌嫩红绛裂纹无苔。

证属：气虚水亏。

法宜：滋阴益气。

方宗：理阴煎合补中益气汤。

熟地黄40g，山茱萸30g，升麻8g，肉桂6g，党参15g，当归12g，炮姜6g，生黄芪15g。

6剂，水煎服，一日三服。

学员诊治：2013年11月8日二诊，脉弦细略濡尺略刃，舌嫩红绛裂无苔。服药后，未发热，身痒稍减，红点减少，稍头晕口不苦。

上方6剂，水煎服，一日三服。

李士懋老师批改：汗出身凉，弦细已和缓，刃象除，可。

学员诊治：2013年11月11日三诊，脉细濡减，右尺弦细，舌嫩红裂纹无苔。未发热，身痒稍减，头晕，怕风冷。

7剂，水煎服。

李士懋老师批改：脉弦减，生黄芪15g，炙甘草7g，桂枝10g，大枣7枚，山药10g，生姜7片。

一个月后随访患者早已停药，无任何症状，已恢复日常生活劳动。

按：患者证见间断寒战高热，经月未愈，看似伤寒未解，然诊其脉，两尺弦细而劲，此乃下焦肝肾阴虚之象，且夫左尺如刃，更是肾水不足为甚，此乃真阴不足，相火妄动之象；且脉弦濡，濡者软也，脾胃不足之象，是为土虚，土虚不能下制相火，则妄动之相火更加肆虐升腾，故高热作矣。此寒战乃正气与内邪交争之象，终归正馁邪胜，高热频发。舌象亦为气虚阴亏不润。

故恩师处方以理阴煎为主，大补真阴之不足，兼温虚寒之脾土，佐以补中益气汤以补土制相火。重用熟地黄温补真阴，当归补阴血行滞，炮姜、肉桂温运脾肾之阳，人参、黄芪、升麻益气升阳，再佐以山茱萸之酸温，一补肝体、一敛相火。先天后天具足，浮动相火得伏，配伍精妙，堪为师法。药后不汗而汗出，不清而热退，效如桴鼓，正如景岳所言，"真神剂也"。

张景岳秉"阳常不足，阴本无余"之理，创名方理阴煎，治疗脾肾虚宜用温润者，理阴煎原文述"此理中汤之变方也。凡脾肾中虚等证，宜刚燥者，当用理中、六君之类；宜温润者，当用理阴、大营之类。欲知调补，当先察此。此方通治真阴虚弱，胀满呕哕，痰饮恶心，吐泻腹痛，妇人经迟血滞等证。又凡真阴不足，或素多劳倦之辈，因而忽感寒邪，不能解散，或发热，或头身疼痛，或面赤舌焦，或虽渴而不喜冷冻饮料，或背心肢体畏寒，但脉见无力者，悉是假热之证。若用寒凉攻之必死，宜速用此汤，照后加减以温补阴分，托散表邪，连进数服，使阴气渐充，则汗从阴达，而寒邪不攻自散，此最切于时用者也，神效不可尽述。"景岳虽然创此理阴神剂，并给出了相应的症状、病因、病机，但终未明确使用此方当平何脉，令人在临床使用起来难以得心应手，甚为遗憾。恩师从事临床及教学多年，精于思辨，并平脉辨证，补充了理阴煎治疗阴虚发热之具体脉象指征，这才令此方之幽意得以彰显。具体为："阴脉浮大动数而减，阳脉数而减者，此方用之。阴脉浮大动数，乃水亏不能制阳而相火动，此方滋阴以配阳；减者兼阳气虚也，稍加姜桂，使阳生阴长。此热，可为虚热；亦可为客热，但客热不甚者。这里所说的热不甚，是脉不数实，不等于体温不高。另一种情况是阳脉浮大数，而阴脉沉细数，此阴亏阳浮于上，用此方时，恒加山茱萸、龙骨、牡蛎、龟甲等。若阴脉浮大动数，而阳脉弱者，恒于本方加人参、黄芪等，滋阴益气。若阴脉浮大洪数有力者，则本方去姜桂，加知母、黄柏以泄相火。"（详见《平脉辨证·经方时方案解》）。恩师所给出的脉象指征是动态的，并有具体的药物加减方法，把握脉象即能执简御繁，合理地运用理阴煎治疗阴虚发热。是对景岳学术思想的发展。

当前国家高度重视中医，提倡、发展中医，这既是中医的机遇，又是一种挑战，因为我们面临中医学术异化、学术思想混乱的困局，一旦无法破解，传承的可能将不是中医事业的继承人，而是掘墓人。怎么办？只有在经典中医理论的指导下，以脉诊为中心，才能真正传承中医的脉法，只有真正地继承，才能真正地发展。基于此，李士懋老师苦心冥想，对传统中医的传承方式进行了前所未有的创新，采用启发式教学，主动传承，通过"老师考学生，患者考老师"的教学模式，让徒弟学员参与李士懋老师临床诊疗的全过程，效果奇好，跟师学员能较快地掌握李士懋老师传授的辨证论治方法，进行独立诊疗。我是李士懋老师这种新传承教学法的第一批学员，虽然坐在李士懋老师身旁，抄方时心里好像很清楚，但刚开始独立诊病时很紧张，大脑经常是混乱的，脉也摸不清楚，不知如何辨证。在李士懋老师的悉心指导下渐渐找到了感觉，也从容了许多，临证诊疗中与李士懋老师的符合率明显提高。我以为李士懋老师对学员有针对性的指导，与纯抄方学习有本质的不同，对正确理解掌握李士懋老师的辨证论治方法的内涵有非常大的帮助。但是这种"老师考学生，患者考老师"的教学模式对李士懋老师所造成的压力是十分巨大的，疗效好了好说，若复诊无效，勇气自然就会受挫，需要李士懋老师有强大的自信心和勇气，我想正是雄厚的学识和对中医事业传承的担当给了李士懋老师以自信和勇气。

总结：自我学习中医及工作以来，倒也有做个好中医的热情，临床中认真看病，业务方面勤学苦练，但总感到困惑，具体在临床看病上，看好的经常不知道怎么好的，看不好的更不知道错在哪里；读前人的著作，看着一本认为说得对，看另一本认为也有道理；治疗上更是一会儿活血化瘀，一会儿补中益气，一会儿是寒凉，一会儿又是火神，虽然疗效有得有失，因不明其理，总归是失，产生不了持久的成就感。工作十几年后机遇来了，因母亲患病治不好，我才真的急了，又不愿意让老人家吃西药，就到处打听高人，幸遇恩师，几剂药下去，母亲的病情明显见好，一下子我仿佛如电影中与组织失去联系的人找到党组织一样，内心激动不已，决心拜在李士懋老师门下，追随恩师体解大道，后蒙恩师不弃，允我跟师学习，又有幸成为恩师的学术继承人，在师傅的悉心指引下，使我对中医的认识得以逐渐深刻，一扫往日的迷茫，临床疗效也明显提高，受到患者的认可。现在是治好病能知道怎么好的，看书也有了分辨力，不再盲从他说，有了自己的主见。写到这里，几年来师傅的谆谆教诲一幕幕地浮现眼前，感激之情油然而生，泪水不禁涌出，三生有幸！三生有幸！！常惭愧自己生性鲁钝，亦不够勤勉，有负师傅期望，师恩难报，唯有以师父为榜样，努力进取，再努力进取。

第十四篇

跟随李士懋学习脉诊的一千个日夜

张明泉

第一章　我学了什么

李士懋老师临床诊治，强调平脉辨证。脉诊是四诊之末，然而李士懋老师认为：脉诊是最主要的，能占到四诊权重中的50%～80%，李士懋老师是这么主张，也是依此而临证的。我随李士懋老师出诊多年，每看到李士懋老师平脉辨证治愈的一些疑难疾病，总感叹中医医术之奥妙，医理之博大精深，由此激发了我的学习动力。

然而，李士懋老师在诸多的学术讲座中提到："中医到了生死存亡的关键时刻。"指出中医学术界存在着辨证混乱的现象，需要拨乱反正，我总是不以为然，认为学术争鸣，是中医发展的动力和源泉。直到有一天我看到了一则新闻：徐某出版了一本新书《老中医欺骗病人五十年》，书中说："中医里最大的谎言就是看病时不可或缺的脉诊。"而且认为："把脉是从秦始皇时代开始，藉由脉搏活动对体内血管情形进行粗略评估。基本上单靠把脉其实无法下任何正确的诊断。"并且指出"现代西医的科学诊断方式十分先进，中医却还在用老早就过时的把脉，无非就是装装样子（让求诊病患有真的在看中医的感觉）"。更引述了孙中山的观点，指出中医"能治疗不能诊断"。这些观点使我很是震惊，如果说不懂中医的人批判中医，我们可以一笑了之，但是假如真是一个从事中医的人，如此大胆地否认中医，却是不可忽视的问题，因为内部学术思想的混乱，更能动摇中医的根基。自此，我才明白什么叫作"生死存亡"，什么叫作"拨乱反正"。脉诊是否真如徐某所说的，仅仅是装样子？真的就是可有可无的吗？可以肯定地说"不是"。

脉诊历史悠久，是几千年来中国人民在与疾病做斗争过程中的心血结晶，《史记·扁鹊仓公列传》曾记载，扁鹊以三部九侯之法诊虢太子为"尸厥"，并以汤药等方法使太子复生，这是最早以脉诊辨证的医案。因此，脉诊自春秋战国时期就已在临床中广泛使用，《黄帝内经》更是将脉诊理论详细阐述，提出了"平脉""病脉""真脏脉"以及 21 种脉象，这为中医从理论到临床奠定了基础，而医圣张仲景在其撰写的《伤寒杂病论》中开创了病、脉、证并治之先河，且反复告诫医者要"观其脉证，知犯何逆，随证治之"，进而明确了以脉定证的主旨思想，西晋王叔和在《脉经》一书中，又进一步完善了脉诊的诊法、六部所主及脉象，标志着具有中医特色的脉诊学形成了体系，此后历代医家都对脉诊高度重视，并著有书籍，如金元四大家的李杲撰有《脉诀指掌病式图说》，明代李时珍撰写《濒湖脉学》等。可见脉诊在中医诊治疾病的过程中发挥着重要的作用。虽然脉诊如此重要，但因其学习不易，且世人又受"悬丝诊脉"等故事的误解，常常会有很多疑问。

一、脉诊不是西医的诊断

很多患者求诊于中医，常常不讲述自己的症状，就将手腕伸出，以寄医者诊脉，并从脉象中说出他的疾病（西医诊断所得的结果），进而判断医者的医术是否高明。殊不知，这种认识是极端错误的，中医的脉诊不同于西医的心电图，也不同于西医的核磁共振，脉诊是不能准确地描述出西医的诊断结果。也许有的人会失望，认为那还需要诊脉何用？其实这是两门不同的学科，正如中医诊断开不出西医的证明一样，反之，西医诊断也确定不了中医的风寒暑湿燥火。如此两个风马牛不相及的事物是不能掺合在一起的。中医的脉诊是用来判断阴阳、气血、寒热、虚实，以及外感六淫、内伤七情的变化。

二、脉象的本质

"有诸内者，必形诸外"语出金元时期《丹溪心法》，即体内脏腑气血的变化，可以反映于体表或体外。这是脉象诊病的理论依据，也是中医其他三诊的理论依据。脉象就好比一面镜子，通过其折射的原理，将内部我们看不到、认识不清的事物展现出来。然这种信息的展现，不是常人所能懂的，它是变通的信号，就好比声波信号转化成电信号的机制，所以，脉诊所得之象必须经过中医师的翻译才能看明白。这件事情说起容易，做起难，因为脉象的学习不是一蹴而就，而且脉诊自古以来就有"心中易了，指下难明"的特点，具有为师者传授难，为徒者学习难的现象，令不少中医师畏而却步，所以才会有个别的中医师放弃脉诊，进而将脉诊装样子给患者，但这种现象不等于脉诊是不科学的，只能说学者不精。

近年来随着西医诊断技术的进步，确实有了不少方法可以窥知内在脏腑组织的信息变化，诸如B超、内窥镜、CT、核磁等，可能有人在想"既然有了这些技术，还有必要进行脉诊吗"。笔者认为很有必要，殊不知，脉诊是宏观的把握，而非微观的观察，它不能用现代技术代替，所以现代的中医师依然需要诊脉，而且还要继续下去。

三、脉象的作用

1. 是宏观辨证的基石

中医诊治的特色在于整体观念和辨证论治。这些特色可以概括为宏观辨证，在宏观辨证中，我们要把握住阴阳、表里、寒热、虚实。还有六淫、七情、气血、饮食、痰湿等。只有辨清了这些，才能正确诊断，开方处药。固然，这些宏观辨证中的很多症状可以从望面色、听声音、问疾苦等方式进行甄别，但上述方法不是万能的，很多时候，医者往往发现诸多矛盾的现象会同时出现，如肥胖的患者出现了干咳少痰的病症，那到底是痰湿内阻不能外达还是阴虚不能润肺？此时辨证，当以脉定虚实。临床中诸如此类的事情很多，因此依据脉象把握辨证本质是非常重要的。

2. 是脏腑辨证的准绳

（1）确定疾病性质

疾病的性质，为寒热虚实，是可以在脉象上反映出来的。反过来，通过脉象的变化也可以判断疾病的寒热虚实。李士懋老师认为："就一般规律而言，证实脉实，证虚脉虚，热则脉数，寒则脉迟，这就是对疾病性质的判断。尤其对一些危重、复杂的病人；或症状很少，缺少辨证足够依据的病人；或症状很多，令人无从着手的病人，这时更要依据脉诊来判断。"我

跟师李士懋平脉辨证

随李士懋老师临床多年，发现这是最主要的，尤其对初学者，如果把握了脉诊的寒热虚实，那么临床治疗上，总体方向一般不会出现大的偏差，这对初学者来说是难能可贵的。

（2）明确疾病位置

疾病位置的判断，可以通过望闻问来得知，但更需脉象的支持，如再结合脏腑经络的症状来判断，则位置就更为准确。李士懋老师也认为："如寸部脉象有改变，又出现心经的症状，则可判断病位在心；若出现肺经的症状，则可判断病位在肺，余皆仿此类推。"临床中症状所在的部位和脉象相一致的情况很多，这种情况可以应对自如，但如果不相一致又当如何处置？如症状在上而脉位异动在下，或症状在下而脉位异动在上，此时当以脉为本，即所谓"症在上者治其下，症在下者治其上"。脉象能反映疾病的本质，治病必求于本，故当以脉治之。我曾治疗一个患者，头晕，心悸，B超查得颈动脉有粥样斑块，此症为上，然诊其脉尺无力，辨证为脾肾阳虚不能化水，饮凝为痰，阻于心肺头目而头晕心悸，故用真武汤加减而愈。

（3）判断疾病程度

病有轻重缓急，药有剂量大小，病重药量小不行，病轻药量大也不行。同样是肺热的两个患者，药用当是石膏，如果排除年龄、性别、体格等外在差异，那么为何此患者用量是40g，而彼患者用量是10g？此时，如不明确病情的轻重，就无法确定适当的药物用量。李士懋老师认为在这种情况下当从脉象来判断。脉数为有热，越数实有力，热就越重，数轻则热轻。

（4）辨析脏腑关系

中医辨证强调八纲为统领，但八纲辨证只是分析、归纳各种证候的类别、部位、性质、正邪盛衰等宏观变化，如果要深入分析疾病的机理，就必须落实到脏腑及相互关系之中。例如，就泄泻而言，有脾虚、脾肾阳虚、肝郁脾虚，如何判断？除了望闻问之外，还有一个不可忽视的脉诊，当脉右关弦而无力，或脉左弦而右减之时，即可判为肝郁脾虚。

3.是开方处药的依据

（1）用药的脉诊依据

有时候我们常常困惑，如何用某味药，用的剂量是多大？脉诊可以判断疾病的病因、病性、病位及邪正关系，确定为某个证。故可据脉诊来指导治疗。当我们确定了治疗法则之后，所用方药也就成为了关键，俗话说，方药之秘，在于剂量，只有把握好方药的剂量，才能产生立竿见影的效果。在此时，望闻问不能解决这个问题，当以手指下的脉诊来把握用药剂量——脉诊不但可以判断邪气的盛衰，而且还能判断正气的有余不足，这些都是用药量化的依据所在。例如正虚之左尺不足，可考虑用熟地黄，然而在剂量上，除了顾及体重等因素外，更应注重其不足的力度，如按之减（介于正常与不足之间），熟地黄剂量不可偏大，反之，如按之沉细数，则熟地黄剂量可以加大。

（2）变方的脉诊依据

中医强调恒动的观点，这一观点也适合不断动态变化的疾病，因此，把握疾病的发生发展过程中的变证也就十分重要。在临床中，很多医者发现，某些疾病在患者吃完第一诊所开方药后症状减轻，然继续服用前方却没有效果，这是为什么？症状减轻，当效不更方，且症状的减轻，并没有改变证的本质，何以无效？此时，医者如果仔细诊察，就会发现患者的脉象会和以前有所不同，脉变则证变，证变则方药必变。仲景也常常根据脉象的变化，判断疾病的传变，进而推断证的转变，如《伤寒论》第4条曰："伤寒一日，太阳受之，脉若静者，为不传。颇欲吐，若躁烦，脉数急者，为传也。"此处的脉数急则证实辨证已不属太阳病之脉，病邪入里传变，证变则方药必变。

四、脉诊的意义

1. 预测疾病凶吉

疾病凶吉，即机体对疾病的反映情况，也是阴阳消长、邪正斗争的结果。所谓若正盛邪却，疾病向吉；若邪盛正衰，则疾病向凶。而脉可定证，邪气的盛衰和正气的虚实，都在脉中得到反应，所以脉诊可以预测疾病凶吉，正如《内经》所说："经脉者，所以能决生死处百病，调虚实，不可不通。"此外《伤寒论》临证也有实例证明，如178条曰："脉按之来缓，时一止来者，名曰结。又脉来动而中止，更来小数，中有还者反动，名曰结，阴也。脉来动而中止，不能自还，因而动者，名曰代，阴也。得此脉者，必难治。"结代之脉多由心的气阴两亏，血脉鼓动无力所致，其病较重，故疾病向凶。

2. 辨识疾病的重要客观指标

中医四诊中望诊和闻诊也属客观指标，那为何单独强调脉诊？这是因为，在临床中，大多数患者很难从面部观察中看到疾病的病因、病位、病性及邪正关系，并加以施治，除非是病情特别严重的患者，因此望诊在诊断的权重比例中所占较小；望舌，较为易学，是医家经常观察并获取的客观指标，但李士懋老师认为舌诊在温病中应用广泛，而在杂病中舌诊的准确率较低，因此其在诊断中所占的权重比例也较小；闻诊，虽然操作简单，易于掌握，但是能闻出因疾病而身上有异味的患者少之又少，因此闻诊在诊断中所占的权重比例就更小。最后只有切诊了，切诊适合一切外感内伤疾病，且能真实地反映疾病本质，因此切诊在诊断的权重中所占比例很大，可占 50 ～ 80%，这也就成为临床医师开方处药重要的客观依据。

第二章　我用了什么

阳和汤出自《外科证治全生集》，主治阴疽。阴疽是指一类以虚寒证为主的外科阴性疮疡疾病的总称。病证范围甚广，目前认识尚不统一，主要病证应包括附骨疽、脱疽、瘰疬、痰核、流注、乳病、鹤膝风、癌（岩）等。其表现为早期皮色不变，肿痛不明显，或漫肿无头，酸痛无热，口中不渴，后期脓成溃破，则流清稀脓水，或流毒水，或夹杂败腐之物，且久溃难敛，疮口色暗，易成窦道漏管，舌淡苔白，脉沉细或迟细。随着医学诊断技术的进步，以及治疗手段的发展，特别是抗生素的广泛应用，阳性疮痈类疾病不再难治，而阴疽类疾病如特异性感染、周围血管疾病等，成为医治的难点。其治疗原则是：以消为贵，兼用补托，禁用寒凉。所用方药大多取自王维德的《外科证治全生集》和许克昌的《外科证治全书》，如阳和汤、犀黄丸、小金丹、醒消丸、阳和解凝膏、十全大补汤、当归补血汤、当归黄芪汤、大防风汤阳和丸、加味二陈汤、加味四物汤、加味保元汤等。

《外科证治全书·阴疽证治则例》曰："阴疽之形，皆阔大平塌，根盘坚硬，皮色不异，或痛或不痛，乃外科最险之证。倘误服寒凉，其色变如隔宿猪肝，毒攻内脏，神昏即死。治之之法，非麻黄不能开其腠理，非肉桂、炮姜不能解其寒凝。腠理一开，寒凝一解，气血流行，则患随消矣。血气不能化毒者，则宜温补排脓，虽当溃脓，而毒气未尽，肿硬未消，亦仍以温气血、开腠理为要。大抵初起患轻，未经误药者，可用加味二陈汤纳阳和丸，同煎数服消之。如曾经误药，或皮色稍变，须服阳和汤；其甚者，与犀黄丸，早晚轮服；溃后亦然。如失荣、恶核、石疽等证，初起毒根深固者，须更兼紫元丹间服方能全消。"此条论述对指导当今许多阴疽类疾病的治疗具有重要的参考价值。本方以熟地黄滋阴补血，白芥子消痰散结，以鹿角胶生精助阳，以姜炭、肉桂助阳通滕，麻黄散其寒凝，甘草调和诸药，兼以解毒。诸药合用，功效如其名，可调和阳气开达腠理，温补气血，散寒解凝，兼以化痰解毒。故清代张秉成在其著《成方便读》说："以熟地黄大补阴血之药为君，恐草木无情，力难充足，又以鹿角胶有形精血之属以赞助之，但既虚且寒，又非平补之性可收速效，再以炮姜之温中散寒，能入血分者引领熟地黄、鹿胶直入其地，以成其功；白芥子能去皮里膜外之痰；桂枝入营，麻黄达卫，共成解散之勋，以宣熟地黄、鹿角胶之滞；甘草不特协和诸药，且赖其为九土之精英，百毒遇土则化耳。"

李士懋老师临床善用此方，用于治疗面部痤疮效果显著，针对此方，李士懋老师有自己的见解，认为熟地黄滋阴补血，而白芥子消痰散结两药形成药对，使得祛邪而不伤正，补正而不留邪，麻黄不单能解肌散寒，更能启发肾阳，温散寒凝，而鹿角胶入督脉，既能填补肾精，又能温肾助阳，姜炭和肉桂则可助脾肾之阳。桂枝以通阳，甘草调和诸药，兼以解毒。其方固然好，但临床施治当平脉辨证。李士懋老师每遇脉沉细或迟细无力者，常用此方。受李士懋老师启发，我亦用此方给患者治病，取得很好疗效。

【案1】

王某，男，23 岁，河北医科大学东校区学生，2014 年 3 月 24 日初诊，面部遍布大块痤疮，2 年余，大便可，小便黄，睡眠可，怕冷，右脉弦尺弦紧，左沉弦缓无力，尺紧而无力。

证属：阳虚寒凝精亏。

法宜：温阳散寒化痰。

方宗：麻黄附子细辛汤合阳和汤。

麻黄 5g，细辛 6g，炮附子 12g（先煎），熟地黄 20g，白芥子 12g，当归 10g，白芷 5g，黄芪 18g。

5 剂，水煎服。

2014 年 4 月 1 日二诊，服上方后陈旧痤疮见消，也有新起的小型痤疮，脉阳弱尺弦。上方改黄芪 25g，炮附子 10g（先煎）。

5剂，水煎服。

上方加减服用30余剂，痤疮完全消失，已不怕冷，停药。

按：此患者面部遍布大块痤疮，且时间较长，然诊其脉右尺弦紧，左沉弦缓无力，尺紧而无力，细思之，脉弦主气滞、痰饮、寒凝，而患者平素有怕冷的表现，故此弦脉当作阳虚寒凝解，且右尺紧，此当寒邪客于下焦肾与膀胱，故而尺紧；左脉沉缓无力，此当精亏血少，无力鼓荡血脉；左尺紧而无力，紧主寒，无力主阳虚精亏；故辨证为阳虚寒凝精亏。方用麻黄附子细辛汤合阳和汤。此方是阳和汤的改良方，阳和汤虽然重在调和阳气，温阳以散寒，然此方温肾阳的力量较弱，李士懋老师强调临证施治，当平脉辨证，加减化裁亦当以脉为据。此患者寒凝在下，非麻黄附子细辛汤不足以助肾阳、散肾寒。《伤寒论·辨少阴病脉证并治》亦曰："少阴病，始得之，反发热，脉沉者，麻黄细辛附子汤主之。"患者虽无发热之症，但脉沉紧，且尤以尺脉为著，故用之。由于患者无胃寒表现，故而去炮姜，验证温补肾阳之效，方中当归以养血活血，白芷引药上行至头面，黄芪益气升举。之所以去掉鹿角胶，实因患者是学生，财力有限，故而去之。初诊后服此方，患者症状明显减轻。在以后的方药调理中，逐渐加大了黄芪的用量，是因脉诊出现了寸弱之象，为鼓舞阳气到达上焦，故而加大了其用量。

第十五篇

师传徒承，习脉心得

王瑞清

第一章　临证体悟

"辨证论治"是中医界的共识。也是世代为医者终生求索的真谛。一个中医大夫水平高低全在于此。"辨证论治"就像一座高耸入云的大山，每个人都在寻求到达山顶的道路，学医之初也曾像一些医者一样，试图寻一条捷径，于是乎迷信偏方、秘方。诊病之时取法方证相应，对于经方的认识大部分限于"但见一症便是"。认为这就是"辨证论治"。对于病邪轻浅者，到也小有收获，但对于病机复杂者教训亦是深刻。愚有素疾，每多食冷饮或着凉之后即胸中如梗，重时饮食亦噎。见小青龙汤或然症中有"或噎"一症，而遵循"但见一症便是"做汤3剂，饮第1剂后即觉心悸，自认为是正与邪争之故，坚持饮完3剂。心悸加重有心跳至喉之感，家居5楼，上至2楼则气不足以息，六神似无所依，方知药不对症，急予真武汤而诸症方平。自此悟出一个道理，医不识证，信手与药，杀人如反掌之间。但对于怎样才是"辨证论治"仍是懵懵懂懂。

2011年投于恩师门下，方如登入中医的大雅之堂。吾虽愚钝但在李士懋老师的教诲之下才渐渐明白，为医处方用药的关键是确立证候，而证的确立，是在四诊合参的基础上经过"由表及里，由此及彼，去粗取精，去伪存真"的思辨过程中确定的。"望闻问切"四诊当中脉诊的应用价值最高，也最能反映疾病的本质。中医典籍汗牛充栋，恩师博览群书，以《内经》《难经》为理论指导，以《伤寒杂病论》为辨证论治根基，参以后世各家之长，溯本求源，系统整体归纳了仲景平脉辨证，形成了以脉诊为中心的辨证论治体系，并以脉定证，以脉解症，以脉解舌。

经言"察色按脉，先别阴阳"。阴阳法则适用于宇宙间的一切事物，人之为病莫逃乎此。阴阳之变反映在脉上，也就是虚实的问题。脉实者邪气实，脉虚者正气虚，经言"邪气盛则实，精气夺则虚"。恩师诊脉首分虚实，以沉取有力为实，沉取无力为虚，把纷繁复杂的脉象作出了高度的概括，因为脉以沉为根，以沉为本。前世诸贤论脉者众多，但多从脉形、脉位、脉率等角度论述。对于脉力的描述常常忽略，而脉力恰恰能反映疾病的本质问题。如数脉邪盛者，阳热搏击气血，气血行速而脉来迫疾；正虚者气血虚衰，奋力鼓搏以自救，此愈虚愈数，愈数愈虚。可见数脉有虚实之分，治则大相径庭。如何掌握虚实之候，前医往往从症状角度阐释，使后学者不免"心中了了，指下难明"。李士懋老师以脉沉取有力无力来定虚实之纲，实补前贤之未备，引后学以坦途。一个疾病只要虚实分清了，治疗时大的方向就不会犯错，即便是选方不能切中病机，也不至于犯虚虚实实之戒。

李士懋老师常言作为一个大夫要胸有全局，全局就是要对每一个病症的病因病机、临床表现、诊断要点、治则、治法、方药等有一个全面的了解，临证时方能综合分析，不至于犯"但见一症便是"的错误。每一个病人每一诊都要把单独的症状放到整体中去看、去辨。经言"五脏六腑皆令人咳，非独肺也"这就是全局观的具体体现，为什么五脏六腑都能令人咳嗽呢？因五脏六腑之邪必上干于肺方能引起咳嗽。那么是否五脏六腑只要有邪都会引起咳嗽呢？显然不是的，"邪之所凑，其气必虚"，此言既适用于外感也适用于内伤。五脏六腑本脏有病由于其功能失调，原所司之职不行，并会产生病理产物或曰邪气。如脾虚而生湿、痰，肾阳虚之水邪上泛，肝阴不足之肝阳化风等，皆会沿五行生克关系波及它脏。而它脏是否受邪发病则要看这一脏腑的正气是否充实，此即"正气存内，邪不可干"之谓。如脾虚为患"脾胃者，仓廪之官，五味出焉"，五味长养五脏，脾虚则运化水谷之力弱，谷不化则腹胀满、下利、四肢乏力等。运化水液的能力差则聚而成痰成湿。其病变可沿生克关系渐及他脏。首先由于脾土生肺金，脾虚者肺失生养，以至肺气随之而虚。再者脾虚所产生的痰饮亦可波及于肺，这就是后世所云"脾为生痰之源，肺为储痰之器"。二者均可导致肺的宣发肃降之职失司而气机上逆为咳。此时如肺气旺不受其邪，则不会发生咳嗽。如肾气不充则其湿气下流乘肾，东垣谓"土克水，则骨乏无力，是为骨蚀，令人骨髓空虚，足不能履地"，反之肾气充实则湿不能侵也。如肝气不足即会出现木不疏土的两胁胀满，心情抑郁等症状，肝气充实则不受其邪。如心气不足，脾虚气血生化乏源，心所主者血也，气血不足则心悸怔忡作已。凡此五脏病之病机皆由脾虚引起，病机相同其治法亦大致相同，此既"异病同治"也。大而化之肺病、肝病、心病、肾病皆可传变它脏，其临床表现大致相同，而其治疗之法则因引起病变的脏腑不同各异，此即"同病异治"。

咳嗽是临床的常见症状，每次随李士懋老师出诊都会遇到。学之初总想熟记几个李士懋老师常用的方子，便于自己临证时以方对症。可经过一段时间学习发现，李士懋老师治咳之方不下四五十个，应该哪一方对哪一症？一时间如坠云雾之中，只能静下心来扎扎实实地从李士懋老师所倡导的"平脉辨证"学起。

三年下来心中渐渐明白了一些道理，恩师治咳嗽看似天马行空，实则理法森严，随心所欲不逾矩。颇能体现恩师的学术特点，即①以中医药理论为指导的辨证论治体系；②坚持以脉诊为中心的辨证论治方法；③胸有全局；④遇病首分虚实；⑤动态的辨证论治；⑥崇尚经方。恩师治咳，胸有全局，平脉辨证，不离仲景六经病辨证之规范。其因于太阳病者，李士懋老师在《平脉辨证·经方时方案解》一书中明确提出：太阳篇两大证、两大方，即主以麻黄汤的太阳表实证，以及主以桂枝汤的太阳表虚证。桂枝汤证实则虚人外感。

太阳伤寒正盛邪实，其转归，寒邪客于肌表，闭郁肺气。化热者热邪壅肺，其症喘咳，其脉浮数，或滑数，或寸数且旺，或沉数。其法宜宣肺清热、平喘止咳。其方宗麻杏石甘汤。

如水热互结之大结胸症。其脉弦数且盛。其法宜逐饮邪热。其方宗，症轻者可取葶苈大枣泻肺汤，症重者方宗大陷胸丸。

太阳伤寒，表寒未解，水饮伏肺。其证属咳喘。其脉弦紧或浮或沉。其法宜散寒逐饮。其方宗小青龙汤。是方兼外寒者可用，因麻黄、桂枝以解表，无表寒者亦可用，麻黄宣肺，桂枝温化水饮。如外邪内饮相搏，寒饮盛而阳被郁，阳郁则化热。其脉弦紧之中略有滑数之象。其法宜散寒逐饮清热。其方宗小青龙加石膏汤。如饮激于上，其证属咳而气逆，喉中痰鸣。其脉弦，此弦主寒主饮。其法宜温肺散寒逐饮。其方宗射干麻黄汤。如悬饮内停，其证属心下痞硬满，引胁下痛，症似结胸，胸中痛咳喘。其脉沉而弦。其法宜逐下水饮。其方宗十枣汤。如其脉弦紧而无力，其证属寒饮伏肺而兼阳虚，其法宜温阳散寒逐饮。其方宗小青龙合真武汤。如外有表寒兼见咳而下利，为肺热下淫阳明。其脉弦滑数。其方宗葛根汤主之。

恩师在应用以上诸方时常加"辅汗三法"。此即仲景在桂枝汤将息法"乃服至二三剂"。恩师将"啜热粥""频服""温覆"称谓"辅汗三法"。其药后正汗出的标准有四：①微微汗出。②遍身皆见。③持续不断。④随汗出，脉净身凉。那么寒邪中于表或中于里为什么要用汗法来治疗呢？概因寒邪之感人，外则闭郁肌腠，内则壅塞脏腑气机。使阴阳升降出入之机不畅而诸病生焉。发汗之剂皆辛散之品，尤以麻黄、桂枝剂为主。辛能散能行，能开达玄府，鼓动阳气。麻黄发越阳气散寒凝。桂枝通阳气，振奋鼓荡阳气以祛邪。温补之法，补阳扶正，开达玄府，使邪随汗出，机体阴阳调和，气机升降出入之路畅达。

咳嗽因于太阳中风者。恩师认为太阳中风实为虚人外感。即正虚为先，后感外邪。法宜扶正以祛邪。素有咳喘之人又感外邪呈太阳中风证。其脉弦数减。其法宜解肌发表宣降肺气。其方宗桂枝加厚朴杏子汤。

其因于阳明者，阳明之热弥漫炽盛，充斥上下内外。肺为娇脏不耐寒热，热邪伤肺，耗伤肺津，炼液成痰，其证属咳喘而兼见一身表里俱热。其脉滑数且盛。其法宜清化肺胃痰热。其方宗白虎汤合小陷胸汤。如因热病解后，伤津耗气，造成气阴不足、虚羸少气、余热上逆作咳，其脉滑数略虚或寸略盛。其法宜益气养阴清热。其方宗竹叶石膏汤或麦门冬汤。

其因于少阳者，少阳为阴阳出入之枢，出则三阳入则三阴。其症亦变化多端。引起咳嗽的原因可因少阳之热犯肺，亦可因三焦不利而水饮犯肺。其脉弦数而减。其法宜和解少阳。其方宗小柴胡汤加减。如少阳胆腑郁热上迫于肺，肺气上逆耗津为痰。其脉弦滑数。其法宜清化痰热。其方宗小陷胸汤或后世之黄连温胆汤，清气化痰丸，礞石滚痰丸等。

其因于太阴者，脾为后天之本，运化水谷。其清阳之气上归于肺。脾虚则易造成土不生金，从而使肺气亦虚，脾肺气虚则易于生湿生痰。其脉可浮、沉、滑、濡、缓、细，然必按之无力或减。其法宜补土生金兼以化痰。其方宗建运中州之方为主，如六君子汤、补中益气汤、升陷汤、资生方等。如脾虚肾寒，其证属咳喘不得续，身肿，畏寒肢冷等。其脉缓滑减尺沉弦。其法宜宜肾纳气，健脾化痰。其方宗黑锡丹，补中益气合真武汤等。如太阴为湿热所困，其脉滑濡数或沉或浮或寸脉偏旺。其法宜清化湿热，宣畅肺气。其方宗麻杏薏甘汤，甘露消毒丹等。

其因于少阴者。少阴病的本质多是阳衰而阴寒内盛，阳衰者肾阳衰也。肾阳为一身诸阳之本，人体的一切机能运动全赖于阳气的温煦推动。其因而至咳者多因肾阳不足不能温化水饮，寒饮上干于肺所至。其脉沉弦，或滑，或细，然必无力。其法宜温化水饮。其方宗真武汤。

少阴虽多阳衰之证然亦有少阴阴伤而化热者，如肾阴亏而虚火上灼肺金，其脉尺细数而肺脉旺。其法宜滋肾水清肺热。其方宗玉女煎。

其因于厥阴者，厥阴为阴尽阳生之脏，其为病常寒热错杂。如肝阴虚而虚火灼肺为咳者，其脉弦细数。其法宜滋养肝阴。其方宗一贯煎等。如寒热错杂，其脉弦而无力或减。其法宜寒热通调，其方宗如乌梅丸等。

第二章　脉法恩师，临证发挥

恩师凭借对脉学的造诣驰名于医学界，吾虽生性愚钝但跟师既久也小有收获。现将自己在门诊中典型的病例作一汇报。

【案1】

李某，女，49岁，2013年3月17日初诊，脉沉弦拘无力，舌淡。腹痛月余，得温稍减。已在本村卫生室及镇卫生院打针输液二十余天，无效。痛时不可忍。今日县医院查腹部B超、CT均正常，建议住院进一步检查治疗。患者因家境不裕，欲筹钱后再行住院。

证属：阳虚寒凝。

法宜：温运中阳，散解阴寒。

方宗：大建中汤。

川椒6g，干姜7g，党参12g，红糖25g。

1剂，水煎顿服。

2013年3月18日二诊，脉沉弦无力，舌淡。

昨天就诊时已是傍晚，晚间服药后一夜安睡。近一月来夜间腹痛未曾间断，甚时满炕打滚，现自觉腹中已无不适。

上方1剂，水煎顿服。

该患者5月份因他疾来诊，述服上药2剂后腹痛一直未作。

按：此患者脉弦拘无力，症见腹痛不可忍，寒客于中焦明矣。辨证已明，治法随出，应温运中阳解散寒凝，方取大建中汤。方中病机效如桴鼓，一剂而痛去症除。收到了始料未及的效果，心中窃喜。对于拘脉的成因不免有了深入的思考。"拘"脉是李士懋老师在领悟《内经·举痛论》"寒气客于脉外则脉寒，脉寒则缩踡，缩踡则脉细急，细急则外引小络，故卒然而痛，得炅则疼立止"一文，并将其应用于实践，几经临床验证后而命名的一部脉象。脉因何而"拘"？显然寒邪是拘脉的主要成因。"邪之所凑其气必虚，阳虚者阴必凑之"，素体阳虚之人感邪则寒化。寒主收引凝泣，寒客于脉外则脉因寒而缩踡收引，平时舒缓之脉踡缩起来，失去舒缓之象从而在指下形成"拘"脉的形态。

我是在行医十余年后才学的中医，西医的解剖、病理、生理、药理概念在思维深处有很深的烙印。"拘"脉从西医角度看，其不舒缓、收引在一起，也就是血管痉挛。血管有内膜、中膜、外膜三部分构成，内膜光滑，中膜在大部分血管由平滑肌组成，外膜有疏松结缔组织构成。其中具有收缩力的是中膜平滑肌。平滑肌广泛分布于消化道、呼吸道、血管、泌尿生殖等系统，主要功能是通过收缩产生张力使器官发生运动和变形，也可产生连续性收缩或紧张性收缩，使器官对抗所加负荷而保持原有形状，前者如消化道，后者如血管括约肌等。当其持续性收缩或紧张性收缩也就是痉挛状态时，可使人产生疼痛、咳喘等症状。从中医角度看这种血管平滑肌的痉挛也就是"拘"脉的成因。

对于阳虚寒凝而脉象"拘"者，中医治疗方法是温阳散寒。其方当观寒邪所客部位的不同而酌情选用。如寒客太阳可用麻黄汤、小青龙汤、三附子汤等。寒客阳明可用用葛根汤等。寒客太阴可用理中丸、五积散等。寒客少阴可用麻黄附子细辛汤、桂甘姜枣麻辛附汤、桂枝芍药知母汤、四逆汤等。寒客厥阴用吴茱萸汤、乌梅丸等。各经用方虽异，然其里皆在于温经散寒，其药无外桂枝、麻黄、干姜、附子、细辛之类。

人之为患，内伤诸病，外感诸疾纷繁复杂，如一盘散沙，治疗起来使人无从下手。仲景将内外诸病分列六经，寻找出传变规律并平脉辨证，挈简驭繁。为中医的发展建立了不朽的功绩。然中医的特点之一是整体观，强调人是一个有机的整体，是无从分割的。就"拘"脉而言其代表着人体被寒邪所客。寒邪中人外为脉细急缩踡，内则五脏六腑、四肢百骸亦因寒客而气血运行迟缓，收引凝涩而痛。其治法遵循《内经·举痛论》"得炅则痛立止"。治疗疾病皆知理法方药几个方面，"拘"脉为"阳虚寒凝"，其治法为"温阳散寒"，其用药无外桂枝、麻黄、干姜、附子、细辛之类，其方只要包含上述之药数味再观其临床表现随症选取即可。

综上所述，"拘"脉为西医血管平滑肌痉挛所致。从西医角度看，平滑肌痉挛可导致诸多病变。如血管平滑肌痉挛引起的高血压、循环障碍、雷诺氏病、美尼尔综合症、血管神经性头疼、脑血管痉挛性头晕等。呼吸道平滑肌痉挛引起的咳嗽、哮喘等。消化道平滑肌痉挛引起的胃肠、胆的绞痛等。泌尿系统平滑肌痉挛引起的输尿管绞痛等。临床出现相关症状而脉象"拘"者，中医用温散寒凝的方法来治疗。而西医则用解痉止痛的药物来治疗，如阿托品、654-2、山莨菪碱等来治疗。可见西医的痉挛性疾病在一定程度上与中医的寒凝证有很高的相似性。二者既然有相似性的存在，那么临床是否能相互借鉴、相互指导呢？"衷中参西"从张锡纯提出到现在已近百年，中西医能否融会贯通，共同为人类造福？从理论角度而言，中西医所针对的都是人体的病变，都在致力于通过治疗使人体恢复到健康的状态。两大体系应并行不悖。但现实状况则是互不兼容，甚至有时候陷入相互为敌的状态。不可否认西医的发展突飞猛进，西医的进步源于其开放的思维模式，只要是能提高临床疗效就会试验研究并应用于临床，如从中药中提取的青蒿素、柴胡注射液、清开灵、双黄连、丹参注射液等俯比比皆是。在西医日新月异发展的时代，中医界还在为如何"辨证论治"争论不休，这也是中医界有识之士大声疾呼"中医到了生死存亡的关头"的原因。恩师痛心于业内纷争不断，后学无所适从，中医大业危在旦夕。于是振臂高呼，中医要高举仲景"平脉辨证"这杆大旗。那么李士懋老师所倡导的"平脉辨证"是否是科学的？是否能指导临床？"实践是检验真理的唯一标准"，我在跟师应诊中找到了答案，一个个疑难病人在李士懋老师的治疗下康复，一些看似无药可救的人奇迹般的转危为安。那么李士懋老师的平脉辨证思想能否被复制？在其他地方是否也能行得通呢？我们这些跟师学习的人最有体会。以我为例，我是半路学的中医，根基很差。一同跟师学习的有中医学院的教授、博士后、博士、硕士、国家中医优秀人才、省级中医优秀人才等。他们的中医根基学识远在我之上。跟师之初，自惭形秽，仿佛永远无法达到他们的高度。而跟师三年下来，在李士懋老师"平脉辨证"思想体系的指导下，我的学识有了很大提高。虽尚不能达到其他师兄弟的高度，但在讨论病历时已能提出自己的见解，在独立应诊时心中也有了底数，疗效也有了明显的提高，门诊病人也大量增加了。李士懋老师的东西是否学会了，关键在于是否会运用。就"拘"脉而言，见其脉而用温阳散寒的方法，大部分病人都可达到症除脉平的目的。恩师常教导我们治病要举一反三，对于"拘"脉从中医角度看是阳虚寒凝的问题，从西医角度看是平滑肌痉挛的问题。中医的病机与西医的病理是相通的，是否可以用西医或西药来解决脉"拘"的问题呢？带着这样的疑问我做了一些尝试。

王某，男，1岁6个月，咳嗽二十余天，在医院输液十余日，咳嗽不见好转。诊其脉弦拘数减，舌苔淡白。证属阳虚寒客于肺，此时如用中药治疗当选用小青龙汤等散寒温阳之法。而家长虑其病重年幼，又恐中药难以下咽而主张西医治疗。余思患儿病已二十余日，输液十余天，消炎、抗菌、平喘之药屡用不效，如再按西医常规治疗恐难收效。诊其脉拘而减，定是寒邪所客之候。脉拘为血管痉挛之象，那么其咳嗽是否是支气管平滑肌痉挛的原因呢？西医解除痉挛的药有阿托品、654-2等，阿托品副作用大，654-2较为温和，于是就在肌注平喘之药二羟丙茶碱的基础上加654-2注射液0.5mg，其量甚微，料不致有太大副作用。就诊时已是傍晚，第二日早晨其父母携患儿来诊，其父母非常高兴，言打针后一夜安睡，晨起仅咳一两声，精神亦大为振作。诊其脉弦而稍滑减，知阴寒以散，阳气稍复，嘱其慎用寒凉饮食，稍用治咳之西药以善其后。患儿家距门诊处十余里地，自此后身体稍有不适即来我处诊治，言上次之咳嗽自打一针，服药两天后痊愈。一例病人尚不能证明咳嗽见"拘"而用654-2的效果，此后见咳嗽而又有"拘"脉表现的均或多或少加用654-2，得到了确切的疗效。

对于"拘"脉为西医之血管平滑肌痉挛加深了了解，从中医的角度看阳虚寒凝可导致很多的临床表现，如发热、咳喘、疼痛、肢体不遂、手足厥冷等。这些疾病都可用中医温散寒凝的方法来治疗。那么是否也可以用西医的解痉药来治疗呢？于是在李士懋老师脉学思想的指导下对654-2做了一些拓展性的应用。如面对发热病人，用654-2来治疗发热，这在西医

跟师李士懋平脉辨证

看来是禁忌的事情，因为应用654-2后，人体汗腺分泌减少，体温升高。但中医却习以为常，如用麻黄汤、五积散之类的方子治疗发热是很常用的治法。

2012年1月时值农历年底，邻村何某，男，1岁4个月，因不明原因发热已辗转于县医院、省儿童医院、省二院一个半月，发热始终未控制住。住院期间医生对病因的种种猜测均被各项检查一一排除。用抗生素、输血浆、白蛋白、球蛋白均无明显效果，医生建议其去北京进一步检查治疗。时值农历腊月二十八，家属虑大医院春节放假不便住院检查，欲春节后再去。出院回家到我门诊以求暂以退热。诊其脉弦拘无力，患儿萎靡不振，消瘦，倦怠，手足逆冷，体温38.2℃。证属阳虚寒凝，用中医治疗则当用温阳散寒之方，如四逆汤之类。但患儿在我处治疗只是权宜之计，病程长且重，况家长不愿服用中药，所以未予中医治疗。但患儿发热总得诊治。于是在肌注安痛定时加654-2注射液0.5mg，嘱其打针后小儿会面红，如体温升高速来就诊，打针时上午9点多。下午4点家长携患儿前来复诊，言打针后面色确由萎黄稍转红润，但体温已降至37.5℃，诊其脉仍弦拘无力，在肌注安痛定时654-2加至1mg。第二日就诊言昨夜体温正常，手足温和，晨起稍思饮食，家属甚为欣喜。至大年初五体温偶至38℃，但用药即退，饮食渐加，嘱其停药，饮食勿予肉类、年糕等不易消化之物。患儿因家居邻村，家长常来带其就诊，言自此后患儿逐渐康复。此案能药到热退，实是在李士懋老师脉学思想指导下运用西药之功。此后在临证中只要见到"拘"脉而不能服用中药者，无论是咳嗽、发热、腹痛，均在其他药物治疗时加用654-2，病人反馈情况良好。李士懋老师的脉学思想是否正确，是否科学，疗效是最有说服力的证据。

【案2】

王某，男，5岁，正定人。2013年10月6日初诊，高热三天，用退热药体温稍降，体温持续在38～39.5℃之间。扁桃体2度肿大，大便干，耳道流脓。舌红，脉弦滑躁数。

证属：火郁。

法宜：发之。

方宗：新加升降散合银翘散加减。

僵蚕 6g，蝉蜕 3g，姜黄 5g，大黄 4g，金银花 6g，连翘 6g，竹叶 4g，荆芥 5g，牛蒡子 6g，薄荷 3g，淡豆豉 9g。

三剂，水煎灌肠。

2013 年 10 月 9 日二诊，用药一剂后热退，现耳道有臭味无脓，咽尚红。舌可，脉弦滑数。

上方加生地黄 9g，玄参 7g，龙胆草 3g。

三剂，水煎灌肠。

2013 年 10 月 12 日三诊，诸证已平，舌可脉弦滑减，停药。

按：患儿高热、乳娥、大便干、耳道流脓，脉弦滑躁数，乃火热内郁，上攻下迫。从温病角度来看当属气分无形热盛，典型的气分证应为大热、大渴、大汗、脉洪大。但气分无形热盛弥漫，其表现形式可多种多样。正如李士懋老师在《火郁发之》一书"火郁的范畴"一节中写道："气分证的范围虽然较广，因邪热所侵犯的脏腑不同，而有热壅于肺、热灼胸膈、无形热盛、阳明热结、热郁少阳等不同。然皆属郁热……气分证的无形热盛，即阳明经证，或白虎汤证。热邪亢盛，现大热、大渴、大汗、脉洪大，已然有热郁而伸的外达之势，似不属郁热的范畴，其实不然，仍属郁热，只不过热邪郁伏的程度较轻而已。其肌表的壮热，乃是阳明的郁热淫于肌表使然。病变之根本依然在于里热，故仍须因势利导，透热外达，主以白虎汤。"诊断气分无形热盛的标准，恩师亦在书中提到"火郁证的典型脉象为沉而躁数"。而本案脉弦滑躁数。脉未见沉象是邪气阻遏较轻，机体尚有驱邪外出之力。经言"脉数急者为传也"，况已现大便干结，有郁热渐入阳明腑之势。其治疗自当"因势利导，透热外达"。而选方自可不必只从白虎汤。

升降散是恩师治疗火郁证的常用方子，方中僵蚕、蝉蜕升浮宣透，可透达郁热。姜黄行气使气机畅达，热易透发。大黄清热泻火使里热下趋而解。合以辛凉宣透之银翘散，以期达到热透症除的目的。理论的价值在于指导实践，而实践验证理论的正确与否。本案一剂后即热退便通，说明辨

跟师李士懋平脉辨证

证基本正确。

值得指出的是本案中药患儿并未口服，而是选用的灌肠之法。中药的疗效是肯定的，但其口感令很大一部分患者望而却步。在儿科病人中尤其如此。余早年以西医为业，后出于对中医的爱好才学习中医。药物的吸收，西医认为主要在小肠黏膜吸收后经肠系膜上静脉汇于门静脉，然后经肝进入体循环。而直肠静脉血亦大部分经由直肠上静脉进入肠系膜下静脉并汇于门静脉，最终进入体循环。由此来看虽然给药途径不一，而其吸收转运途径却是一致的。疗效最能说明问题。此案一剂症减半，六剂而愈。证明了灌肠给药的明显效果。每日临诊对于需用中药治疗的患儿大部分选用灌肠之法，均收到明显的疗效。

值此国家大力发展中医药在基层普及之时，中药经直肠给药之法如能普及，定能对中医药事业的发展贡献一份力量。

第十六篇 阴阳脉诊：经典思维的灵魂

扁鹊医学社　梁宁　王玥

张仲景在《伤寒杂病论》中论脉法有"寸脉浮，关脉沉""尺中脉微"等寸关尺三分法，以及"太阳中风，阳浮而阴弱""阳微阴弦，即胸痹而痛"等两分法。三分法是把寸口脉分为寸、关、尺三部，而两分法一是以浮取为阳，沉取为阴；二是以关为界，关前为阳，关后为阴。三部脉定位准，阴阳脉可更好地辨人体上下、阴阳、气血之间的相互作用与联系。

李士懋老师重视整体脉象，重视人体整体的病理关联，在临床上以寸口脉上下分部之异，创立取寸关为阳，尺脉为阴相合的阴阳脉学。察脉之分部之各异，辨虚实病机之相联，以推求其本。因此学生今以指下阴阳脉之所异为论，总结李士懋老师平脉辨证的临床经验。

第一章　平脉寸旺

何为旺？李士懋老师认为有实证有虚证，实证如弦、滑、数、涌等，而且沉取按之有力，虚证有浮、大、数等脉，但是沉取按之无力。这里主要论述实证的寸旺。

李士懋老师讲课过程中始终教导我们要思辨，要辨病性、病位、病势、程度。对于病性，寸旺提示热盛，虽然有热盛还可以兼他邪，可以根据兼症来辨证。而对于病位，寸脉主上焦心肺。造成寸脉独旺的原因，在病位上无外乎两条，一为寸脉所主的脏腑热盛，二为其他脏腑热盛上冲导致寸旺。而对于病势和程度要结合其他部脉以及症状来分析。

热盛类的脉象一般为滑，它可以兼数、涌等脉。此类脉沉取必有力。邪气阻遏，气血欲行而与邪搏击，故激扬气血而脉滑，犹如河中有石，水流经时，则与石搏击激起波澜。

一、寸脉所主脏腑热盛

对于心火盛和肺火盛如何进行区分？除左右寸所主脏腑之不同，李士懋老师之平脉辨证，以脉诊为主的同时还结合其他三诊。所以在这里根据脉象辨出上焦热盛，再根据症状判断具体病位。如果出现黄涕、咳嗽、吐黄痰等肺系症状，可以判断为肺热壅盛，可以用泻白散或麻杏石甘汤。泻白散中主要是桑白皮清肺热，而麻杏甘石汤中主要是石膏清肺热。所以平时在辨出有肺热的时候，李士懋老师会酌情加桑白皮或石膏。如果见口疮、心烦、失眠等心系症状，可以辨为心火亢盛，李士懋老师会加黄连10g。

（左侧竖排）跟师李士懋平脉辨证

二、关部脏腑热盛上冲

此类肝火上冲和胃火上冲比较多见，二者根据症状来区分。肝火上冲的一般有口苦、目赤肿痛、两胁胀痛等症状，李士懋老师会用泻清丸，方中龙胆草大苦大寒，上泻肝胆实火、下清下焦湿热，泻火除湿；栀子苦寒，泻火解毒，清三焦之热。肝为藏血之脏，肝经有热本易耗伤阴血，方中苦燥之品又会损伤阴液，故用当归、川芎滋阴养血以顾肝体，使邪祛而不伤正，为佐药；羌活气雄，防风善散，故能搜肝风，而散肝火，同时也从其性而升之于上。如果辨为胃火上冲，症状一般有口臭、牙龈出血等，会用玉女煎或清胃散辨证使用。对于热邪较重的可以加黄芩、栀子之类，李士懋老师有时还加大黄，给热邪以出路，使之从大便排出。

有时还会出现一种情况提示欲化风，此种情况脉象多为弦，兼脉劲、数等。当脉弦劲时会有头蒙、视物模糊等症状，此时李士懋老师会加天麻、钩藤、僵蚕平抑肝阳，甚者会用羚羊角，对于视物模糊加桑叶、菊花来清肝明目。当寸弦略有数时则表明热郁阴伤阳浮动，酌加生龙骨、生牡蛎、生龟甲、白芍，此时李士懋老师不用柴胡等风药防止阳浮动更甚。如果风更甚会加解痉散。

第二章 平脉寸弱

寸脉沉取按之不足，临床多见为虚证，有肺气虚、心气虚、心阳虚等上焦本证。心阳虚者以桂枝甘草汤温振心阳；心气虚者多用八珍汤等补气养心；肺气虚者，多加黄芪、党参或蛤蚧补肺纳气等，辨证准确，则用之可效。

而临床亦多见上焦心肺无碍而中焦有恙致寸弱者，称为清阳不升。中虚清阳不升多表现为头部疾患如眩晕、头痛、头蒙、清窍不利等，常以补中益气汤或益气聪明汤予之，兼见脾虚有湿者可用升阳益胃汤。"巅顶之上，唯风独到"临床见寸弱者李士懋老师并非全方予之，而是取升麻、柴胡、葛根、防风等升清之意灵活而用。用桔梗升举肺气；白芷、川芎、羌活等不仅可以引药入经，还可上达头目而止痛；若有头晕目眩等风象，外风可加防风、蔓荆子之品，而内外风亦皆可用天麻效行于头部。

升麻，葛根，柴胡是升清之佳品，其升清之时反助降浊，故无论何种原因导致的清阳不升，李士懋老师常加之。然李士懋老师提醒我们应当注意：此乃上升之风药，若非清阳不足而是阳亢化风、阴虚风动或精亏血少导致的头目晕眩等，则此等风药非所宜也。

临床确常见脾虚不能升举清阳，然深究之，病因非止于此。若中焦阻滞亦可造成清阳不升而寸弱，如痰湿、湿热、寒湿、食积、气机郁滞等。此时应当四诊合参，不可但见寸弱而一味补虚。脾虚湿阻重者可用实脾饮；痰湿气滞者，以二陈汤、香砂六君加减；若有寒湿阻滞，则加草豆蔻、木香、干姜等温阳化湿；有湿热阻滞者，脉有濡数之象，李士懋老师常用甘露消毒丹合柴胡、半夏、防风等助木疏土、化痰升清；若辨为食积则消导之。有气机郁滞者，则多为中焦脾胃斡旋不运，肝气郁结不疏或火郁气

跟师李士懋平脉辨证

机等。

"痞"通"否"也，是阴阳气机隔绝不通之意。中焦是人身之枢纽，停滞则不能上通下达。当降不能降，当升不能升，则可现阴精化而无源、清阳不得上升之虚象，或现阳亢于上、寒凝于下之上热下寒症，故以辛开苦降法如半夏泻心汤类使之得运；肝气郁结关脉弦，其疏泄无力，亦不能升降清浊，故可以逍遥散或四逆散疏之；火热为郁，亦可痹阻气机，关脉弦滑或数，而清阳不得上达见寸沉，则当清泄透达郁热为妙。

第十六篇　阴阳脉诊：经典思维的灵魂

第三章　平脉阴阳反差

若阴阳脉皆偏胜或偏衰则病易察，然临床上常可见阴阳脉象脉势迥异的情况，使人虚实难辨，不明如何定脉为准。李士懋老师常细察所异，辨其标本，以沉取定虚实，如拨云见日而病性乃定。

一、阳旺阴弱

阳旺阴弱脉中，弱可以理解为沉取无力，病机是虚证，谈到虚证李士懋老师经常说"到底是什么虚？气血阴阳精均有可能虚"，所以到底是什么虚还需要结合其它三诊辨证。试从以下三个方面来论述阳旺阴弱。

1. 阳旺导致阴弱

这种情况一般提示中上焦有热，热为阳邪易伤阴液，故易损伤下焦阴液，导致阴伤阳浮动。则以泄热为主，滋阴为辅。脉为寸旺尺弱，会有一些头晕、失眠、口渴等症状，这时李士懋老师会用新加升降散透达郁热，加白芍、生龙骨、生牡蛎、生龟甲、生鳖甲来滋阴潜阳。如果辨出热兼有其他邪气，如有血瘀加桃仁、红花、川芎等活血之品；如果有痰则加胆南星、枳实、竹茹等；如果有湿加苍术、藿香、佩兰之品。

2. 阴弱导致阳旺

这种情况分阳脉按之有力和阳脉按之无力两类。

阳脉按之有力有以下三种情况

（1）肾虚致心火亢盛，根本原因都是水不济火，心肾不交。若肾阳虚弱，虚火上浮同时不能蒸腾肾水上济于心，则见心火上亢，用交泰丸；若肾水亏亦不能上济心导致心火旺，脉是阳旺尺细，法宜泻南补北，方宗黄连阿胶鸡子黄汤。

跟师李士懋平脉辨证

（2）肾阳虚，水饮上泛

此类脉象常为寸弦，尺细无力，当温阳化饮。肾阳为一身元阳之根本，阳气有温煦、行水等的功能，肾阳虚则水液运行失常，导致水饮上冲心则胸闷、气短，上冲到肺则咳嗽、吐稀痰，这时李士懋老师会选用真武汤。

（3）阳虚寒凝

若寸弦紧，尺细无力，则为下焦阳虚，上焦寒凝，当温阳散寒，方宗麻黄附子细辛汤来温阳散寒，可用温肾之品来补肾阳。

3.阳脉按之无力分以下三种情况。

（1）阳脉大然按之无力，尺细数，兼舌红，少苔，手脚心热等阴虚症状，阴虚不敛阳，虚阳浮越，法当滋阴潜阳，代表方剂为三甲复脉汤。如果阳脉大于阴脉三到四倍，已成为关格之脉，阴竭于下，阳越于上，致面红如妆，脱汗如洗，喘促端坐，张口抬肩，心中憺憺大动，血压几无，急敛浮越之真气，仿张锡纯法重用山茱萸以救脱。

（2）阳脉旺然按之无力，尺脉微细兼恶寒怕冷，此为阳虚阴盛格阳，虚阳浮越而成格阳、戴阳。法当引火归原，使浮游之火下归宅窟，代表方剂为白通加猪胆汤、通脉四逆汤。

（3）阳脉虚大按之无力，尺细数无力，乃肾阴阳两虚，虚阳浮越于上。法当双补肾之阴阳合以潜镇浮越，代表方剂为三甲复脉合右归丸。

4.阳旺和阴弱无必然的联系

阴弱为肾阴或肾阳虚或二者兼有。肾阴虚辨证选用大补阴丸或理阴煎；肾阳虚用肾气丸。这里重点讨论阳旺，对于病性而言，寸旺多提示热盛，或热邪与它邪夹杂。从以下几个方面来论述。

（1）郁火上冲

人体贵在阴阳升降出入，气血流通，倘升降失司，气血运行乖戾，即可成郁，所以凡是能造成气机郁遏的因素均可造成郁火。郁火的脉沉躁数，按之有一种躁动不宁之势。郁火在体内可上冲、下迫、内窜。郁火上冲可见寸旺，上冲心脉，则可见心悸、怔忡、心烦不眠；心主血脉，血脉失常，或迫血妄行，出现动血、耗血。上冲肺则肺失宣降，治节无权，出现胸闷、胸痛、咳喘。郁火的治法是"火郁发之"，李士懋老师用升降散来清透郁热，僵蚕、蝉蜕透热；姜黄行气血而调畅气机，以利热外达，大黄降泄，使热下趋，热盛则加栀子、豆豉、连翘、薄荷，名为新加升降散。

（2）纯热无它邪

脉弦数兼身热微渴，心中懊侬辨为热郁胸膈，用栀子豉汤加竹叶、连翘等轻清宣散之品；脉洪大有力兼大渴、大汗、大热等证辨为阳明气分热盛，用白虎汤加减；脉弦数兼身热口渴，烦躁不安，口苦咽干小便短赤辨为邪热内蕴，用黄连解毒汤加减，若火毒内蕴成结，李士懋老师会在清热泻火时加散结消肿之品如夏枯草等；脉洪大兼吐利、身热，可用黄芩汤加减；干咳少痰无痰，口干咽燥，干呕不能食，辨为热伤肺胃津液，方用沙参麦冬汤加减；如果出现脉弦细数伴有口渴、身无力，辨为气阴两伤，用生脉饮加减；当出现壮热口渴，烦扰不寐可知气营两伤，用玉女煎加减；当出现身热夜甚，心烦时有谵语，斑疹隐隐，舌红绛则变为热入营分用清营汤加减；当出现烦热躁扰，斑疹密布，昏狂谵妄，各种出血，辨为热入营分，用犀角地黄汤加减；当脉弦数兼有荨麻疹、紫癜、崩漏、衄血等一些症状，此时亦可知热入血分，用清瘟败毒饮加减，同时加上紫草；热陷心包可烦躁，谵语，昏狂用凉开三宝，如安宫牛黄丸。

（3）热与宿食相结

此类脉象为滑数，兼有大便不通，呕恶苔黄腻，可用枳实导滞丸加减，或用承气类下之。

（4）湿热

此类情况脉象为濡数。李士懋老师认为的濡脉与一般意义的濡脉不同。濡即软也，软脉就是濡脉。软脉的特点就是脉来柔软，仿佛水中之棉。所谓软脉，就是脉力逊于平脉，但是又强于弱脉。对脉位的浮沉、至数的疾徐、脉体的长短阔窄，都无特定的要求。软脉的形成是由于气血鼓荡力弱而脉软。何以鼓荡力弱？可因于气血虚、脾虚、阳虚、湿盛所致。湿为阴邪，其性濡。湿盛者，大筋软短，血脉亦软，按之软。再者，湿阻气机，气机不畅，气血不能鼓荡血脉，亦是湿盛脉软的一个因素。

根据脉濡数判断为湿热还要根据症状来判断病位，来选择不同的方子。如果有肢体疼痛、麻木、舌红、苔白腻，或白腻而黄，则辨为湿阻于经络四肢，李士懋老师会用薛雪的四号方来加减；如果有苔腻，胸闷，食欲不振，便黏等湿热内蕴之象，有时会用甘露消毒丹化裁；如果有口苦，下焦黄带，分泌物有异味等肝胆湿热兼下焦湿热，李士懋老师会选龙胆泻肝汤化裁；如果有高热不退，苔粉腻等邪伏膜原用达原饮；如果兼下利症状，李士懋老师会选择葛根黄芩黄连汤；如果兼有心下痞，或胃胀痛，或恶心呕吐不欲食，或便滞不爽，身困倦，或寒热症状，李士懋老师会选用半夏泻心汤。因其根本原因是脾虚，升降失司，故以人参、炙甘草、大枣健脾，黄芩、黄连苦寒清热，干姜辛热祛寒，半夏交通阴阳，共奏辛开苦降，以复升降运化之职。如果单纯有呕吐，会用连苏饮小剂量代茶饮，效果非常显著，李士懋老师在治疗湿热时往往认为湿热是郁热，故在原来辨证的基础上再加升降散来清透郁热，往往能收到很好的效果。

【案1】

王某，男，65岁。1996年5月20日初诊，右头颊反复剧烈跳痛已三年，诊为三叉神经痛。40天前患肺炎，住院治疗，基本痊愈，现仍咳嗽、多痰、胸闷、食欲不振。脉沉滑数而躁，两寸弦。舌绛红，苔黄腻且厚。

证属：湿遏热伏，火郁化风。

法宜：化湿透热息风。

方宗：达原饮合升降散。

僵蚕12g，蝉蜕7g，姜黄9g，大黄4g，栀子9g，青蒿15g，川朴9g，草菓7g，常山7g，槟榔12g，菖蒲9g，黄芩9g，蜈蚣6条，全蝎10g，水红花子10g，杏仁12g。

1996年6月29日二诊，上方加减，共服35剂。痛止，咳痰胸闷已除。脉转濡滑。舌稍红，苔已薄微黄。

继予上方10剂，以固疗效。

按：脉沉乃气滞，滑数而躁乃火热郁伏，郁火化风上扰而两寸弦。气何以滞？苔黄腻，为湿热遏伏，致气滞火郁，热不得透达而上攻。达原饮溃其秽浊遏伏，升降散透达郁火，止痉散息风解痉。治疗月余，湿蠲热透，痛止症除，脉亦转濡滑，余邪未清，继予10剂，以固疗效。

郁火可兼湿、寒、瘀、虚等，必除其兼邪，火热势孤，其热易透达而解（《火郁发之》）。

（5）水热互结

脉象一般是弦数，弦主饮，数主热，这时会伴有水肿，李士懋老师会选择木防己汤化裁。

（6）痰热郁于胸中

此时脉象为弦滑数、寸旺，李士懋老师用黄连温胆汤，黄连清心火，半夏为君燥湿化痰，和胃止呕，竹茹为臣，清热化痰，除烦止呕，竹茹为臣，清热化痰，茯苓健脾利湿，以杜生痰之源。心神不宁，虚烦不眠甚者，可重用茯苓，加酸枣仁，远志。如果痰热严重者会合小陷胸汤同用。

（7）瘀血

李士懋老师认为瘀无定脉，所以判定有瘀血还要结合其它症状。如果周身疼痛李士懋老师会选用身痛逐瘀汤，如果小腹部冷痛，脐周痛用少腹逐瘀汤，如果胸闷痛等胸膈部位病症用血府逐瘀汤，李士懋老师常用的活血药有桃仁，红花，丹参，郁金，蒲黄，根据不同症状来酌情加减。

二、阳弱阴失和

阳弱是中上焦虚证，无论见滑、数、迟或浮大等，若总以按之不足者，皆为阳弱脉。故辨为阳虚者，温补为主；气虚者可以益气之法如补中益气；阴血虚脉当细，则可滋阴养血益气等。阴脉者，在人为肾，肾之平脉为沉，"如棉裹砂，内刚外柔"（《脉经》），故其沉象更应从容、和缓，如渊泉在下。而在病理状态下，常见阴脉有悖于其象，或失其柔，或失其位，或失其度而致触手给人以非平和之感，此为"阴脉失和"。

1. 阳弱阴弦

李士懋老师认为：脉之从和，全赖阳气之温煦，阴血之濡养和气血调畅。病脉弦者，是血脉拘急，欠冲和舒达之象。故尺弦者，则不外邪阻与不足导致。试分析随诊中李士懋老师的部分脉诊用药思路如下：

（1）温阳散寒析

尺部为下焦，少阴所主，阳气源于下焦，少阴病亦是阳退阴进。若阳弱有寒导致的脉弦，李士懋老师常用温阳散寒法。然温阳与散寒并未可一概而论，其分别针对阳虚与寒凝。《伤寒论》亦有"少阴病，脉微，不可发汗""若其人脉浮紧，桂枝不中予之也"等，二者作用不同，各有适应特点，临床必当明辨。

主法温阳，脉尺弦时多兼沉迟无力。无力为阳虚，阳虚不能温煦鼓搏则脉弦而沉迟。肾虚寒证，是肾阳不足，命门火衰，症如腰膝酸软、畏寒肢冷多以肾气丸、右归丸主之，以温补肾阳；肾主一身阳气，若肾阳虚表现为一身阳气虚，如四肢厥逆，身蜷吐利等，脉微细而沉，则多以桂附姜等四逆辈温补阳气；对于阳气虚极，如出现脉微欲绝，四肢厥冷，大汗出，恶寒等症，李士懋老师常说"宜刚而不宜柔"，则倍用姜附峻补阳气，若此时取水中生火法，如生地黄、白芍类以柔补，则碍阳气振发。

而主法散寒，多见脉有拘紧之象。拘紧是寒性收引凝泣所致。寒可分阳弱阴进之客寒，阳弱阴生之阴寒。阳弱阴生主以阳虚，虚寒证脉为弦紧而按之无力，表现为恶寒蜷缩，四肢逆冷，吐利或但欲寐等，则主法温阳如上，但脉有凝滞之象，寒凝已现，只温阳恐散凝之力不足，故可稍加辛散之药。阳弱阴进之客寒中之，如阳虚外感，则变为寒束或寒凝，表现为头身痛，恶寒无汗，腹冷筋挛缩等，此时阳虚兼有寒邪，尺脉可按之弦紧有力，是寒盛故也。若单纯治本而温阳，一则可能散凝不足，二则又恐寒闭阳郁，阳郁则躁动不安而见尺脉沉弦拘紧而急，其补不得法反而害之。而若单纯散寒，则寒解而阳益虚，甚则亡阳。故当尺部有拘紧之象或脉弱而有寒凝象者，当以辛散之品解其寒，温补之品以振其阳，阳复寒解，其病向愈。方宗麻黄附子细辛汤。李士懋老师认为此方其用有三，一是阳虚寒束肌表者；二是阳虚寒邪直中少阴而见里寒证者。此两类是阳虚与寒邪相兼为病，附子温阳，麻黄散寒束，细辛启肾阳，又可引麻黄入少阴散寒凝。根据正邪程度的不同，各类药的用量与君主地位各异，亦可佐辅汗三法助之。三是纯阳虚阴寒凝泣者。麻黄之用非散客寒，而是解寒凝，再加细辛启肾阳。但此时则以补虚为主，故用附子为君大补肾阳，而麻黄和细辛用量则应少，且不可妄加汗法。

若寒痹经脉而见凝泣不通，如拘挛、心悸、晕眩、头胀等症，脉现沉弦拘紧，李士懋老师称为"痉脉"，可以此方温阳散寒的基础上加全蝎、蜈蚣、僵蚕、蝉蜕以解痉；若兼肾虚精亏之腰膝酸痛、耳鸣早泄或经少者，可用巴戟天、锁阳、肉苁蓉、仙茅、仙灵脾或右归丸等温阳益精；若兼有巅顶疼痛，呕吐涎沫，手足凉等，是肝胃虚寒，脉为弦紧或弦迟，可加吴茱萸、干姜等温肝暖土；若兼脾阳虚者，可以桂甘姜枣麻辛附汤加减或以肉桂补火助土等。

（2）温阳利水析

李士懋老师认为："饮为阴邪，阴盛则阳微，阳运不及，致经脉拘急敛束而脉乃弦。"故有阳弱阴弦脉而病水饮，如头眩，心下悸，小便不利，四肢沉重疼痛等症状者，一则为下焦阳气虚衰失于气化而致水饮内生，再有心阳虚坐镇无权且不能下济肾水，或有脾土虚不能制水运水，水饮上泛。寒水上凌于心则发为悸，射于肺则喘，攻于胃则呕，冒于清窍而眩，外溢则肿。

对此李士懋老师常用真武汤加减治疗。以附子温阳化气，白术燥湿健脾以制水，生姜佐附子助阳又可散水饮寒邪，茯苓佐白术培土制水又利下。然芍药之妙者，李士懋老师认为其用主要在于益阴，所谓"邪水盛一分，真水少一分"，津液不化而为水湿痰饮则正水益少，"湿盛则燥"，故当化湿之时佐以护阴之品以固正水。

何为温阳利水法的最佳药效标准？是小便得利。"通阳不在温，而在利小便"，李士懋老师认为此句不是通阳法，而是测尿法。阳虚气化不足，水气不运，故小便不利。温阳利水法使得阳气得振，水湿得运，水道乃通，从而"三焦畅，气化行，水精布，方能小便利"。

察阳脉之心阳虚，坐镇无权水逆甚者，常加桂枝温通心阳，平冲降逆；脾肾阳虚多加附子、干姜、肉桂；气虚甚者合补中益气汤；有寒束肌表者，合麻黄附子细辛汤发散之。

2. 阳弱阴数

阴阳脉俱数而有力者，三焦热盛可知也。而阳弱阴数脉须详辨，阴脉数时常可波及阳脉而致其亦有数象，故常易误辨整体脉象是弦滑数脉。此时沉取得脉，若得阳脉不足而尺脉数者，才是本条所主。

（1）阳弱致阴数

临床常见阳脉虚而阴脉滑数，伴有气虚，乏力，带多，淋浊等症状，则为脾虚湿热下注，治当健脾清利下焦湿热，或以补中益气加味，或以二妙散、四妙散、完带汤等方，或以滑石、车前子等八正散之类予之，颇有效验。亦有脾虚兼肝郁者，可合逍遥散助肝疏泄清利。必诊其尺脉有力，乃可以寒凉药攻之，同时根据阳脉弱的情况，亦当固其脾胃防止过寒戕伐。

李士懋老师指出：由于脾胃气虚，导致相火不位，相火上冲，尺脉当旺，此时亦可见阳弱阴数之脉。东垣解释甘温除大热之机理为"脾胃气虚，则下流于肾，阴火得以乘其土位"，所谓"阴火者，起于下焦，相火，下焦包络之火，元气之贼也"。阴火是下焦相火，乃肾中之火也。故所谓土克水，是不仅制水饮，亦制肾中相火妄动。只要辨证准确，得此脉症，即可用补中益气汤或以补脾胃、泻阴火之升阳汤化裁。

（2）阳弱阴虚数

虚数者，数而不任重按也。此必因虚致数，不可妄以寒凉药投之。尺部虚数之因，有精、气、阴、阳虚之分，虚甚则不能奉养及收纳，或正气浮越而搏击于脉，或经脉张皇鼓搏自救，而现虚性亢进，越虚越数，越数越虚。若正气尚可守其位，则可见沉数无力；若正气外浮，则见浮数或浮大之脉，但不论浮沉，皆按之无力。若区分病因，应当结合神，色，形，舌等具体判断。

肾阴虚不制阳，相火妄动可致尺脉数，常见细数、动数和浮数。阴虚不能充盈血脉而见细；阴虚不敛阳则见浮；阴虚不制阳，阳搏击于脉而为动。虽本质同源于阴虚，但脉象不同，故其隐藏的机理也不同，李士懋老师则长于分辨而斟酌用药。

脉细是阴虚不充盈之象，故脉当无力。虽脉数及有全身热象，也必当以滋阴为主，如六味地黄丸；若肾虚真阴不足而兼见腰酸腿软、遗精滑泄、头晕眼花耳聋之症，可以左归丸滋阴填精补肾。热甚可少佐知母、黄柏清热，确不宜见热则用大量清火之品清泄之而犯虚实之戒。

尺脉浮数是肾阴虚不潜阳而阳气浮越之故，此虽浮而虚大但也不任重按。故主治则为补阴兼潜阳，李士懋老师常用三甲复脉、龙骨之属滋阴潜阳，时合山茱萸固摄镇脱，而标本兼治。阴亏阳浮于上常兼见阳脉浮大虚数，或不一定明显表现为阳脉浮，一些上焦症状如面赤、面热、鲜红色痤疮、口疮等等亦能提示阳气浮越，二者病机相同，均用滋阴潜阳类斟酌加之，效果显著。

仲景曰："阴虚阳搏谓之动。"尺脉动数，可能为阳亢搏击气血，若数而有力则为实热证。结合阳弱之脉，则此时尺动数并非实热证。阴虚者，亦可见动数，是肾水亏而相火亢盛妄动之象，此时尺脉可为动数而按之有力，为本虚标实证，治当以滋阴泄相火为主。阴虚者补之，相火亢盛泻之则安。李士懋老师常用大补阴丸，尤取知母、黄柏清泄相火之用。若热盛者，可用生地黄易熟地黄（或同用）以滋阴，且助清火。若尺动数而按之力不足者，是肾阴虚为主，相火不甚，可用知柏地黄丸。对于补阴与泻火，当结合症状程度以定主次。

三种肾阴虚之脉象并非单独出现，有时亦可相兼。如尺脉浮大动数，或阴脉影响阳脉，如尺细数而阳脉浮数，然亦有章可循，浮而敛之，无力而补之，热盛而泄之，以脉为主，四诊合参。

对于阳弱之脉，李士懋老师常以益气之品如人参、黄芪或直接合补中益气汤于方中；有肢麻震颤等阴虚化风之象，脉时有弦劲之感，则以滋阴养血中佐以地龙、蜈蚣、全蝎等活血通络；若阴虚为主兼有脾肾阳虚者，可用理阴煎滋阴以配阳，以熟地黄大补阴血治本，干姜、肉桂温脾壮命门之火以使阳生阴长、化源不竭；若阳脉弦而无力，尺脉弦或数而见肝阳虚馁之象者，是肝肾阳虚，相火不位，可予乌梅丸。

结语：脉学之难，在于脉体繁杂指下不明，病位病性心中难辨。

尤其阴阳脉象、脉势迥异的情况，若不能明辨则取脉常为假而不可作为临床辨证依据。对此，李士懋老师经常鼓励我们："脉虽纷纭多变，但只要理解脉象形成的原因及影响脉象变化的因素，对诸脉也就能了然于胸，不为所惑了。"故学生学习并总结李士懋老师阴阳脉诊于本文，恳请师长斧正。

跟师李士懋平脉辨证

第十七篇

薪火传承之路

对一位在校大学生的深远影响

张静

中医文化历经千年，拥有着一种特殊的传承方式——师徒相授。李士懋教授作为国家学术经验继承工作指导老师，桃李满天下。作为一名在校学生，虽还未能拜师传承，但深受李士懋老师恩泽，有幸侍诊于老师左右，共计两年多的时间。现浅谈此过程对于我今后行医道路的深远影响，望各位前辈予以斧正。

第一章　兴趣的培养

陶行知先生说"兴趣是最好的老师"。李士懋老师融理论与实践于一身，他是我攀登中医巅峰的引路人。每每追随李士懋老师出诊，都深深地被中医的奇效所折服，这种亲临身受的经历让我对中医产生了浓厚的兴趣，并立志要无怨无悔地为中医事业献身！

第二章　技艺的传承

一、我学了什么

1. 中医之灵魂——思辨

中医的灵魂在于思辨，然而如何辨则成为历代医家争论不休的话题。李士懋老师重视脉诊，临床几十余年总结出"以脉诊为中心，平脉辨证，以脉解症，以脉解舌"的辨证思路，跟师两余年来，我亲眼目睹了李士懋老师用此辨证思路，使诸多复杂病证变得简约化、疗效化，达到了执简驭繁，纲举目张之旨，这让初入临床的我们亦能把握住中医辨证之根本，正所谓大道至简！

【案 1】

潘某，女，56 岁，2013 年 11 月 4 日初诊，高烧，37～42℃，先寒战，厚被三床亦战，后即高热，持续约三、四小时，一日反复发作二、三次，曾在某医院治疗 17 天，用抗生素后起皮疹，白细胞由 17.7～8.8×10^9/L，中性粒细胞由 95.71%～74.1%，颈部淋巴结肿大，平素皮疹痒，寐差，口苦，稍头晕。脉弦濡两尺弦细劲，左尺如刃，舌嫩红绛裂无苔。

证属：气虚水亏。

法宜：滋阴益气。

方宗：理阴煎合补中益气汤主之。

熟地黄 40g，山茱萸 30g，炮姜 6g，肉桂 6g，生黄芪 15g，党参 15g，当归 12g，升麻 8g。

6 剂，水煎服，一日三服。

2013年11月8日二诊，药后，未发热，身痒稍减，口已不苦，汗出身凉。脉弦细已和缓，刃象除，舌嫩红绛裂无苔。上方6剂，水煎服，一日三服。

2013年11月11日三诊，未发热，身痒稍减，头晕，怕风冷。脉细濡减，右尺弦细，舌嫩红裂纹无苔。

处方：生黄芪15g，炙甘草7g，桂枝10g，山药10g，大枣7枚，生姜7片。

7剂，水煎服，一日二服。

按：中医发热原因很多，有六淫之邪而发热者，有饮食劳倦或七情变化之内伤而发热者，然如何区分？则关键在于思辨。

理阴煎出自《景岳全书·新方八阵·热阵》，此方通治真阴虚弱，真阴不足之证，景岳称其"神效不可尽述"。药物组成：熟地黄，当归，炙甘草，干姜或加肉桂。方中重用甘苦之熟地黄滋培肾水，填骨髓，益真阴，其意昭然可见；当归味甘而重，故专能补血，其气轻而辛，故又能行血，补中有动，行中有补。以熟地黄之甘静配当归之辛动，即补阴分之精血，又可助精化气，温补元阳，使下源上达。有疑者云：既为填补真阴之品，景岳何以加干姜、肉桂，又为何原文开篇即云其为理中汤之变方？答曰：此则为脾肾先后天互补之理。《傅青主女科》："脾为后天之本，肾为先天之本，脾非先天之气不能化，肾非后天之气不能生，补肾而不脾，则肾之精何以遂生也，是补后天之脾，正所以补先天之肾也。"盖阴阳在下焦是真水真火，在中焦则名气和血，水火互根，气血相依，故先天肾精之亏虚，亦影响中焦气血之运行，脾胃之健运。故方中加入干姜、肉桂温精化气，补火以生土。干姜甘辛温入阴分，助熟地黄温精化气，补益脾气；且其温补阴分，使阴中之真阳上达于中土而成补火生土，温补脾阳之功；熟地黄、当归温润脾之阴；三者共奏先天助后天之功，健脾之运化，使熟地黄温补而不呆滞，而增损干姜、肉桂之剂量，可达温中、温下、益阴、补火之功效，故此为理中汤之变方，将其列为新方八阵之热阵。景岳重阳尊水，善于阴阳互用，故方中用辛温之肉桂壮命门之火，以取"阳生阴长"之意，正如《药鉴》中所说："肉桂入二、三分补阴药中，则能行地黄之滞而补肾，由其味辛属金，而能生肾水，性温行血，而能通凝滞也，能通血脉凝滞，其能补肾矣！"

　　然历代医者治疗发热均慎用滋腻酸敛之品，恐其有恋邪之弊，而本案李士懋老师取理阴煎重用熟地黄、山茱萸治疗发热，其意何在？答曰：此则为平脉辨证的思辨。根据脉象，本案发热原因有三：①脉弦细劲，弦则为减，细则阴亏，劲则为风，故此为下焦阴亏，虚风上扰之热；且夫左尺如刃，此乃肾之正脏脉，更为肾之真阴亏损，胃气衰败之象。故李士懋老师重用熟地黄以滋肾之真水，山茱萸以敛真气，更加肉桂以引火归元；②脉濡，濡即软也，此为脾胃不足之象。中土亏虚不能制约阴火，阴火上冲而发热，故李士懋老师在炮姜、肉桂的基础上合方于补中益气汤，甘温以除热；③脉弦，仲景曰："弦则为减，减则为寒。"理阴煎原文："凡真阴不足或素多劳倦，因而感寒邪，不能解散…宜速用此汤。"故此时亦有外感风寒，正虚邪恋，交结难解之热。然仲景之温散，首用麻黄汤、桂枝汤，景岳之温散，即以理阴煎温补阴分，托散表邪，使阴气渐充，则寒从阴达。此虽一从阳分，一从阴分，其迹若异，然一逐于外，一拖于内，而用温则一也，故理阴煎为"邪从营解第一义"，又被景岳称"寒邪温散第一方"。此则为"平脉辨证"。然而我们这样判断是否正确？脾气亏虚则卫外不顾，故寒战，身痒；肾阴虚虚火上扰或脾虚阴火上冲而致口苦、寐差、头晕；肾阴亏虚，故舌嫩红绛裂无苔。诸证皆可解释，故断为气虚水亏无疑。此则为"以脉解症，以脉解舌"。

　　李士懋老师常说："授人以鱼，不如授人以渔。"然中医之渔为何物？一些老前辈为拯救中医高举"中医要姓中"的旗帜，可什么叫"中医要姓中"？每当念及中医国粹之沦丧及取缔中医之叫嚣，在伤感与愤慨之时，我们是否要反思，原因何在？答曰："中医之发展，要在中医理论体系下，辨证论治。思辨是中医之灵魂。"

　　2. 善于总结用药之精

　　李士懋老师常告诫我们要善于总结，总结是学习的基石。下面为我跟师学习之时，总结李士懋老师的用药之精。

　　（1）桂枝伐肝降冲逆。《神农本草经》云："桂枝气味辛温，无毒，主上气咳逆，结气，喉痹，吐吸，利关节，补中益气。"《神农本草经》论桂枝，开端先言其主上气咳逆，可见降逆气则为桂枝之专长也。然《神农本草经》仅言其降逆肺气，是否桂枝还有它用？李士懋老师经验：伐肝降冲逆。当脉弦，出现肝气犯胃之呃逆、干哕等症状时，李士懋老师爱用桂枝伐上逆之肝气。因其性温，故偏寒者用之佳。桂枝温心阳、化心血。桂枝辛温，色红赤，调理纵横，宛如经脉系统。色赤属心，纵横通脉络，故可温心阳而通血脉。然李士懋老师探其理致，发其余蕴，在长期实践中，引而申之，于血虚时加之，以取温心阳、化心血之意。对于血虚之治，世人只知"中焦受气取汁，变化为赤，是为血"，却不知"阳生阴长"之理，可谓憾矣！

3. 胸有全局——山茱萸酸敛作佐剂

《圣济经》云："滑则气脱，涩剂所以收之，山茱萸之涩以收其滑。仲景八味丸中为君主，如何涩剂以通利九窍也？"雷公独具慧眼，"秘精"二字道出了仲景之意。山茱萸味酸涩性温，故可用于肾虚不固之滑脱证。然李士懋老师借其酸敛之性，临床用之更广。

（1）益气温阳，易致虚阳浮越，用山茱萸以敛之。李士懋老师在用补阳还五汤、可保立苏治疗阳虚气弱、虚风内动之重症时，黄芪的用量可达百克，然阳主升主动，大量补气之品加入易致虚阳浮越，故此时李士懋老师必用山茱萸以佐之。一则收敛真气，防止厥脱；二则防黄芪大补之元气升而无制。

（2）阴虚不摄阳，虚阳浮越，用山茱萸以摄之。若出现发热、咳喘、心悸、腰酸背疼，舌红绛无苔，脉阳洪大，尺细数者，李士懋老师用三甲复脉以滋阴潜阳，此时更加山茱萸一味既补肝肾之阴又借其酸敛以助三甲潜阳。

（3）阳虚阴盛，温阳防格拒，以山茱萸佐之。机体阳虚阴盛，出现发热、燥热、汗出等症状时，李士懋老师认为此为真寒假热之象，此时之火不可水灭，不可直折，法当温阳使浮越之火下归宅窟，此即引火归原。然若只知温阳，又恐阴寒过盛而出现格拒，故此时采用山茱萸以反佐，防脉暴起，阳暴脱。这与白通加猪胆汁汤以人尿、猪胆汁为反佐治疗伤寒道理相同；真武汤取白芍反佐，其一理相贯矣！

4.附子配肉桂，既走又守

附子为阳中之阳，其性浮而不沉，其用走而不守，通行十二经脉。肉桂专补命门之火，守而不走，其妙更在引龙雷之火下行，以安肾脏。附子得肉桂坚守命门之性，虽通行三焦而不能飞越；肉桂得附子之走散，除脏腑之寒、三焦之厥逆，温补而不滞。两者既走又守，李士懋老师用之相配，可谓珠联璧合，相得益彰！

（1）守而不走，温补命门以引火归元。白某，女，复发性口腔溃疡3年，伴咽痛，口干，脉沉弦细无力。脉沉弦细无力乃为少阴之主脉。李士懋老师予麻黄附子细辛汤温阳散寒；口腔溃疡、咽痛、口干乃阳虚虚阳浮越所致，故加附子、肉桂大补命门之火以引火归元。

（2）既走又守，补火以生土。张某，女，浅表性胃溃疡，干哕，纳呆，脉弦缓无力。弦无力为肝虚，缓为脾虚，故诊断为肝脾两虚，予升阳益胃汤合逍遥散，疏肝健脾以补虚。李士懋老师妙手回春之处在于加入附子、肉桂以补火生土。揣摩师意，"补火生土"之由有二：①火为土之母，附子、肉桂温命门之火以生土。②附子走行十二经脉，可温脏腑之寒，故可直接温补中焦之脾土。

其实，李士懋老师临床用药之精还不止如斯。如木火刑金之咳嗽者，李士懋老师在清泻肝火的同时，亦加入桑白皮、地骨皮，一则取泻白散清泻肺热以泻肺气，二则两者五行均属金，佐金以平木亢；对于风湿性的痹症，李士懋老师在辨证论治的基础上加上当归，亦取"治风先止血，血行风自灭"之理；若由于气虚而至清阳不升时，在补气的基础上，李士懋老师倾向于加上风药以鼓舞阳气的升发；对于体虚型高血压，李士懋老师巧用黄芪配伍附子治疗，确有卓效。

（3）拓展应用

李士懋老师精通经典，博采众长，尤善推崇景岳"读经典，实古义，重实效，创新方"之旨。故李士懋老师探其理致，发其余蕴，在临床中效而仿之，每获良效。

【案1】

苗某，男，65 岁，2013 年 6 月 24 日初诊，咳喘伴咯痰，气短 20 余年，每到冬天加重。痰色白质黏稠，中有泡沫，难以咯出，口苦，饮多，纳差，睡眠可，二便无明显异常。脉：弦，按之阳弱尺弦急，舌淡红苔白。

证属：肺脾虚，肾水亏。

方宗：仿金水六君煎。

熟地黄 18g，麦冬 15g，党参 12g，生黄芪 12g，白术 10g，升麻 6g，龟甲 30g，紫菀 15g，山茱萸 15g，五味子 6g。

4 剂，水煎服。

蛤蚧 4 对，碾成细粉，分 28 次服。

2013 年 9 月 13 日二诊，患者服上方后，咳痰喘明显好转，饮食已可。处上方加知母、黄柏各 8g，14 剂，水煎服，以善后。

按：仲景"病痰饮者，当以温药和之"，这句经典治则一直被后世推崇与沿用，故每于化痰之时均远离甘寒滋腻之品。然景岳独具慧眼，提出阴虚亦可生湿，因而提出"水泛为痰"的观点，并改六君子汤为金水六君煎，变健脾化痰为养阴化痰，创立了养阴祛湿一法。然何为"水泛为痰"？答曰："天下万物，负阴而抱阳，无阴则阳无以生，无阳则阴无以化。"譬之于灯，灯火属火，阳也，灯油属水，阴也。油足则灯始明，油乏则灯终灭。于人之体，阴阳亦是如此。《灵枢·本脏》曰："肾合三焦、膀胱。三焦、膀胱者，腠理毫毛其应也。"《灵枢·本输》曰："少阳属肾，肾上连肺，故将两脏。"少阳，三焦也。故肾在下合于膀胱，向上连于肺，经过三焦的上下沟通，故将两脏。人身之阳，其本始于肾，合于水谷之阳，输布于膀胱，三焦，宣发于华盖，而外应于腠理毫毛。膀胱者，州都之官；三焦者，决渎之官；肺者，通调之官，皆积水矣！故阳之所过，不断行使其气化之功。然当肾阴亏虚，阴不济阳，肾之气化功能失常而积水泛滥为痰矣！此痰停于肺则为咳喘，停于膀胱则小便不利，停于三焦则诸症皆出。此外，肾主水，主闭藏，当肾阴亏虚而致肾之封藏功能失常，亦可致真水上泛为痰，然此痰与前者之痰不同之处则如王孟英所说，"其痰咸"。故程门雪老先生非常欣赏金水六君煎，他说："治阴虚痰饮最好的方法，应推张仲景之金水

跟师李士懋平脉辨证

六君煎。"并说昔王旭高夫子屡用之。可见金水六君煎组方奇特，含义精深，疗效确切。

本案脉"阳弱尺弦急"。急则为阴亏不制阳，相火妄动于下；尺弦则为水泛，正如李中梓所言："左尺逢弦，饮在下焦。"阳弱则为肺脾气虚于上，故李士懋老师仿金水六君煎之意，重用熟地黄滋肾之真水以治本；"金为生化之源"，故加麦冬以金水相生；龟甲咸寒，滋阴潜阳以制相火；又加人参、白术、黄芪补脾之气，培土以制水；升麻升脾胃之气，培土以生金；山茱萸、五味子补中有收，益气固本之时，又恐气浮，故以收敛肺气；紫菀化痰以止咳；蛤蚧咸平，得金水之气，能补肺润肾，交合肺肾之气，且其性温，专补命门之火以温肺纳气。诸药共奏滋肾益气、止咳化痰之旨。二诊症状明显好转，故以上方加知母、黄柏滋肾泻相火以善后。

正所谓：学景岳方贵在识其意，用前贤方重在明其机。方证相应，才能效如桴鼓。李士懋老师临证之时善变通，是识古方古法者。跟这样的明师学习，让我在学课本、习经典的基础上更领略了景岳之风采，从而拓宽、加深了知识的广度与深度。

5. 学会批判

（1）课本知识的反思

"五心烦热"首见《太平圣惠方·治骨蒸烦热诸方》，多由阴虚火旺，心血不足，或病后虚热不清及火热内郁所致。正因如此，历年中医诊断学课本均将五心烦热定为阴虚证的主要辨证要点。作为学生，我们毫无质疑，然果真如此吗？

【案1】五心烦热

李某，女，42岁，2013年7月8日初诊，手足心热，四肢凉，夜重，易疲乏，头晕，纳呆，偶有恶心。脉弦略数，按之阳弱尺弦，舌淡苔薄白。

证属：脾气亏虚，火不生土，阴火上冲。

方宗：补中益气汤加桂附。

生黄芪 12g，党参 12g，白术 10g，茯苓 15g，炙甘草 6g，柴胡 7g，升麻 5g，当归 10g，肉桂 4g，炮附子 6g（先煎）。

7 剂，水煎服。

2013 年 7 月 15 日二诊，手足心热减轻 7/10，咽堵有痰，脉舌同上，上方加干姜 6g；

7 剂，水煎服后病愈。

按："手足心热"即我们通常所说的"五心烦热"。可本案，李士懋老师并未采用滋阴降火之法，却以益气温阳而治愈，何也？李士懋老师辨证以脉诊为中心，并以沉取有力无力定虚实。本案脉虽弦数，但沉取阳弱尺弦，为阴脉，故不以实看而以虚看，定为虚证。然"阳弱尺弦"又主何病？仲景早已阐述精详。《金匮要略·胸痹心痛短气脉证治第九》曰："夫脉当取太过与不及，阳微阴弦，即胸痹而痛，所以然者责其极虚也。今阳虚知在上焦，所以胸痹心痛者，以其阴弦故也。"阳脉微，乃上焦阳虚；阴脉弦，弦为阳中之阴脉，弦则为减，减则为寒，寒盛则阳损，故阳虚阴盛，温煦不及而脉弦。上焦阳虚，震摄无权，下焦阴寒趁机上乘，袭阳位，痹阻胸阳，致胸痹而痛。本案其理相同，却又略有差别。"阳脉弱"依仲景之意应为上焦阳虚，而在这里李士懋老师断为脾气虚的原因有三：①气属阳，故阳虚与气虚不能截然分开；②本案依症状来看病位不在上焦，而重点在于脾胃。③平脉辨证。本案除沉取"阳弱尺弦"以外，浮取还兼有"弦略数"之象。"弦数"一般断为肝热。然肝热又有实火与相火之分，而本案既已定为虚证，就排除了肝经实热的可能，从而断为相火。"相火，下焦包络之火，元气之贼也。火与元气不两立，一胜则一负。脾气虚则下流于肾肝，阴火得以乘其土位。脾胃之证，始得之则气高而喘，身热而烦，其脉洪大……"（《内外伤辨惑论》）；此外，湿浊下陷，清阳不升，即水谷精微之气，不能输脾归肺，上行阳道，心肺之气无所禀受，荣卫之气亦不足，皮肤腠理无阳气以充，不能卫护其外，亦可出现手足心热，即东垣所谓"脾胃之气下流，使谷气不得升浮，是生长之令不行，则无阳以护其荣卫，不任风寒，乃生寒热"。然李士懋老师受尤在泾"土厚则阴火自伏"之启发，认为此并非脾气下流而致阴火上冲，实乃土虚不制水所致。五行之中，土能制水，此水代表肾，既包括肾阴又包括肾阳，故土虚之时，既可致水饮上泛，亦可致相火上冲，故培土以制水则阴火自伏。相火为贼火，不能起温煦之功

跟师李士懋平脉辨证

而致四肢凉；疲劳，头晕，纳呆，恶心，皆由脾气亏虚，清阳不升，运化不及所致。"劳者温之，损者温之""土厚则阴火自伏"，故李士懋老师取东垣补中益气汤，补其中，升其阳，降其浊，甘温以除大热。

关于"五心烦热"原因很多："手足心热，属热郁，用郁火汤"——丹溪认为是郁热；"掌中劳宫负也，手厥阴心包所生，是经少气而血多，是动则掌中热""足心如烙者，虚火烁阴，涌泉涸竭也"——《不居集》中认为是心包脉病、阴阳失和、真阴不足所致；"谓脾胃之气不足，而反下行，极则冲脉之火逆而上"——《黄帝针经》认为是冲脉上逆所致……故焉能见五心烦热就定为阴虚有热乎？

其实，课本上值得我们反思的还有许多：皆云针刺样疼痛为瘀血的特有指征，可阳虚水泛亦可形成此症，李士懋老师曾用温阳化饮之法而治愈；皆云淋证为湿热下注所致，可亦有阳虚寒凝，滞涩下焦者，李士懋老师用温阳散寒法而治愈；皆云牙痛为胃火上灼所致，但亦有气虚、虚风上扰所致者，李士懋老师曾用可保立苏汤而治愈；皆云"十八反""十九畏"为药物的配伍禁忌，可李士懋老师用附子配半夏温阳化痰，田淑霄教授用海藻配甘草软坚散结，效果极佳，何来相恶相反之说？

（2）关于传统说法的思考

天下之理，有不辨者，有必欲辨者。不必辨而辨，则其理晦，必欲辨而不辨，则其理亦晦。中医界流传着"效不更方"之说，余初习之，以为权奥。然追随恩师学习后，医理竟无味。请余析辨之。

【案1】

王某，女，50岁，2013年8月9日初诊，头顶、胸前连及后背疼痛三年，加重一年。口干，大便干，全身乏力，纳差。脉弦无力，舌淡红少苔。

证属：阳虚寒凝。

方宗：桂甘姜枣麻辛附汤主之。

桂枝12g，麻黄6g，干姜7g，细辛7g，炙甘草10g，大枣7枚，红参12g，炮附子15g（先煎）。

7剂，水煎服。

2013年8月16日二诊，头痛减轻1/2，口干减轻1/2，有食欲，力增，胸背仍有憋闷感。脉弦减，尺滑，舌可。

证属：脾虚，清阳不升，相火妄动。

方宗：补中益气汤加减。

生黄芪12g，党参12g，白术10g，茯苓15g，当归12g，炙甘草7g，升麻6g，柴胡8g，桂枝12g，川芎8g，羌活8g，防风8g，黄柏6g，蔓荆子10g。

7剂，水煎服。

2013年9月2日三诊，头痛偶作，口干基本消失，食欲好转，胸背憋胀感减6/10，大便不成形，乏力，视物模糊。脉弦减，寸弱。上方加干姜7g，炮附子12g（先煎），薤白12g。

7剂，水煎服后病愈。

按：中医强调辨证论治，方以证立，方随证转，有是证，用是方，何来效不更方之说？就如本案，一诊脉无力，则说明肾阳亏虚。阳虚气血运化不及而凝滞，故舌淡红。弦可主寒主饮，阳虚寒凝，津液不能上承、濡润而致口干、大便干；"阳气者，精则养神，柔则养筋"，故阳虚致平素乏力；火不生土而纳差，诸症皆可解释，故断为阳虚寒凝无疑。方与炮附子温补命门之火以散阴寒，细辛起肾阳，麻黄发越阳气，桂枝温通经脉，红参大补元气，生姜、甘草、大枣补益后天以扶正祛邪。正所谓"大气一转，其气乃散""离照当空，阴霾自散"。方证一致，故症状减轻50%。二诊脉变，转为弦减。"减"介于正常与无力之间，代表一种虚象。本案阳虽有所复，但未愈已。故加桂枝温经散寒，和甘草辛甘化阳，以振胸阳。"尺滑"则为脾虚，土不制水，相火妄动，鼓荡气血而致。故李士懋老师以补中益气汤健脾升清，加大量风药以助清阳之升发，更加黄柏以泻相火，标本同治。有疑者云：一诊下焦有寒，二诊却又有热，是否为温阳太过所致？其实不然，原因就在于肉桂、附子本身之特性。正如尤在泾在《金匮要略新典》中所说："麻黄、细辛为甘温辛散之品，虽能发越外邪，亦易动入冲气。"所以，一诊麻黄、桂枝在启肾阳发越阳气之时，引动了下焦的相火，因土虚不制水而妄动。然虽妄动，但未致上泛作乱，故不用肉桂引火归元，而用黄柏滋肾水、泻相火。

其实，从一诊到二诊的转变过程，仲景早有论述。在《金匮要略·痰饮咳嗽病脉证并治》曰："青龙汤下已，多唾燥，寸脉沉，尺脉微手足厥逆，气从少腹上冲胸咽，手足痹，其面翕然如醉状，因下流阴股，小便难，时复冒者，与茯苓桂枝五味甘草汤，治其气冲。"服小青龙汤之辛温散寒之品后，寒饮固然得以暂解，但虚阳亦随之上越，冲气因而上逆，故此时与桂枝、甘草辛甘化阳以平冲气；茯苓引逆下行；五味子收敛耗散之气，使虚阳不制上浮。其理与本案一理相贯矣！

既然仲景早有暗示，治病是一个动态的过程，要"观其脉证，知犯何逆，随证治之"。所以，"效不更方"岂不是无稽之谈！中医治病的最高境界在于"方无定方，法无定法，法随证变，方因法易，药随方施"，若真能如此，诊治疾病就能园机活法，灵活变通！

在追随李士懋老师学习的两年多来，让我懂得了学习中医除要"品其奥，悟其道，得其要，叹其妙"外，还要做到"以书为师，以书为友，以书为徒，以书为敌"。

6. 博览善悟，以求新解

李士懋老师一直遵循"熟读经典勤临证，发皇古意创新说"之旨，这给了我们后世学者以很大启发。

（1）汗法的扩展应用。传统的汗法是以解表散寒，祛除表邪为目的。李士懋老师尊古而不泥古，认为汗法亦可用于里证。临床上用于治疗寒凝所致的高血压、冠心病等，效果显著。

（2）乌梅丸的灵活应用。细辛，川椒，干姜，桂枝可以暖肝；"积阴之下必有伏阳"故用黄连、黄柏清热泻相火。故乌梅丸可在暖肝的基础上，寒热并用调理阴阳。

（3）小柴胡汤本质的讨论。皆云少阳证的病位为半表半里，然李士懋老师认为少阳证的性质是半表半里，并非病位。故少阳证有寒化和热化之分，热化则兼太阳、阳明亦或三阳并见；寒化则可传入三阴。

李士懋老师博览善悟，以求新解，这让我认识到，中医要想发扬，就必须在传承的基础上懂得创新，只有这样，中医才能在新世纪下依然绽放夺目的光芒。然"纸上学来终觉浅，觉知此事要躬行"，等有朝一日，我想我也一定会为中医注入新的活力。

俗话说得好，站得高，才能看得远。跟师两余年来，在李士懋老师的悉心教导下，在平脉辨证的严谨思辨指导下，我不再幼稚地拘泥于某一症对某一证，某一证对某一病，某一病对某一方，而是学会了着眼于全局，洞察五脏六腑，来辨证论治。这种思想的转变和技艺的领悟，终是屹立在我学习道路上的灯塔，照亮我不断前行……

二、我用了什么

李士懋老师的传承过程分三步：第一年跟师抄方，熟悉师父的辨证论治思路和方法；第二年凡初诊病人，皆由学员独立连续诊治，师父把关、修改，并扼要地说明修改理由；第三年，学员之间互为师父，甲看完，乙再改，丙再改，最后由师父评批。李士懋老师爱惜学生，故我有机会成为独立开方中的一员。下面就是由我开方，李士懋老师认可的病例，现与大家共勉。

【案 1】

闫某，女，34 岁，2013 年 7 月 22 日初诊，产后 2 年来怕冷，恶风，凉则泻，自觉骨头发凉，乳房胀，睡眠差，冬天四肢凉，气短。脉沉濡滑数，舌红苔稍腻。

证属：火郁湿阻。

方宗：新加升降散加祛湿之品。

僵蚕 8g，蝉蜕 8g，姜黄 10g，大黄 6g，栀子 8g，连翘 8g，豆豉 10g，柴胡 8g，独活 12g，羌活 12g，茵陈 8g，薏苡仁 15g。

7 剂，水煎服。

复诊时症状大减。脉沉濡滑数减，虚象已现，故以升阳益胃汤而善后。

【案 2】

赵某，女，24 岁，2013 年 5 月 6 日初诊，鼻炎 8 年，流涕，鼻塞，睡

跟师李士懋平脉辨证

觉枕侧鼻不通气，其余可。脉濡滑数减，舌红苔腻。

证属：脾虚，清阳不升．

方宗：升阳益胃汤。

21剂而愈。

【案3】

刘某，男，69岁，房颤，胸闷，脉沉弦滑数，舌红苔黄，辨证为痰火内郁，处以升降散合黄连温胆汤而治愈；亢某，女，89岁，心悸20余年，脉弦硬滑数涌，舌暗红绛，处以黄连温胆汤合活血潜阳之品而治愈；刘某，男，38岁，心悸，嗳气后减轻，反酸，脉弦细减，尺弦。

证属：心肾阳虚，振摄无权，饮邪上干。

方宗：苓桂术甘汤加炮附子。

按：案1从症状上看着实为一派寒凉之象，此时是否采用温阳散寒之法？答曰：非也，应平脉辨证。脉濡滑数，则应为湿热阻滞中焦。然脾乃升降之枢，湿热困脾则阳郁不升，阴火内炽，气机不畅，从而出现沉脉。故断为火郁湿阻。阳郁于内，卫外失司，故出现一派寒象。方与杨氏升降散，清火于下，透热于上，酌加风药与甘淡之品以去湿，茵陈以行气滞，解肝郁。案2中，鼻炎8年，乃西医之顽疾，何以21剂而治愈耶？答曰：辨证论治。脉濡滑数减，为脾虚有湿热者。脾虚清阳不升则浊阴不降而致鼻塞；土不生金，肺气固摄失司而流涕。故与东垣"肺之脾胃虚论"之代表方——升阳益胃汤而治愈；案3同为心悸，有痰火上扰者，有痰瘀阻滞者，亦有水气凌心者，因病因病机不同，故立法处方有异。

这种教学模式对于我们在校学生来说非常难得。俗话说"实践是检验真理的唯一标准"。在校学习只是以理论基础为主，很少有亲自临床的机会，而中医的生命又在于实践。所以，我的好多同学都感觉学习中医很迷茫，甚至产生了弃中转西的想法。这对于祖国医学的传承非常不利。而幸运的我在这样的老师，这样的团队的带领下，不仅没有丝毫顾虑，而且倍加增进了对中医的信心。

第十七篇　薪火传承之路

三、我发挥了什么

史称扁鹊饮上池之水，故能洞见脏腑，其治病无不立起，毋待切脉而后知者也。然扁鹊常有，而上池之水不常有，则凡医之为学，自神圣工巧外无余说，何为巧？切而知之谓之巧也！故有云：详辨脉理，才能开医之茅塞。追随李士懋老师学习期间，最大的收获莫过于对脉诊之体悟：同为弦脉、紧脉，因其主病之不同，脉象有异。下面为余之浅谈。

1. 弦脉

岐伯曰："春脉肝也，东方木也，万物之始生也。故其气来濡弱，轻虚而滑，端指以长，故曰弦。"然岐伯只言明弦脉之一端。初春之象，天气犹寒，故弦如琴弦之端而挺然，比暮春之长脉稍带了一分紧急之象。正如滑寿所说："弦为血气之收敛，为阳中伏阴之脉。"弦之常脉固然如此，则弦之病脉亦应有阴阳之分。

（1）阴过

主寒：寒束，血气收敛，经脉绌急，故此时紧急之象必著，甚者兼拘紧之感，而其轻虚而滑，修长悠扬之象则不明，且与寒之多寡有异。

主饮：饮为痰之渐，其脉本滑，然饮较痰，尚未结聚，故不似滑脉之有形；饮为阴邪，其脉可弦，然饮非寒之收引凝聚，故不似寒之弦紧急蜷缩之感者。故弦主饮之象应介于主寒之弦脉与滑脉之间。故仲景曰："脉偏弦者，饮也。"此一"偏"字，道出了弦主饮之真谛。

（2）阳过

弦主肝：肝为阴尽阳生之脏，其气来较弱，故脉体张力较小，有如揭长竿末梢之感。当情志不遂，肝之疏泄功能失常，可出现弦脉。然此之弦张力并不大，甚至由于气血运行不畅，脉体可能偏细。然肝为刚脏，当肝疏泄失职而引起气逆或肝脏奋力疏泄而形成肝亢之时，此时脉之张力变大，有种弦长而强劲搏指之势。当张力继续扩大，搏指之势更加显著，此时则为劲脉，说明肝亢已化风矣！

（3）阴阳化生不及

弦主胃气之多寡：脉者，气血之先也。气血资于谷，谷本于胃，故古

302

之有论曰：有胃气则生，无胃气则死。若脾胃虚弱，阴阳化生不足，此与春之羸弱相似，故此时可出现弦脉。故仲景曰："弦则为减。"但当胃气衰败，此时之弦却如循刀刃，强劲搏指，实乃本虚标实之真脏脉。故《脉理求真》说："以弦多弦少证胃气之微弱。"

2. 紧脉：

《素问》曰："紧脉往来有力，左右弹人。"夫寒者，北方刚劲肃杀之气，故紧急之中兼有左右弹指之象耳。然同为紧脉，在实证与虚证之间其象不同。若实证之紧脉，其脉体较粗，譬如二、三股绳索，旋转而绞，正如仲景之"转索无常"，叔和之"数如切绳"；如若虚证之脉，其因无力转索而脉体一般不大或偏细，切之亦左右弹指，然其却如细竹条片纵横交错编织，凹凸不平，正如丹溪所说如"篾线"之感。紧脉之象可谓描述精悉！

【案1】

李某，男，42岁，2013年8月5日初诊，胸闷，气短，心悸七个月。因感冒而得，寐差，颈僵凉，大便溏，食凉菜则泻，神差。脉，沉弦细数减，舌淡苔薄白。

证属：胸阳不振。

法宜：振奋胸阳。

方宗：桂枝附子汤。

桂枝12g，白术10g，炙甘草10g，茯苓15g，炮附子12g（先煎）。

7剂，水煎服。

2013年8月10日二诊，服药一剂，胸闷、气短、心烦即消失，服药三剂寐好转。仍眼睛涩、累，颈僵凉，手足心热，胃胀。脉沉痉，舌淡苔白。

证属：寒凝。

法宜：温阳散寒。

方宗：桂甘姜枣麻辛附汤。

桂枝12g，麻黄6g，茯苓15g，炙甘草10g，细辛6g，白术12g，干姜8g，炮附子15g（先煎）。

2013年8月17日三诊，药后早搏减轻，只偶发；易受惊吓减而未愈。

周二、周三中午出现心慌，上方加红参10g，生黄芪12g。

2013年8月24日四诊，偶发早搏，出虚汗，晨起口不苦，上方加丹参18g。

2013年9月14日五诊，脉弦滑欠舒，舌淡嫩红无齿痕苔白。

证属：阳气来复。

方宗：2013年8月15日方，去附子加薤白10g。

按：一诊脉沉弦细数减。"减"为阳气不足；"细脉荥荥血气衰"，沉、细脉的形成是由于气血不能故荡脉搏所致，气为阳，当阳气虚衰，气血张皇，奋力鼓搏以自救，致脉来急迫，且愈虚愈数，故细数脉亦可指阳虚而言。故一诊断为胸阳不振，以桂枝附子汤重用桂枝、甘草以振奋胸阳。二诊脉转为沉痉，故断为寒凝。有疑者云，一诊为阳虚，故用炮附子温阳散寒，二诊何又出现沉痉寒束之脉。（痉脉：此为李士懋老师多年临床之体悟。李士懋老师认为痉脉为沉弦拘紧之总和，代表寒邪外束。）其实，这就与一诊之弦脉有关。根据脉象，此时之"弦"应主寒束，"减"主阳虚，故处方温阳兼以散寒。然用辛温之品，馁弱之阳受助可与阴邪相争，且相互搏结而成痉脉。正如蔡西山所说："阳搏阴为弦，阴搏阳为紧。"三诊脉沉弦拘减，则说明寒邪已去但未已，故加红参、生黄芪益气助阳、气阳双补。四诊脉证同上，故加丹参活血以养心神。五诊更是脉象精微转化之见，亦是完美收工之笔。《伤寒论》第350条："脉滑而厥者，里有热，白虎汤主之。"在邪为热，在正为阳，故脉滑主阳气来复。然"欠舒"二字则道破天机。《诊家枢要》云："得其理，则象可得而推矣。是脉也，求之阴阳对持统系之间，则启源而达流，因此识彼，无遗策矣。""得其理"则要知晓脉之道理；"求阴阳对持系统之间"则要体察阴阳脉象之细小变化，即李士懋老师所云："明其理而不拘于迹。"本案从阴转阳，其处于阴阳对持系统之间，故去大辛大热之附子，加入辛苦温之薤白，既可通阳又防其温阳太过。薤白辛温而滑泽者。辛温，助阳；滑泽，利窍通阳，故专以泄胸中痹气。《本草崇原》中曰："薤用在下之根，气味辛温，其性从下而上，主助生阳之气上升者。"本案阳既已复，又有桂枝、麻黄、细辛助下焦之阳，故用薤白升提阳于上焦，取从阴出阳之意，作为收工之笔，可谓秒矣！

脉理精微，其体难辨，弦紧浮芤，辗转相类，在心易了，指下难明，故而应仿周学霆先生之焚香趺坐，静气凝神，将"脉"字口诵之，心推之，手摩之，反复详玩之，久之"脉"字不仅尽归于三指之下，而且在守绳墨的基础上，亦会发脉诊之绳墨。

第三章　师德的感化

《礼记》曰："师也者，教之以事而喻诸德也。"这句话在李士懋老师身上体现得淋漓尽致。下面讲述一个发生在我身上的真实故事。

有一年暑假酷热难耐，为讨清爽，我剪去了长发，可在理发店店员的一再鼓动下，当然也在自己追求时尚的私心下，我烫了头发，渲染了颜色，穿着时尚来追随恩师出门诊。本想讨恩师喜欢，谁知却遭当头棒喝："作为大学生，应该以学业为重，不要学纨绔子弟！"恩师的话字字像把锋利的尖刀，直刺我那"高傲的自尊"，从小到大，我一直被老师公认为品学兼优的好学生，如今却遭到质疑，而且这质疑还是来自我最崇敬的恩师，这种"委屈"我哪受得了啊，当场跑了出去……可当我平静下来，仔细思考恩师的教诲，方才醒悟恩师的良苦用心，恩师是觉得我是可塑之才，不想因社会的一些不良风气，使我误入歧途，断送了美好前程。可当时说自己年少无知，还不如说是被"委屈"冲昏了头脑，竟误会了恩师的一番苦心。直至今日提笔言及此事，内心仍充满了对恩师深深得愧疚之情……

虽说"不到六十不懂中医"，但这只是强调中医文化历久弥香的道理。作为新世纪的接班人，我们已经拥有了攀登中医巅峰的阶梯，此时，只需我们勇敢前行……最后，我用寿甫的一句话作为自勉："吾汝生古人之后，当竟古人未竟之业，吾汝不能将中华医学大放光明于全球之上是吾汝之最愚！"

第十八篇

平脉辨证三年跟师心得

张素杰

第一章　为什么学

　　临床中即使是常见病，治疗起来有时仍然会感到有些茫然，没有太大把握，疗效难以肯定，遇到疑难重症，更觉力不从心，也曾尝试了一些方法，看了一些验方，疗效仍然无法有进一步的提高。适逢国家中医药管理局选拔全国名老中医继承人，有幸跟随李士懋教授学习，跟师三年来，让我受益匪浅，李士懋老师的教育理念，让我们毕业多年的临床医师，感到巨大的压力和差距，促使我们前进，李士懋老师提倡的平脉辨证的思想，让我们在把握疾病的病性、病位、病势上豁然开朗，几年的跟师学习，加上手把手的教导，使我不仅提高了学习中医的兴趣，临床工作运用中医药治疗疾病上也有了突破性的进展。

第二章 我学了什么

一、汗法的拓展运用

汗法作为祛邪的重要方法，恩师李士懋教授拓展了汗法的应用，认为不论表证、里证、实证、虚实夹杂证均可使用汗法，非拘于风寒表证。现代医学之脑中风、高血压、冠心病、呼吸系统疾病、消化系统疾病、风湿类疾病等皆可用汗法，跟随李士懋老师学习后，试用了一些病例，效果满意。李士懋老师运用汗法治疗的疾病有很多，这里仅举例自己临证的病例，以说明汗法的掌握及运用。

【案1】

梁某，女，56岁。2012年11月3日初诊，双膝关节怕冷1年，遇冷加重，伴疼痛，腰疼，便秘，不出汗。脉沉细拘而无力，舌淡。

证属：阳虚寒凝。

法宜：温阳散寒。

方宗：麻黄细辛附子汤加味。

炮附子9g（先煎），麻黄5g，细辛6g，桑寄生15g，杜仲15g，淫羊藿12g，当归12g，川芎6g，党参12g，黄芪12g，茯苓15g，酒苁蓉12g，白术10g。

7剂，水煎服，啜热粥，温覆，取汗法。

2012年11月10日二诊，周身出汗，汗透，药后症状减轻，脉沉细无力。

麻黄6g，细辛6g，炮附子12g（先煎），干姜6g，鸡血藤15g，地龙

10g，全蝎 5g，蜈蚣 2 条，白芷 10g，炙甘草 6g，浮海石 15g，炒芥子 10g。
7 剂，水煎服。

按：本病例无表证，但以一派里寒拘急之象，并脉沉细拘无力，脉无力为虚脉、阳虚，拘乃脉乏舒缓之象，呈痉挛状态，是有寒，阳虚阴寒内盛，细为气血不足，辨证为少阴里寒证。阳气不足、失于温煦故关节疼痛，遇寒加重。以麻黄细辛附子汤温阳散寒，方中附子重用，温补肾阳，治本为君药；细辛入肾经，启肾阳，鼓舞阳气，为臣药；麻黄功在发越阳气，为佐使，用量亦小。此证得汗，非取麻黄发汗之力，实为阳气得以调补升发，鼓邪外出，使营卫调和而得汗症减。正如张锡纯所云："人身之有汗，如天地之有雨，天地阴阳和而后雨，人身亦阴阳和而后汗。"

二、火郁的认识

（一）如何学习火郁发之

对火郁的认识，是在李士懋老师的启发下逐渐认识掌握的，在 3 年来的跟诊学习中，我见到了很多的火郁病人，有痤疮、失眠、亚健康、更年期综合征、抑郁症、冠心病、咳嗽等病人，涉及外感内伤，内外妇儿各科，在这些病人当中，有的呈现火热之象，而有的病人则可见到寒象，比如怕冷、腹凉等诸多的临床表现，有的舌红，有的有出现一些躁狂的表现。

（二）如何诊断火郁

【案1】

王某，女性，59 岁，2014 年 9 月 29 日初诊，心悸 1 年，加重 1 月，伴急躁易怒。查动态心电图：房性早搏 16000 多个 /24 小时，因患者自觉痛苦，不能耐受，曾口服普罗帕酮，药后减轻，停药后复发，改用胺碘酮无效，现口服普罗帕酮 3 片，每 8 小时一次，仍不能控制，自晨始不适，发作与活动无关，夜间时有发作而醒，发作时有胸闷。寐差，饮食二便基本正常，西医诊断：心律失常。求中医诊治，脉沉而躁数，舌暗。

证属：火郁兼血瘀。

法宜：透散郁热，疏肝兼活血。

方宗：升降散合四逆散加活血之品。

蝉蜕 9g，僵蚕 10g，姜黄 10g，炙甘草 6g，酒大黄 6g，柴胡 6g，枳实 6g，桃仁 10g，红花 5g，厚朴 6g，清半夏 15g，远志 10g，石菖蒲 10g，首乌藤 15g，桂枝 6g，黄芩 6g，连翘 15g。

5 剂，水煎服。

2014 年 10 月 2 日二诊，患者述心悸减轻，脉沉躁数，上方蝉蜕减至 6g。

7 剂，水煎服。

2014 年 10 月 11 日三诊，上述症状明显减轻，偶有心悸，未见早搏。

按：该病人症状表现只是心悸，伴有急躁易怒，是心火还是肝火？是心虚还是肝虚？虚实是如何界定呢？关键在脉。

脉沉实者主气滞，虚者为正气虚无力鼓荡，火郁脉的特点在于脉躁数。脉沉者，为沉取时见脉的全貌，为热郁于里，致气血瘀滞，不能外达以鼓荡血脉，故沉。热已有外达之势时，脉可由沉位渐起，呈浮数、浮洪之脉，或脉趋于和缓。

数脉是指来去皆疾，并非至数。

躁脉的体会是逐渐掌握的，是火热被郁于内，必不肯宁静，奔冲击荡之感。就像李士懋老师讲过的年轻人被束缚的挣扎之象。

火郁发之，是指火郁的治疗当清透郁热，展布气机，方取升降散，配合四逆散疏肝解郁、理气，舌暗兼有血瘀，故加活血之品。复诊热透，气畅，症大减。

（三）火郁的传变

火郁于内，不得外达，可上灼、下迫、内窜。

病机：

①可闭郁阳气（形成真热假寒）；②可阻遏血脉，不通而痛（比如冠心病）；③可煎熬阴血，形成瘀血；④可迫血妄行而动血；⑤热灼津伤，形成阴亏；⑥壮火耗气，可导致气虚、阳虚；⑦可灼液成痰；⑧热极生风；⑨可扰心，见烦、悸、不寐、狂躁。

主要的改变（有两个方向），伤阴，耗气。

（四）如何界定火郁的诊断

脉当沉而数，热甚则见典型的火郁脉为沉而躁数，此脉在火郁证的诊断中，具有极为重要的意义。恰如《四言举要》所云："火郁多沉。"

关于躁数脉，在《内经》《伤寒论》中都有很多重要论述。《素问·评热病论》曰："有病温者，汗出辄复热，而脉躁疾，不为汗衰，狂言不能食……名阴阳交，交者死也。""汗出而脉尚躁盛者死。"《伤寒论》曰："脉数急者，为传也。"数急即躁数之脉。

火郁脉若兼邪不同，在沉而躁数的基础上，亦出现很多不同的变化。兼寒者，当沉紧而数，出现紧脉是由于寒主收引凝泣，脉呈拘束之象，不舒缓，如绳转索，左右弹指无定处，紧脉主寒；兼湿者，当沉而濡数，濡即软也，濡脉主湿；兼气滞者，当沉弦而躁数。

兼阳虚者，脉沉躁数而按之减，且伴随病人虚寒表现，按之减是指沉取时介于正常与无力脉之间，是虚脉；若兼气虚者，脉亦躁数按之减，伴气虚之象；兼血虚者，脉躁数且细减，伴血虚不荣不华之象；兼阴虚者，脉沉躁数且细，伴阴虚阳亢的虚热之象。需要结合舌、面色、神志及症状表现。

（五）治法方药

治则：透散郁热。

1.栀子豉汤（无形之热）

栀子豉汤，辛开苦降，宣泄胸膈郁热之主方。

组成：栀子十四个，香豉四合。

栀子豉汤，为辛开苦降之祖方。

栀子苦寒，泻心肺三焦之火，性寒而宣，使三焦郁火得以透解。豆豉苦辛寒，辛以宣透解郁，解表除烦，发汗解肌。二药相伍，既清且透，与火郁治则吻合。

对栀子豉汤，仲景提出了三组症状：

①神志症状：虚烦不得眠，反复颠倒，心中懊憹，烦躁，心中愦愦，谵语，怵惕。

②气结症状：胸中窒、心中结痛、腹满而喘，客气动膈，身重。

③热症：烦热、身热不去，咽燥口苦，发热汗出，不恶寒反恶热，其外有热，手足温，心下濡但头汗出。

三组症状是密切相关的。热郁胸膈，必然有热邪的表现，故见第三组症状；既然是郁热，就必然有气机郁结的表现，故见第二组症状；热郁于内，不得外达，必上攻、下迫、内窜，内窜于心，则见第一组症状。脉当如何？脉当沉数、沉弦数或沉而躁数，弦主气滞。

【案1】

李某，男，49岁，2004年7月11日初诊，寐少已20年，轻时每日可睡约四五小时，虽寐亦多梦纷纭；重时常彻夜不眠。心烦意乱，头昏易怒。屡用安眠药，舒乐定服4片亦不起作用，反致次日昏昏沉沉。便略干。脉沉而滑数，舌红苔薄黄。

证属：郁火夹痰扰心。

法宜：宣透郁火兼以化痰。

方宗：栀子豉汤主之。

栀子12g，豆豉12g，姜黄10g，黄连10g，知母6g，大黄5g，半夏15g。

7剂，水煎服。

2004年7月19日二诊，药后症如上，便解已畅。脉仍沉滑数，其力已减，两尺动。

上方加龟甲30g，黄柏7g，干地黄15g。

2004年8月30日三诊，上方共服28剂，已不服安眠药，每日可睡五六小时，入睡迟，晨起头昏。脉沉滑数已不盛，尺脉已平，舌红且暗。脉已不大，邪已衰；仍滑数，痰热未净。继予前法，清涤余邪。

黄连12g，栀子12g，豆豉12g，半夏15g，胆南星12g，天竺黄12g，竹茹7g，枳实8g，石菖蒲8g，陈皮9g，茯神15g，夜交藤30g，远志10g。

按：脉沉而数，仍火郁；滑乃痰，故诊为痰火扰心。首方主以栀子豉汤，宣透胸膈郁热。黄连、知母清热泻火。姜黄为气分血药，宣达气机，使郁火得以通达。用大黄泻热下趋，亦给郁火以出路。用半夏者，化痰且交通阴阳。

半夏交通阴阳治不寐，当属痰湿蕴于中焦，升降失司，心肾不交者。若其他原因之不寐，则非半夏所宜。

二诊尺动，动为阳。从阳求阴，脉动知为阴不足，不能制阳，阳亢而动。故于方中加龟甲，黄柏，干地黄，合上方中已有之知母，成大补阴丸之意，滋阴降火，以使水火相交。

三诊，脉滑数已不盛，知邪虽减而未净。然尺动已平，知相火已宁。故继予清化痰热，宗黄连温胆汤主之。

2. 升降散（有形之热）。

升降散的药物组成：

僵蚕二两，姜黄、蝉蜕各二钱半，大黄四两。

方中用僵蚕、蝉蜕透热，姜黄疏畅气机，大黄使里热下趋，使邪去多一个通路，"温病下不嫌早"之说，无需顾虑早期使用大黄。

新加升降散是在升降散的基础上加栀子，淡豆豉，薄荷，连翘之品，助其清透之力。

【案2】失眠

孙某，女，58岁，退休干部，1998年11月8日初诊。心烦意乱，恶与人言，每日服4片安定，只能睡2～4小时，头痛、健忘已半载有余。脉沉而躁数，两寸盛，舌红，唇暗红。

证属：郁热扰心，心神不宁。

方宗：新加升降散。

僵蚕9g，蝉蜕4g，姜黄6g，大黄3g，豆豉10g，焦栀子8g，连翘7g，生甘草6g。

6剂后，已可不服安定睡5～6小时，心烦大减。上方去大黄，加柏子仁15g，麦冬9g，丹参15g。又服8剂，症除，脉已静。嘱服天王补心丹善后。一年后相遇告曰，睡眠正常。

按：脉沉躁数而寸盛，心烦不寐者，显系郁火上扰所致。心烦不寐而有热者，必先泻心火，火除心自安宁。清心火时，当加透泄之品，使热有出路。若火未清而骤予安神宁心之品，则火更郁伏难愈。

栀子豉汤，为辛开苦降之祖方，该方即治火扰于心的心烦懊忄农不得眠，剧则反复颠倒。更伍以升降散者，升清降浊；加连翘者，清心散其热结，诸药相合清透之力更雄。

清热之法：清热者选黄芩，黄连，栀子，或加石膏，知母，金银花，连翘。重者芒硝，大黄逐热，或并用木通，淡竹叶，泽泻等引热从小便而去。

透热：用僵蚕，蝉蜕，加薄荷，豆豉增强疏透之力。疏达气机，选姜黄，枳实，厚朴，陈皮等。

滋阴：加用元参，生地黄，麦冬

临床中使用栀子豉汤、升降散时会配合白虎汤、滋阴、健脾等药物或方剂，适用范围广泛。

第三章　重视脉诊及经方

在引起疾病的诸多病因之中，李士懋老师提倡首辨虚实，虚实之辨，以脉之有力无力为据。临床中多采用经方治疗，取得了满意疗效。

跟师之初对脉象的把握，只是初步的理解，渐渐地随着跟师的时间增长，对脉的认识也越来越清晰，对病情、病性、病位、病势的诊断更明确，用药治疗后的效果也明显提高了。比如刚跟师不久时见到了一位双手黄染的年轻女性，无其它部位黄染，西医查肝功能正常，脉弦滑数，舌淡红，苔白。如果是从前，只知道按黄疸辨治，病人一般情况好，色泽尚鲜艳，辨为阳黄，湿热黄疸，如果是在以前选哪个清湿热的方，也会觉得颇为惆怅，现在不同了，根据沉取有力之脉断为实证，实则泻之，虚温补，脉弦滑数，弦主肝，滑主湿，数主热，断为肝经湿热，经龙胆泻肝汤治疗一周后，效果显著，嘱其再服一周，再次复诊时病除，停服中药。这只是其中的一个病例，让我增强了治病的信心，改变了以往教条的思路，遇到疑难病人、重症的病人也敢用中药治疗了，后来，有一个82岁的老人，尿频、尿急，化验尿常规正常。按以往的思路多是气虚、气陷，给予补气升提的药物治疗，不敢贸然用清泄的药物，然而现在不同了，病人的脉呈滑数略弦尚有力，结合病人的表现，断为下焦湿热，给予四妙散加清利湿热的药物治疗，7剂获效，继服7剂减轻，复诊舌脉同前继用14剂。经过这些病例治疗后，增加了我的信心，更坚信平脉辨证指导临床的思想，建立中医的思辨方法，在临床中遇到任何疾病，不拘于一方及僵死的套路，不拘于固定的分型，而是据四诊所得，以脉为主，给病定证，法随证定，方从法出，这样提高了疗效，现在治疗疾病时已然达到了李士懋老师的要求，法无定法，方无定方。

跟师李士懋平脉辨证

第四章　临床经验总结

咳嗽病的治疗也是一样，治疗咳嗽病，据患者咳嗽等症状，无论痰稀或稠，无论其色白或黄，舌淡或红，据脉分析其虚实寒热，处方治疗。在跟师临诊中，小青龙汤者有之，麻杏石甘汤者有之，二陈汤者有之，桑杏汤者有之，而因土不生金而肺气上逆致脾咳者，采用培土生金法治之，补中益气汤者亦有之，或因肝郁、肝火、肝阴虚引起肺气上逆致肝咳者亦比比皆是，采用解肝郁、泻肝火、养阴的方法治疗而奏效，小柴胡汤者有之，升降散者有之，一贯煎者亦有之。

【案1】

吴某，女，32岁，主因咳嗽5天，2013年9月21日初诊，患者缘于5天前感冒后，出现咳嗽，痰少难咳，伴乏力，嗜睡，腰疼。脉沉弦减，右寸沉，舌淡红，苔薄。

法宜：健脾化痰，培土生金。

方宗：党参12g，黄芪15g，茯苓15g，白术12g，干姜6g，细辛6g，五味子5g，前胡12g，桔梗6g，半夏9g，柴胡6g，炙甘草6g，杜仲10g。

7剂，水煎服，药后症减。

此患者诊断为咳嗽无疑，脉沉弦减，右寸沉，减为不足，寸沉，断为脾虚，脾虚痰浊内生，母虚及子，肺之气亦虚，痰贮于肺，故而咳痰。方中党参、生黄芪、茯苓、白术益气健脾，脾土得运，则肺金得生；干姜、细辛温肺，五味子敛肺气之耗散，前胡化痰止咳；桔梗宣通肺气。半夏交通阴阳，且降逆化痰止呕，与病机吻合。

2013年10月7日二诊，脉转弦滑，上方3剂后减轻，而停药，昨夜吃羊肉，今日发热 38.2℃，全身酸痛乏力，头痛，仍咳，恶寒，恶心，流涕，咽痛，脚凉，手热，纳呆。

证属：火郁。

法宜：疏肝清透郁热。

方宗：小柴胡汤合升降散。

柴胡 12g，黄芩 10g，半夏 10g，党参 12g，炙甘草 6g，僵蚕 10g，栀子 10g，焦山楂 10g，焦神曲 10g，焦麦芽 10g，蝉蜕 6g，姜黄 10g，豆豉 10g，大黄 4g。

3 剂，水煎服。

二诊脉转弦滑，弦脉主肝，知其少阳郁火，肝失疏泄，木火刑金，肺气上逆而咳，少阳热结未除，故用黄芩。半夏交通阴阳，且降逆化痰止呕，与病机吻合。其中柴胡轻清升散，宣畅透达，长于疏散少阳半表半里之邪，又能疏解肝郁。与黄芩，半夏相配，有和解表里、疏畅三焦气机的功效。升降散清透郁热，使郁热透解于外，热去肺气降，栀子、豆豉助其透热。

2013 年 10 月 11 日三诊，脉沉弦细略数，无恶寒，发热，咽痛，咳嗽加重，咽干，阵咳，易怒，近日流清涕。

法宜：滋阴养阴止咳。

方宗：一贯煎加减。

生地黄 12g，沙参 12g，当归 12g，枸杞子 12g，麦冬 15g，川楝子 8g，甘草 7g，紫菀 15g，百部 10g，前胡 12g。

7 剂，水煎服。

三诊仍为咳嗽，脉沉弦细略数，细为阴虚，乃肝阴不足，热去虚现，数在这里亦为虚，愈虚愈数，愈数愈虚，方中生地黄、沙参、当归、枸杞子、麦冬以滋阴，川楝子理气，降气，紫菀辛甘苦温，入肺经，具有温肺化痰止咳之功效。

2013 年 10 月 18 日四诊，脉沉弦细略数，仍咳嗽，咳痰黄，咽干，咽痒，出现荨麻疹 3 天，现已缓解。上方加鱼腥草 30g。7 剂，水煎服。

2013 年 10 月 25 日五诊，脉弦略数，沉取弦滑，舌可。仍咳嗽，痰黄，近两日食肉咳嗽略甚，纳可，便略干。

证属：肝热夹痰。

方宗：逍遥散加减。

柴胡 8g，茯苓 15g，前胡 10g，紫菀 12g，当归 12g，白术 12g，黄芪 12g，款冬花 12g，白芍 12g，细辛 6g，焦山楂 12g，焦神曲 12g，焦麦芽 12g，党参 12g。

7 剂，水煎服。

2013 年 11 月 1 日六诊，脉沉弦滑数减，舌红少苔，唇红。咳嗽减轻，痰黄稠，易咳出，口干。

证属：脾肺气虚。

方宗：上方加黄芩 9g，清半夏 10g，改紫菀 15g。

7 剂，水煎服。

2013 年 11 月 8 日七诊，咳嗽，咳痰，色黄变淡，易咳出，口干，口唇起泡，现已结痂。

7 剂，水煎服。

本案一诊方中并无清热解毒、消炎之品，治咳有效。一个患者四法兼备，临床有效，说明辨证准确。看似凌乱，却离不开辨证论治的主题，坚定了平脉辨治的思想。

临床中常常见到一些情志病变的患者，发于中青年女性，现代医学常常诊为抑郁症、亚健康、癔病、神经官能症、围绝经期综合征，常常给予抗抑郁治疗，其结果是有的患者不能停药，有的患者病情加重而改用其他药物，缺乏有效且不会使患者依赖的药物，而中医认为本病的发生多因情志不遂诱发，或见神失所养、神无所依，或见心神被扰，或见精神恍惚、心神不宁、多疑易惊、悲忧好哭，或哭笑无常，时欲欠伸，不能自主，虚实均见。用逍遥散者有之，实者用黄连温胆汤者有之，虚者用乌梅丸者有之，拓展了乌梅丸的使用范围，并且用于寒热错杂的疾病，使其广泛应用于临床。

李士懋老师的学术思想涉及寒热虚实，涉及诸多疾病，在指导临床时意义重大，现把我学习后在临床中的使用经验予以总结。

第五章　我发挥了什么

经过三年的跟师学习，逐渐掌握了李士懋老师的脉诊思路，并据脉诊结合其它三诊，辨证论治，在临床中运用起来，效果满意，小结如下。

一、药物的临床运用

能用所学用于临床工作中，从试用附子，到逐渐增加剂量，到乌头与附子同用，在临床中取得了满意的疗效。

【案1】

谭某，女，69岁，2013年5月5日初诊，周身及颜面浮肿3年，加重10天。伴咳嗽，痰少、黏，头晕，手麻。脉沉无力，舌淡红，苔白。

证属：水肿阴水，阳虚水停。

方宗：桔梗10g，甘草6g，炒杏仁10g，紫菀10g，前胡10g，细辛3g，生姜3g，党参10g，当归10g，麻黄6g，桂枝6g，炮附子12g（先煎），白芍10g，黄芪20g，黄连3g，羌活10g，防风10g。

7剂，水煎服，每日一剂，分两次温服。

2013年5月12日二诊，水肿明显减轻，加炮附子18g。

7剂，水煎服。

2013年5月19日三诊，咳嗽、水肿明显减轻，伴胸闷，上方去前胡，紫菀，杏仁，加栝楼，陈皮，化痰行气，炮附子加至30g。

本例从小剂量使用附子奏效，后逐渐增加剂量至30g，疗效显著，重用温阳化水治疗奏效，又配合宣肺提壶揭盖法治疗水肿，并加入风药，取其风能胜湿之意，疗效显著，患者水肿多年，随访一年来水肿未复发。

【案2】

姚惠英，女，64岁，2014年4月6日初诊，左小腿紧，怕冷，伴耳鸣，有糖尿病史5年，血糖控制可，脉拘无力。

证属：阳虚寒凝。

法宜：温阳散寒。

方宗：桂甘姜枣麻辛附汤加减。

桂枝10g，炙甘草6g，干姜6g，麻黄6g，细辛6g，炮附子12g（先煎），全蝎2g，蜈蚣2条，地龙15g，鸡血藤30g。

14剂，水煎服，辅以温覆，啜热水，以促其汗出。

2014年4月30日二诊，汗未透，全身除脚外，均见微汗，左小腿紧感减轻，耳鸣因清阳不升，清窍失养，故加益气聪明汤，以升发清阳，合当归四逆汤，以温阳通脉，并加川乌3g（先煎），以增加祛风止痛之力。

患者服药2月，小腿紧感、耳鸣均减轻，川乌逐渐加至9g（先煎），炮附子加至30g（先煎）。

本病例治疗的依据主要是从脉诊判断为阳虚有寒，给予温阳散寒治疗，重用附子，逐渐加大附子用量，且川乌与附子同用，以前我是不敢用的，跟师中看到李士懋老师使用，起初抱着试试看的目的，后来用于多例患者，结果疗效显著提高，并未发现有不适表现及不良反应。

二、左右脉不同的临床体会

【案1】

孙某，男，69岁，2014年6月4日初诊，患者缘于半年前行冠状动脉支架术后，出现反复口腔溃疡，经治无效就诊，伴气短，头晕，急躁易怒，唇暗，左脉弦滑，右脉弦减，患者因口腔溃疡就诊，据其右脉弦减，减为不足，右为气，气之不足，为气虚之脉，考虑肝郁脾虚，而左脉弦滑尚有力，为实脉，左为血，夹有血热，患者据左右脉之不同，故给予丹栀逍遥加龙胆草、黄芩、连翘，以疏肝清泻肝火，同时健脾扶正。

7剂，水煎服。

2014年6月11日二诊，患者口腔溃疡愈合，脉呈弦减，热去虚现，上方去黄芩、龙胆草，加丹参、黄芪、桃仁以益气活血通络。

7剂，水煎服。

按：口腔溃疡属常见病，易于反复发作，恩师李士懋常教导我们，任何疾病，虚实寒热均可引发，究竟为何因，以脉断定，本例患者据脉断为肝郁化火，兼有脾虚，属虚实夹杂，给以兼顾治疗一周奏效。随后调补，尚需随访，观其远期疗效。

在这艰辛的三年中，李士懋老师付出了辛勤的汗水，甚至不顾自己的病痛，坚持出诊。带病坚持讲课，不愿意少参加一次病例讨论，这些我们看在眼里，感动在心。我们也会全力以赴地努力提高诊疗水平，在平脉辨证的道路上坚定前行。

第十九篇

读经典，跟名师，作临床

石家庄市中医院 妇科　赵彦

第一章　为什么跟师学习

大学期间就多次聆听李士懋老师的学术讲座。其渊博的理论知识、丰富的临床经验、恢宏洒脱的气度给我留下了难忘的印象，使我真正领略了大家的风范。更有幸的是李士懋老师的夫人田淑霄老师又亲自给我们讲授《中药学》。二老都是和蔼、慈祥之人，对学生倾注了拳拳之情、父母之爱。不断激发我们学中医的兴趣，在生活上总是尽其所能救助学生。二老从不端教授的架子，同学们都乐意接近他们。同学或亲戚有病时常到李士懋老师家诊病，二老总是热情接待，甚至拿出水果、点心招待我们。在学生心目中他们是最受爱戴的师长。

转眼间离开母校 20 年了，期间曾间断跟随田淑霄、李士懋老师临诊学习及聆听他们的学术讲座。二老在妇科方面的学术造诣令后辈仰慕不已。我有幸加入到国家中医药管理局启动的"优秀中医临床人才研修项目"活动中。通过对经典的再学习，聆听名医大师自身对经方的活学活用，使我对中医的体悟有了进一步的提升。从事临床 20 年，经过自己的努力，以及跟随多个名医的临诊学习，事业上虽有一些起色，但对妇科一些疑难病例仍无法破解。症结何在？如何突破？"读经典，跟名师，作临床"是打开中医之门的捷径，是打开国医宝库的金钥匙。李士懋老师倡导的"溯本求源，平脉辨证，因证施治"的思辨体系深深吸引了我。我怀着赤子之心、崇敬之情再次躬拜在李士懋老师门下。

跟师李士懋平脉辨证

第二章　跟师学了什么，继承了什么

每周听李士懋老师讲《伤寒论》经典条文，细说脉学体悟。我如沐浴春风，如久旱遇甘霖，饱尝了经典之精髓。原来对经文的一知半解，经李士懋老师深入浅出、形象类比的讲解及鲜活病例的分析，我才对经文有了更进一步的理解。如对厥阴病篇寒热错杂之病机及乌梅丸临床辨证之应用有了透彻的理解；对仲景"脉证并治"理论重要性的再认识等等。经典如肥沃土壤，我们这些中医学子能否长成参天大树，则看我们是否有吸收国医养分的"肠道"，以及将其转化为自身能量并服务于临床的能力。而李士懋老师则像我们的"益生菌"，不断助推弟子们的消化吸收，使我们的医学"悟性"进一步提升。

随恩师临诊，可体会到李士懋老师深厚的理论功底、丰富的临床经验、善于思辨的临床能力。不论经方、时方如庖丁解牛般游刃有余。半天的出诊时间其方剂的应用可谓多矣。同李士懋老师比，后辈汗颜，所以迫使自己不得不挑灯夜读、筑好根基，否则愧对恩师，难弘吾师之学术思想。

侍诊恩师左右，逐渐悟出其"法无定法，方无定方，谨守病机，平脉辨证"的学术境界。李士懋老师强调临证以六经辨证为最高统帅，脉之沉取有力无力定阴阳虚实为纲。由于高屋建瓴，提纲挈领，故不论内、外、妇、儿疾病皆可迎刃而解。这正是"观其脉证，知犯何逆，随证治之"的最好阐释。从这也可以领略到"中医不分科"的魅力。这也是我作为一名妇科医生笃定跟随李士懋老师的一个重要原因。试举病案如下：

【案1】

彭某，女，30岁，2014年4月25日初诊，孕5周，晨起阴道少量出血

3天，伴腰酸、足凉、周身怕冷，近2天汗出多，心烦，寐差，纳呆，大便稀每日1～2次，小便次数多，约20分钟1次。脉弦滑数，尺稍弱，舌尖红稍晦有齿痕。既往体健，无药物过敏史，体格检查无异常，中医诊断为胎漏，西医诊断为先兆流产。

证属：肝阴不足，肝阳上亢。

法宜：养阴柔肝，佐以清热。

法宗：一贯煎加味。

麦冬15g，白芍15g，沙参15g，女贞子15g，干地黄15g，旱莲草15g，杜仲15g，川断15g，菟丝子15g，阿胶15g，烊化，藕节炭15g，苎麻根12g。

4剂，水煎服，一日三服。

2014年4月28日二诊，诉服上药3剂阴道血性分泌物无，睡眠好转，小便次数减少，自觉有力。脉弦细数，舌可。

上方继服7剂。

按：清代魏之诱先生创造的"一贯煎"为肝肾阴伤，津液枯涸，血燥气滞所变生诸证而设，方中六味药内，味甘者多而苦者居少，性微寒者多而温者寡，归经五脏皆备，兼入胃腑，其功效为滋水涵木，疏土养金，清热润燥，可谓立方严谨，配伍精炼。本案患者脉弦滑数，尺稍弱，知其为妊娠期，由于血聚养胎，精血两亏，肝肾失养，阴虚于下，肝阳越于上，故有心烦，寐差。木旺克土，见纳呆，大便稀，尿频。阴虚阳旺，肝失疏泄则血海不宁见阴道下血。法宜养阴柔肝，佐以清热安胎为首务。故取一贯煎合合寿胎丸加减。方中重用生地黄，麦冬，二至丸滋阴养血，补益肝肾，肝肾精血旺自能养胎，使腰不酸痛；再入生白芍、阿胶养血柔肝，调理肝气之横逆，顺其条达之性，是为涵养肝阴之良药，佐以寿胎丸固肾安胎，藕节炭、苎麻根清热止血，诸药合用共奏滋阴柔肝，清热安胎之效。

李士懋老师为中国第一批正规中医大学生，一直从事临床、教学、科研，将毕生精力献身于中医事业，其著作、科研论文颇多，为第二届国医大师，全国老中医药专家学术经验继承工作指导老师，博士后导师，河北省十二大名医。百余年的西学东渐，中医面临危机，李士懋老师颇感忧虑而痛心疾首。李士懋老师在全国各地学术会上讲经论道，以弘岐黄；积极促进京津冀学术一体化；在李士懋老师的倡导下，全国中医学派学术研讨会胜利召开；目前又再积极筹备全国高级医师研修班培训基地；李士懋老师广收徒弟以薪火相传，承先贤之道；下乡义诊以济苍生；定期临诊整理医案以馈他人；可谓耄耋之年，壮志不已。李士懋老师自谓铁杆中医，但他并不排斥西医，把现代科技检测手段作为中医四诊的延伸。做到"眼中有西医，心中无西医"。他反对用西医病名束缚中医的辨证思维。正如《傅青主女科》所言："执成方治病，古今之大患也，犹如拆旧屋盖新房，不经大匠之手，如何经营得宜？"李士懋老师对每一病证无固定的用药套路，力求辨证切合病机。如用升降散，当归四逆汤治疗痛经、月经病，以乌梅丸治疗更年期综合征等。创立了以脉学为中心的辨证论治体系，使西医一些难以破解的不治之症，疑难疾病通过中医的调治得到缓解，试举病案如下。

【案2】

李某，女，60岁，2010年10月29日初诊，患者既往有风湿性心脏病史30年，房颤、心衰病史15年。4年前在北京某专科医院行二尖瓣、主动脉瓣换瓣术，肺动脉瓣球囊扩张术，术后恢复良好。常年服用华法林，间断服用地高辛。4个月前因肺感染而使心衰加重，经抗感染、抗心衰治疗，效果不佳。并发肾功能衰竭，排尿减少，全身水肿，入当地某三甲综合医院治疗20余天，症状逐渐加重，终致尿闭。医者建议转北京，家属同意，在转北京前行1次血液超滤。第2天转入原换瓣的北京某专科医院，经查置换的瓣膜功能良好，但心衰、肾衰无法纠正。又转入北京某著名综合医院，诊为呼吸衰竭、心衰、肾衰，每天用速尿200mg，连用2天，尿液未排出，全身高度水肿，伴有胸水、腹水。遂交待家属患者已不治，让家属准备后事，患者只好出院回家，万般无奈之下转求中医治疗。刻下诊见：神志尚清，端坐呼吸，喘促气急，胸憋腹胀，全身高度水肿，房颤，吸氧，插导尿管，舌红，苔黄腻，脉缓滑有力。

证属：湿热弥漫三焦。

法宗：枇杷叶煎合滋肾通关丸

益母草 90g，苦杏仁、焦栀子、淡豆豉、盐知母、盐黄柏、浙贝母各10g，滑石、紫菀、石菖蒲各 20g，枇杷叶 15g，桔梗 12g，肉桂 5g。

每日 1 剂，水煎服。

患者下午 5 点服中药，晚 8 点即排尿 200mL，患者全家甚感意外，遂电话告之。既然见效，嘱患者继续服药。第 2 天 24 小时尿量 2000mL，之后连续服药 8 天，每天尿量 2000mL 以上，最多 1 天尿量 4000mL，水肿全消，胸水、腹水亦全消失，能平卧，饮食调，二便正常。复查生化全项、肾功能、水电解质、血常规、尿常规等均正常。

复诊时患者已如常人，无气喘，无胸憋，睡眠可，饮食调，二便正常，唯时有心悸，头汗出，舌仍偏红，黄腻苔已退，舌根部苔白薄腻。

湿热未净，上方改益母草 30g，并嘱地高辛减半量。连续服用 20 天，心悸除，头汗消失，感全身无力，舌淡暗，苔薄白，脉沉无力略滑。湿热已净，显现阳虚夹瘀。改用附子汤加活血化瘀之品，以期纠正心衰。

按：此危重病例的治疗说明了中医药不仅能治普通病、慢性病，在疑难危重症的治疗中也能大显身手。尤其李士懋老师平脉辨证、以脉解症、以脉解舌的思辨体系给了医者一把破解疑难重症的金钥匙。也就是授人以渔，而不是单纯的传授几个经验方，这就是国医大师的魅力。自然也就不难理解为什么那么多弟子不论寒冷酷暑、路程远近来追随李士懋老师学习。

第三章　发挥了什么

　　跟师学习，学生不敢言对中医发挥了什么。只是勤求古训、溯本求源，以便古为今用。随师侍诊以来，自觉临床辨证思维能力渐增，不再拘泥于一方一病。如治疗妇科带下病的完带汤，只要病机切合脉证便可灵活治疗月经病、脾胃病、黄褐斑等。再则见到西医病名不论内科、外科疾病，只要掌握医理、法理、结合脉象，心中就不慌而敢处方用药，不再局限于妇科病治疗。另外诊病中也时刻注意衷中参西、融汇新知、发皇古义。如不孕症患者卵泡发育差、小卵泡，考虑《内经》理论"阳化气，阴成形"，结合患者尺脉沉细无力，所以施治时适当加入养肾精之品以增卵泡液助其充盈，加温肾阳之药以助其施化。多囊卵巢综合征患者其卵巢较大、表皮坚厚，即使用药促卵泡发育成熟，但常面临卵泡不破裂黄素化，结合脉象沉涩滞或缓滑，在辨证基础上适当加入益气活血通络或温阳化痰软坚散结之品能否助其破膜而出？学生试图探索以求中医突破。

　　总之，跟随恩师以来，思想上更笃定中医之魅力；学业上不敢懈怠，勤揽岐黄经典；事业上勤于临床、善于思辨，以待厚积薄发，以成济世活人之苍生大医。